U0928579

中国医药商业性联盟：

一盘已经开始的棋局

主编　代　航　李育强　杨联亮

上海交通大学出版社

内容简介

本书是国内第一本全面概括中国医药商业性联盟的历史、现状和发展趋势的书籍，还介绍了国外相关联盟的发展状况，具有较强的史料价值和研究意义。

本书作者是中国医药商业性联盟的实际参与者、推动者、见证人和研究者。同时，本书还汇集了业内写作和研究联盟的媒体记者、行业专家的文章，具有相当的行业基础和行业参考价值。此外，绝大多数联盟的盟主和联盟推手也亲自参与本书的对话，可以使读者宛如亲临现场，聆听中国医药商业性联盟盟主和推动者所发出的声音。

国内医药联盟和广泛的联盟组织成员、工业企业决策者和经营者、市场营销人员以及医药流通企业的从业人员、高校和研究机构的相关人员，都可以从本书中得到许多第一手的资料。

图书在版编目(CIP)数据

中国医药商业性联盟：一盘已经开始的棋局/代航，李育强，杨联亮主编. 一上海：上海交通大学出版社，2011
ISBN 978-7-313-07779-0

Ⅰ. ①中… Ⅱ. ①代… ②李… ③杨… Ⅲ. ①医药卫生组织机构—经济联盟—研究—中国 Ⅳ. ①R199.2

中国版本图书馆 CIP 数据核字(2011)第 204582 号

中国医药商业性联盟：
一盘已经开始的棋局
代　航　李育强　杨联亮　**主编**
上海交通大学出版社出版发行
(上海市番禺路 951 号　邮政编码 200030)
电话：64071208　出版人：韩建民
常熟市梅李印刷有限公司印刷　全国新华书店经销
开本：787mm×960mm 1/16　印张：17.5　字数：278 千字
2011 年 10 月第 1 版　2011 年 10 月第 1 次印刷
ISBN 978-7-313-07779-0/R　定价：45.00 元

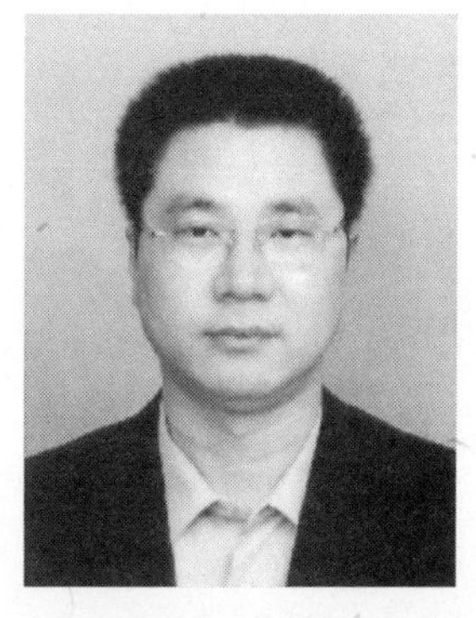

代　航　中国医药物资协会流通研究中心主任，是国内医药商业性联盟的参与者、推动者、见证者和研究者之一。

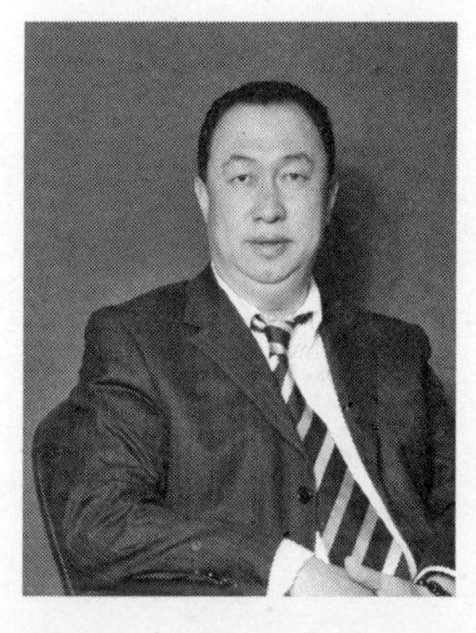

李育强　山东省青岛尚达医药有限公司董事长兼总经理，明药堂品牌商标合法拥有人。担任过齐鲁医药商业联盟理事长，在业界首倡“普新药、新普药”观点，是近年来成长型论坛和联盟运动的积极参与者、推动者。

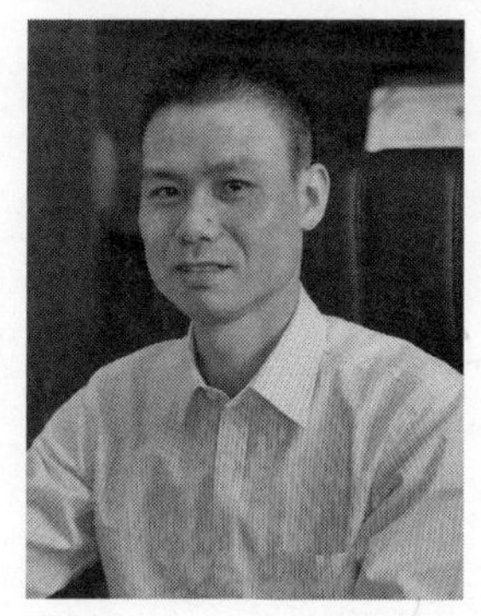

杨联亮　浙江为诚医药股份有限公司董事长及中国药店采购联盟理事长。医药行业 OTC 第三终端实战专家，在国内首先提出了“一镇一点、合理布局”的营销新模式。2005 年倡导终端“单体药店联盟”并付诸实践。

主要编撰人员

主　编

代　航　李育强　杨联亮

主要撰稿人

张国芳	彭　勇	李从选	陈爱军	徐　国
方剑春	罗少球	黄丽丘	宋清宇	李瑞琴
龙　岩	刘桂春	谢高峰	谢荣保	李艳华
刘署光	罗雍成	李海燕	曹　迁	季　军
朱鸿雁	胡品福	王占英	姚文青	代　航

序一

期待联盟之花结出丰硕果实

张文周

李育强先生要我为他们主编的《中国医药商业性联盟：一盘已经开始的棋局》一书作序，我答应了，但看到书稿后又想退却。面对书稿中的诸多内容，思考很多，不敢轻易落笔。

近几年，尤其是近两年我国医药商业性联盟可谓风起云涌，发展势头良好，特别是在以医药成长型企业发展论坛执行主席刘忠良等先生为代表的联盟推手主导下，医药商业联盟已成为医药流通企业资源整合、联合制胜的有效扩张方式和市场竞争策略。我参与过论坛的一些活动，看到过他们这一群人是如何忘我工作的。他们联系实际，深入研究国家的医改政策，努力用市场的力量推动行业资源的整合，符合商务部刚刚颁发的《全国药品流通行业发展规划纲要(2011～2015)》的主旨精神。

联盟上了路，这是第一步，实现深度持续发展才是更重要的，否则其生命力就极其有限。只要联盟的主导者积极推动的确实是企业之间、上下游之间互有需要的资源结盟，这种联盟肯定是有生命力的。联盟的核心竞争力在于能为成员单位提供服务，尤其在市场的深度开发和营销方略创新方面提供增值服务，如深度的品类管理、会员企业的全方位培训、多元化的业态策略、品牌的创建与影响力、药学技术服务等等。

联盟这种企业联合的组织形式，在市场竞争中，它的发展进程必然由松散、半紧密到紧密的联合，或者兼而有之，其中以产权(资金)为纽带的联合才是最紧密且有生命力的最高层级，它可以为核心层成员实施公司化治理，包括品牌一体化等提供条件。

我们要从目前实际出发，积极支持各种形式的联合，不管是以产品或管理等为载体的联合，还是以资金或技术为纽带的联合，还是以地域间、上下游间各种要素的联合，但一定要以企业间的互有需要为动力，主要依靠市场的力量，主导者因势利导积极推动，但求循序渐进，不可一蹴而就。

围绕联盟已经出现的不同探索和争鸣是非常正常的，我其实并不完全同意书中的一些观点，包括一些做法，但我愿意肯定联盟的这种实践，在踏踏实实的实践中和认认真真的研讨后，切实推进中国医药流通行业的改革和发展。

总之，这本书真实记录我国医药商业联盟发展的历史，它提供了许多案例、国外做法及一些业内人士、研究者（包括本书作者）的一些观点，非常值得阅研，所以我要向关心行业改革发展的各方人士推荐，让我们共享。

真诚期待联盟之花结出丰硕果实！

（张文周为中国执业药师协会会长、国家食品药品监督管理局原副局长）

序二

聚合成长力量

刘忠良

让我感到非常欣慰的是，收集到这本书里的联盟样本，大都做得比较扎实，很有代表性，能够代表包括省级药店联盟在内的国内医药商业性联盟的整体风貌和水平——而它们中的很大一部分，也是中国医药物资协会下属的联盟组织，我亲自参与了其中一些联盟的创办和重组，因此读来还感到特别亲切。尽管书中的一些观点，我或许不能全都赞同，但我也看到了行业专家和媒体热情参与联盟运动的研究和记录，他们的一些真知灼见，和那种“在肯定中怀疑，在怀疑中肯定”的治学与观察的态度，我认为是非常值得提倡和赞赏的。

2006年，当我们在杭州西湖发起成立中国医药企业成长型论坛的时候，完全没有想到在这以后的五年里，医药行业会经历这么大的变革和发展，联盟的呼声可以如此强烈。具有较强成长愿望和能力的医药企业(工业、商业、零售)，大都是在市场竞争的洗礼中脱颖而出的，它们聚集在一起，不是凑热闹，更不是图虚名，它们是要汇集各自的力量，整合一切能够整合的资源，为自己的企业，也是为了这个行业能够拥有持续发展的动力，推动成长型企业不断超越自身、挑战强手，从而保证医药行业能够具备足够的创新意识和永远的活力。

最近几年，我们一直提倡包容性的成长。当成长的力量汇集在一起时，难免会有许多碰撞，也会有摩擦，但这并不能阻碍我们一起向前看。成长的每个企业、每个人，都有自己既定的思维方式和创业历程，所以各自的成长路径或许有所不同，但这并不意味着我们不能融合。我们还要承担很多角色，被社会赋予多重身份，因此，我们不得不平衡自己内心的矛盾和冲突，然后是各种外部的协调和平衡——你看看那些做得有声有色的盟主和联盟的实际操盘者，他们的成功也告诉了我们一些非常简单的道理，譬如懂得付出与占有，懂得去处理个人与组织、组织与组织、组织与社会的多重复杂关系。也正是在这样的过程中，我们确实成长了，也确实成熟了。

成长是艰难的，但也是让人亢奋和惊喜的；成长是痛苦的，但也是让人警醒和快乐的。当成长的力量汇集到一起时，联盟其实就是它们的平台。我还愿意将所有为成长型医药企业提供条件和资源的协会、NGO等各种社会组织都视为成长的平台，希望所有有志于成长的医药企业都能聚集到这个平台上，更好地交流，更好地合作，更好地发展，把自己的企业做大，切实推动行业的进步和发展。

这是一个资源整合的时代，也是联盟辈出的时代。我们所倡导的联盟，不应该是孤独的、封闭的、单一的、线性的联盟，相反，联盟应该是公众的、开放的、多元的，只要我们有坚定的信念，坚持不懈地做下去，中国医药商业性联盟一定会走出一条自己的路来。

我相信，这一天，也一定不会太远。

（刘忠良为中国医药物资协会常务副会长兼秘书长）

目录

Contents

第一篇　医药商业性联盟简介与评述

中国药店联盟体 / 3

评述：轮椅上的将军和他的联盟 / 6

大西北药店联盟 / 8

评述：公益性平台搭建能否说到做到？ / 10

河南圣光医药战略联盟 / 11

评述：用资本纽带强筋健骨 / 15

金百合单体药店联盟 / 18

评述：聚单成群 / 21

江苏药店联盟 / 23

评述：苏禾“凶猛” / 25

开元联盟 / 28

评述：能否开创联盟新纪元？ / 30

鲁和联盟 / 33

评述：凌波微步 / 35

鲁盟 / 38

评述：鲁盟“不盟”？ / 40

PTO / 42

评述：梦想照进现实？ / 44

四川大蓉合药店联盟 / 47
评述：在路上 / 49
上海区域医疗联合体 / 51
评述：老百姓说了才能算 / 55
特格尔中国药店采购联盟 / 58
评述：一个人的联盟 / 61
天下药仓中国药店采购联盟 / 63
评述："疯子"的事业 / 66
封闭联盟 / 68
评述：培训师＋销售员 / 71
天元医药联盟 / 73
评述：联盟榜样 / 76
西北医药股份"非联盟体" / 78
评述：我眼中的联盟样板 / 80
期待用事实来答疑 / 81
壹加壹联盟 / 84
评述：1＋1＞2？ / 86
药通联盟 / 88
评述："失踪"的探路者 / 91
药芝林998联盟 / 93
评述：联盟新秀 / 96
中百联盟 / 100
评述：中百：千呼万唤不出来 / 103
中盟 / 105
评述：下一个九州通或老百姓？ / 108

第二篇 联盟风云

联盟历程 / 113
联盟早期(20世纪90年代～2003年) / 113
奠定联盟基础(2003～2006年) / 121

沉淀(2006～2008 年) / 131
猛然爆发的联盟运动(2008 年至今) / 137
联盟论战 / 152
PTO 的旗帜还能打多久? / 152
大参林“上市大联盟”还能走多远? / 162
联盟之殇 / 166

第三篇　启发与借鉴

美国药房联盟与特许加盟体系对国内商业性联盟的启发与借鉴 / 183
美国药房联盟与特许加盟体系及其发展 / 183
国内药店联盟体系的借鉴比较 / 192
自愿连锁模式的国际化借鉴 / 194
国际知名自愿连锁企业简介 / 194
自愿连锁模式本身的优缺点 / 198
几点启发与借鉴 / 199

第四篇　国内医药商业性联盟：停留还是奔走

新医改背景下医药商业性联盟的现状与前瞻 / 205
商业性联盟的现状 / 205
对商业性联盟走向产生影响的新医改主要政策因素分析 / 208
商业性联盟前瞻 / 210
联盟对话 / 212
谁来做盟主 / 212
突破联盟的瓶颈 / 220
沉寂后的第二次崛起? / 238
旁观与介入 / 246
奔走的联盟 / 254

后记 / 263

第一篇　医药商业性联盟简介与评述

中国药店联盟体

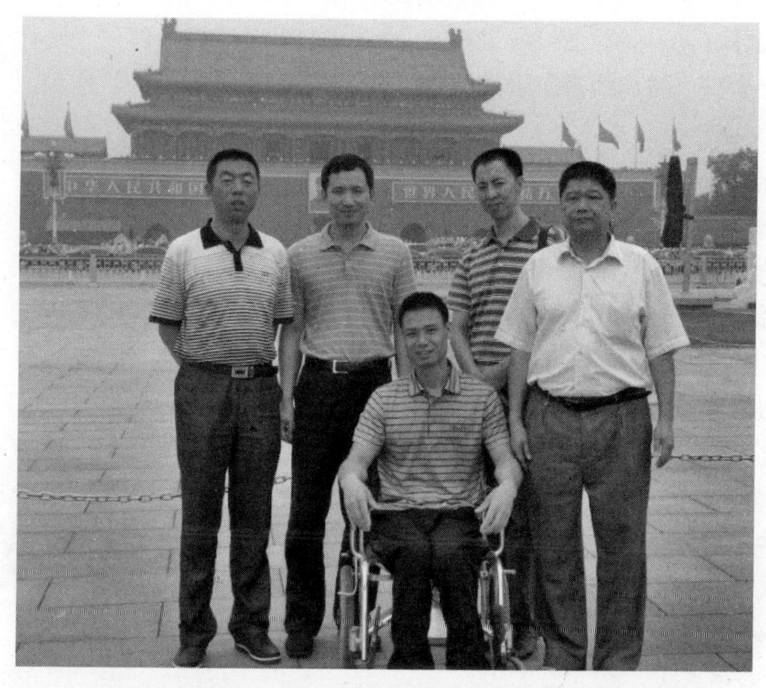

(中国药店联盟体领导层在签约后于北京天安门前合影留念)

中国药店联盟体(简称中药盟)是由浙江为诚医药股份有限公司发起,并联合广西合山和煦医药有限责任公司、山西信成药业有限公司大同分公司、河北安国药业等业内具备一定实力的医药公司签约成立的药品中间商联盟。

2010年3月20日,"2010年中国药品代理商发展论坛暨中国药品代理商联盟启动仪式"在西子湖畔隆重召开;2010年4月25日,第二届中国药品代理商联盟论坛会议在厦门成功召开;这一年的6月29日,中国药店联盟体合作签约仪式在北京举行，8 月 1 日，中药盟正式投入运营。

中药盟的主要盟主单位系浙江为诚医药股份有限公司。该公司在华东五省经过十年的精耕细作，积累了大量的上下游客户资源，也总结出了一整套比较成熟的适应市场竞争变化的药品代理分销操作模式。其中为诚医药所倡导的“一镇一点、一街一店”的严格市场保护和目标终端发展规划，不仅得到了为诚医药客户的认可，而且也得到了中药盟所有合作伙伴的认同。

中药盟是以资本为纽带、模式输出为核心、贴牌产品为载体的全国性联盟。联盟执行总部统一管理，设有 30 个省级分盟并在各分盟建立市级支盟机构，进行全国一体化的运营管理系统。中药盟为盟友及会员单位源源不断地提供有实际价值的理论及操作模式指导，也将不断输送“三好”产品及推出联采新概念。

中药盟致力于构建从药厂（中药盟）到各省分盟到门店的三环价值链，紧密围绕“减少中间环节，降低采购成本；规范药品销售渠道，提高药品经营质量”，并努力确保从购进到销售过程中的成本最低，努力确保盟友间的利益最大化；用今天的自主产品抢占名牌产品的市场份额，将今天的自主产品做成未来的知名产品；努力使药价更为合理。

按照其规划，中药盟将分设 30 多个分盟，导入 500 多个自主产品，联合中国 50 000 多家药店，充分发挥中国老中医的作用，旨在构建中国药品销售高速公路网，打造中国最具实效的药品交易平台；其次，联采分销，做大药品经营市场；最后，进入基药配送，做大销售规模。

组织机构图（见下页）

联盟负责人

杨联亮 浙江为诚医药股份有限公司董事长，中国药店联盟体理事长。医药行业 OTC 第三终端实战专家，对第三终端的销售在国内首先提出了“一镇一点、合理布局”的营销新模式，并在 2005 年倡导终端“单体药店联盟”并付诸实践，五年间联合了华东五省一万余家药店形成了第三终端 OTC 网络健全、模式独特的销售格局。

罗少球 广西合山和煦医药有限责任公司董事长，中国药店联盟体副理事长。组建广西工商联盟，积极参与全国各地联盟的活动，擅长资源整合和联盟运作。

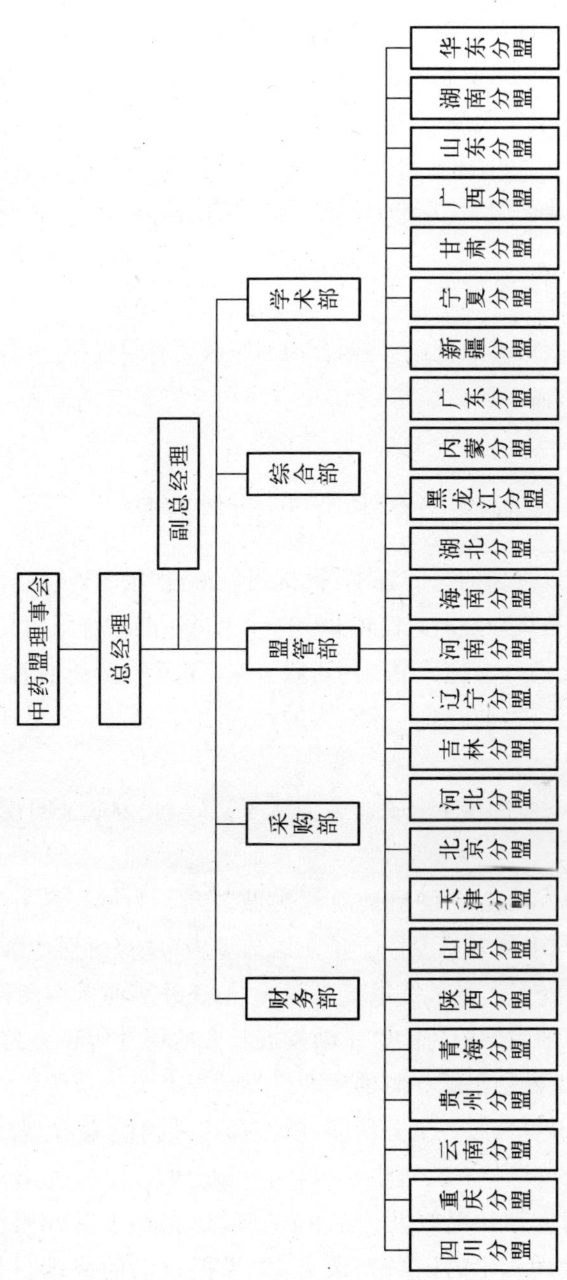
中药盟理事会
总经理
副总经理
学术部
综合部
盟管部
采购部
财务部
华东分盟
湖南分盟
山东分盟
广西分盟
甘肃分盟
宁夏分盟
新疆分盟
广东分盟
内蒙分盟
黑龙江分盟
湖北分盟
海南分盟
河南分盟
辽宁分盟
吉林分盟
河北分盟
北京分盟
天津分盟
山西分盟
陕西分盟
青海分盟
贵州分盟
云南分盟
重庆分盟
四川分盟

封庆乐　河北安国药业集团有限公司总经理，中国药店联盟体副理事长，涉及药厂生产20多年，具有把控生产工艺和产品质量的能力。

刘永胜　山西信成药业有限公司大同分公司总经理，中国药店联盟体副理事长，具有十几年的第三终端运作管理经验。

徐磊明　杭州浩宇生物科技有限公司总经理，中国药店联盟体副理事长。曾经运作过知名企业保健品，并走向上市；有丰富的保健品生产企业的资源和品质管控能力。

联盟核心成员

浙江为诚医药股份有限公司，广西合山和煦医药有限责任公司等。

（李广军提供图文，杨联亮修订）

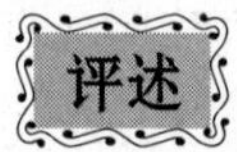

轮椅上的将军和他的联盟

为诚既是一家以加盟店方式在浙江（杭州）进行扩张的连锁企业，又是一家拥有批发资质的产品代理公司。而在2010年，为诚医药联合国内其他一些商业单位（主要是代理公司），组建了中国药店联盟体。这个联盟体的名头很大，以至于我在一些场合听人讲，谁搞的？这么大的台头，不会又是从哪里冒出来的忽悠联盟吧？

虽然我也感觉联盟的这个名头好像是大了点，但我倒敢证明说这个联盟是真的。

中国药店联盟体的主导单位是浙江为诚医药。为诚医药在国内不太有名，是因为这家公司多年来只专注于华东医药零售市场，而且是第三终端中的镇级药店——这在许多人看来好像难以理解，但在务实而低调的杨联亮看来，这恰恰是这五六年来为诚医药能够不断发展壮大的秘密所在。为什么会锁定镇级药店，我想这主要是跟浙江省的医药终端情况有关。众所周知，浙江的民营经济很发达，其中县域经济十分活跃，就医药终端情况来看，曾经在浙江康尔贝担任总经理的祝匡善老先生2004年在业内就提出过第三终端的概念——乡镇药店的生存状况以及今后的发展，也在那个时候吸引到了杨联亮的目光。从做代理出生的杨联亮认为，如果把自己的终端目标锁定在这些乡镇药店并帮助它们成长壮大，实际上也是在培育自己的市场，培育自己的未来。那个时候，杨联亮提出了“省级代理，镇级分销”的企业市场发展战略观。

做乡镇药店实际上是一件非常辛苦的事。正当杨联亮奔波在这些乡镇的时候，突遇车祸。这些年来，坐在轮椅上的杨联亮虽然仍然忙碌在市场一线，但他也有了更多的时间坐在总部进行更大的构想和规划。我曾经认为杨联亮是一位不甘寂寞、坐在轮椅上的将军，此话也的确不假。从2009年开始，杨联亮的目光从浙江省和华东五省的乡镇药店市场开始转向全国，并且开始筹建全国性的药店联盟。我曾经受邀参加过他的几次筹备会和高峰论坛，亲自感受过他的联盟胸怀和气度。他提出过著名的三环价值链理论，即通盘考虑工业企业、代理商、零售药店的利益，同时更要考虑消费者利益，通过整合供应链资源，提高代理商素质，增强供应链管理，降低药价和采购成本，把贴牌产品做成品牌来冲击既有的品牌市场格局。这里面不乏有真知灼见。我特别关注他这套理论里面对代理商地位和作用前所未有的阐述与重视，他是想让代理商来做供应链资源的整合者，同时对自有品牌的封闭式代理行为进行自我控制，通过提升乡镇药店在终端市场上的竞争力来扩大联盟的销量。

核心盟友的选择非常关键，如广西和煦医药的罗少球，就是他最重要的一位盟友。他们联合其他各有优势的盟友共同出资组成了股东会，以期在全国范围内整合包括代理商在内的供应商资源和零售药店资源。虽然对最新的情况不是很了解，但我知道，轮椅上的杨联亮，却因为联盟的成立，更加频繁奔波在全国各地，一是急于把为诚医药这么多年的乡镇药店开发模式输入给各地盟友，二是进行盟上盟，希望与全国各地的其他联盟交流信息甚至互换品种。

我无法对杨联亮和他的为诚医药主导的中国药店联盟体作出更为肯定的预测，但我可以肯定的是，这位轮椅上的将军一定能带领他的联盟在这一轮的联盟运动中收获到自己的果实。

（代　航撰文）

大西北药店联盟

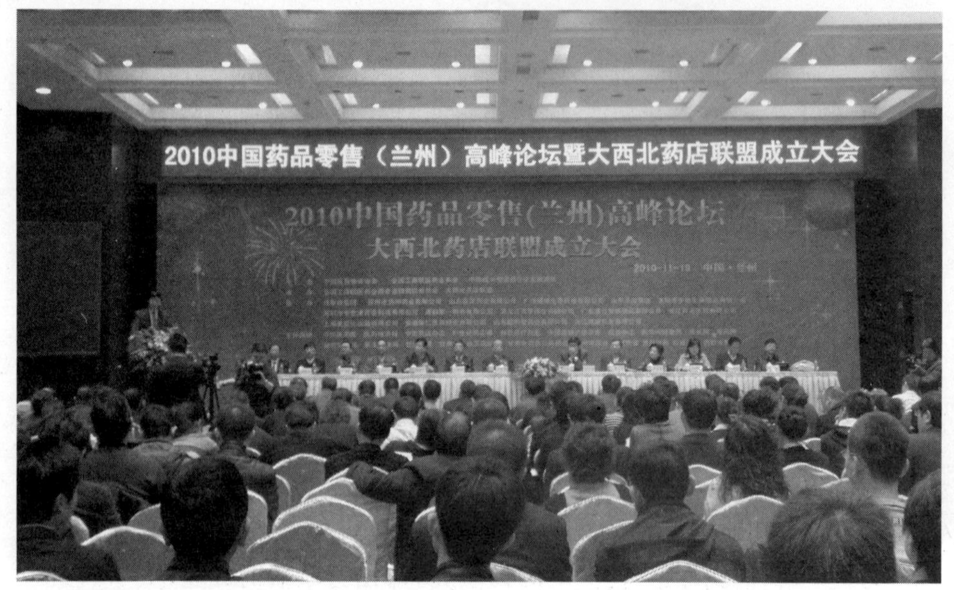

（大西北药店联盟成立大会）

2010 年 11 月 19 日，大西北药店联盟在甘肃兰州成立。该联盟号称拥有 30 余家连锁药店，20 余家物流配送公司，4 000 多家药店。

为什么成立大西北药店联盟？据联盟发起人甘肃德生堂医药有限公司董事长龙岩介绍说，占据全国三分之一面积的甘肃、陕西、青海、宁夏、新疆等西北五省区，相对而言地域辽阔、物流分散、信息闭塞，西北的医药从业者面临的困惑更多，也许更需要联合的力量。因此在中国医药物资协会、中国药店商学院等社会组织的帮助下，成立了大西北药店联盟。这个跨区域的大联盟被认为是一次营销战略的“科学集装”，它试图对连锁公司、配送公司、物流公司、单体药店的资源进行有效整合，利用先进的网络平台、即时通讯、报纸杂志等手段，实行低成本的联动采购，形成“一线品牌统一采购，二线品牌区域代理”的品种优势，共同打造高效、便捷的药品采购信息和配送渠道，以降低联盟成员的运营成本，提高联盟成员的竞争力，从而打造“生态园”式的供应系统。同时，对接国家产业政策，培育和建立跨区域的品牌物流企业和医药连锁企业。按照该联盟设计者的理念，联盟不是公司，而是一个非营利性的公用平台，“所以对联盟的把控，就需要比运作实体公司更高的智慧和胸怀，需要更多的管理创新”。

联盟建立健全了组织机构，理事长为甘肃德生堂医药有限公司董事长、北京时代千方医药连锁公司总裁龙岩，副理事长、副秘书长有陈勇、谭栋来、韩云霆、刘波、郭亚军、沈磊等。其组织形式从上往下看，是联盟总部(医药物资商会)→联盟体和上游供应商→理事长(副理事长)→秘书长(副秘书长)→联盟成员。

“简单就是高效”是大西北药店联盟的运营原则。经过半年的运行，大西北药店联盟表现良好。目前申请加入联盟的药店络绎不绝，填表登记的连锁和单体会员已近千家。联盟 QQ 群十分活跃，有 200 多成员每天参与交流。联盟内部报纸已出版两期，累计发行 23 000 份。出版杂志一期，联盟网站也已经开通。委托 2 个专业的物流公司建立了高效的配送线，已将共同采购的 8 个产品发往数百家药店。目前该联盟总部已经从相关企业抽调了几名专职的工作人员，按照联盟章程正在快速组建服务于联盟成员的各个子系统，同时，集中汇总和分析处理工作中出现的各种问题。

组织机构图

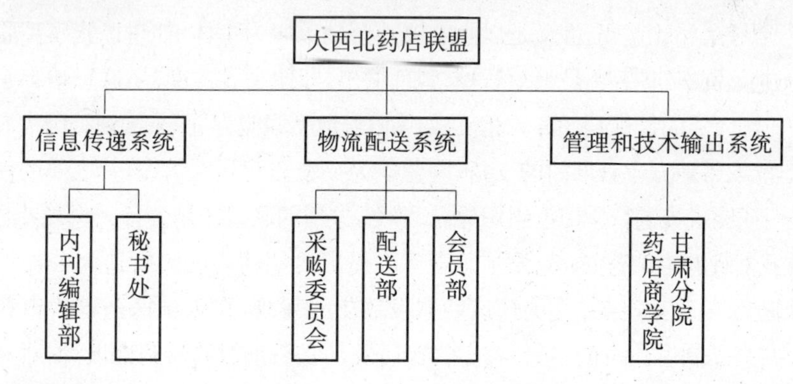

联盟负责人

龙岩　大西北药店联盟理事长，甘肃德生堂医药有限公司，北京时代千方医药连锁公司董事长，金昌市政协委员。

联盟核心成员

西安康辉大药房连锁有限公司，咸阳诚诚大药堂医药有限公司，青海富康连锁有限公司，新疆百草堂医药连锁有限公司，宁夏广济堂连锁有限公司，张掖东智堂药店有限公司，平凉金鼎医药有限公司等。

（龙　岩提供图文，代　航审定）

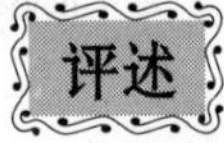

公益性平台搭建能否说到做到？

龙岩挑头搞的大西北药店联盟一开始就是有非议的。

一是他本来属于西北药店联盟（西北医药股份的前身）的八大成员之一，但却在西北医药股份有限公司正式开张运营之前，抽身而出，“另立山头”搞了从名称上看范围更大的大西北药店联盟。这使他与西北医药股份的七个股东分道扬镳。幸好他现在经常的落足点是在北京而非兰州，否则本乡本土的，颜面上肯定很难堪。

二是他搞的大西北药店联盟，声势造得很大，构想也很宏伟，但如何落地却遭到业内的普遍诟病。

如果仅仅从以上两个方面来看龙岩和他的大西北药店联盟，恐怕没有谁会看好。但我却看好了他一点，那就是大西北药店联盟把自己定位为“公益性平台的搭建者”。

我不知道龙岩是如何有的这个定位？很大的可能是他无法从现有联盟体系中去借用和模仿——甘肃的药店本身就很难整合，还要再加上陕西、宁夏、内蒙古、新疆等省区，地域是如此辽阔，且又是以小连锁甚至是单店为主体，如果以紧密型联盟为导向，无论是资本纽带，还是组织管控、管理输出，即便是导入商品，这恐怕都是在短时间内无法完成的目标和任务。相反，如果以松散型联盟为导向，特别是因为有协会的介入，能取得地方主管部门的支持，联盟成为一个非营利性组织，其主要的任务和目标是对联盟成员进行学习型组织导向，那么，这样的联盟还是会有一些看头的。

让我对此颇有兴趣的，应该是龙岩首次提出要把药店联盟打造为公益性平台的这种提法。我在总结过往的药店联盟发展史时发现，在中国医药零售市场强调政府公共产品制度建设的背景下，零售药店及其联盟组织的趋利性，恐怕对药店今后的发展带来一些阻碍——药店联盟似乎有增强公益性、并与政府政策接轨的可能性。这主要因为联盟本身也有公益的属性和内在要求，这一是鉴于药店所卖的药品这种特殊商品的公共福利性，二是药店在最近 10 来年的发展过程中所积攒的亲民、惠民的低价品牌形象，在政府大力发展社区医疗机构的政策导向过程中，已经产生了很大的自我贬损效应，因此，药店通过联盟组织来体现自己的公益性，或者成为众多药店的公益性平台，我认为这或许真的是在医改新政背景下今后零售药店发展的一个方向。而龙岩在实践中，把大西北药店联盟朝这个方向牵引，与我的一些想法不谋而合，这不由得我不从内心产生一种期待的心情。当然，联盟的公益性如何体现，比如对联盟组织内部，对行业，对政府政策，对消费者，对整个社会——我想，大西北药店联盟如果能在这些方面交出一份满意的答卷，那将是对中国医药商业性联盟的发展起到一个十分了不起的作用。

但我们也知道，联盟组织现在大都是说得多，做得少，想得多，能够落地的就更少。我们真诚希望龙岩能够说到做到，即便可能是一个漫长的过程，甚至只能做出一个阶段性的成果，那也最好能做出来给我们看看。

（代　航撰文）

河南圣光医药战略联盟

圣光集团崛起于河南平顶山市圣光医用制品厂。2000 年，在该厂濒临倒闭之际，医生出身的周云杰抵押全部家产进行承包。通过车间改造，设备更新等措施，圣光医用制品厂当年一举扭亏为盈。8 年后，圣光集团在新医改前夜，敏锐嗅到医药流通，特别是县级医药公司亟待规范、整合的商机，在河南省首推“圣光医药战略联盟”模式，将省内 108 个县级医药商业进行渠道归拢，并通过股权纽带将这些公司紧密联合，构建起了河南省第一大药品流通购销平台，成为河南区域市场当之无愧的医药商业龙头企业。

圣光医药战略联盟以圣光医药物流有限公司为核心，通过联营、收购等方式先后组建河南圣光官渡医药有限公司、河南圣光集团开封康德医药有限公司、河南宛都药业有限公司、众康药业有限公司、淇县永升医药有限公司、封丘药品经营有限公司、潢川药品经营有限公司等 7 个子公司为主体，利用自身的品牌、资金、网络、人员、信息

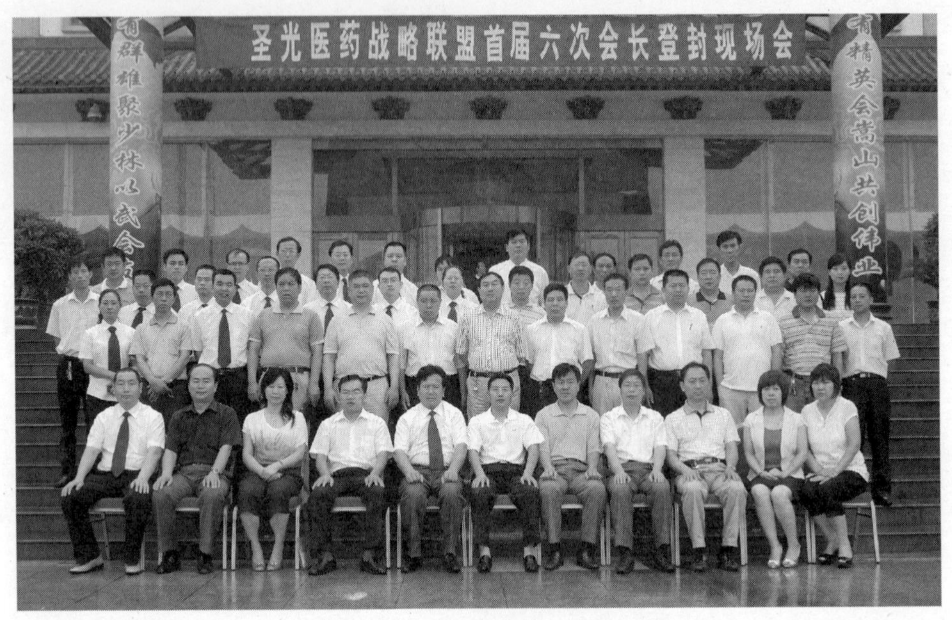

（圣光医药战略联盟首届六次会长合影）

的管理优势，联合河南省内108个县（市）级医药公司和全国制药企业，采取统一采购、统一配送经营方式，在全省形成“合作共赢”经营模式的商业联合组织。

圣光医药战略联盟自2008年10月份开始运行以来，确定了战略联盟的组织机构，选举了战略联盟的会长、常务副会长，确立了战略联盟的章程，树立了“合作、创新、和谐、共赢”的联盟理念，构建了适合联盟发展的销售渠道网络，使得整个联盟实体不断充实、壮大，得到了各联盟单位的高度评价和认可。

圣光医药战略联盟利用其强大的采购平台和规模优势，实施8个统一：即，统一采购渠道，统一配送网络，统一标准化服务，统一资金支持，统一信用结算，统一信息系统帮扶，统一学习培训，统一对外形象宣传和文化理念传播。

通过战略联盟的实施，目前，圣光医药战略联盟配送服务已覆盖河南省2 300多个乡镇，覆盖率达96.9%。联盟成员单位在他们所处区域的网点布局，从原来的1.1万家，发展到现在的4.8万家。

随着圣光医药战略联盟的运作成功，其“先做人、后做事”、“舍得”精神及“合作共赢”的三大理念已深入人心。2009年底，圣光集团再次大胆创新，在全省范围的联盟会员单位中筛选出5家合作基础稳固的企业，采取由圣光出资控股

51%的方式实施并购，实现了战略联盟由松散型向紧密型合作的质的飞跃。2010年，圣光集团医药物流有限公司成功入围河南省第一批20家基本用药配送企业，名列第9名。

"圣光医药战略联盟"的实施，为基层药品供应保障和医药流通管理改革建立了一个良好的药品交易与配送平台，同时整合了河南省各市、县医药流通资源，实行药品集中采购、系统配送、统一结算的运作模式，构成贯穿整个药品流通价值链的完整系统，是"新医改"环境下药品流通领域改革方案的一个大胆尝试，将对深化医药卫生体制改革，建立基本药物制度，规范药品生产流通秩序，遏制虚高药价，减轻群众用药负担起到积极的作用。

"圣光医药战略联盟"所取得的成就和发展速度，在医药行业内引起了极大的关注，中国医药企业管理协会、国务院发展研究中心、卫生部政策法规司研究院以及河南省、平顶山市政府有关部门和领导给予了充分的肯定和支持。

联盟负责人

周运杰　2000年10月至今任圣光集团董事长。近年来，还担任平顶山市人大常委，荣获"改革开放30年民营经济领袖人物"、"优秀民营企业家"等称号。

联盟核心成员

河南圣光集团医药物流有限公司，河南圣光官渡医药有限公司，河南宛都药业有限公司，河南圣光集团开封康德医药有限公司，潢川药品经营有限公司等。

附1　圣光集团发展历程

2000年10月6日，承包濒临倒闭的平顶山市圣光医用制品厂，通过车间改造，设备更新等措施，当年产量就达到7 000万支。

2003年10月，投资860万元收购平顶山市第二制药厂，成立了三恩药业有限公司，开始涉足制药行业。2004年按照GMP要求，投资1 000多万元建设了新的生产车间和现代化生产线，为公司在中成药生产领域的发展奠定了良好基础。

2004年9月，出资1 650万元收购了平顶山市原罐头厂，并顺利完成企业改制。在此基础上，2006年创立平顶山市豪嘉园房地产开发公司，对原来厂址进行房地产开发，成功运作了"水岸嘉园项目"，获得了较好的经济效益。

2005年，投资3 800万元在新城区征地500亩(每亩=666.67平方米)进行新厂建设，至2006年4月建成投产，当年产量就突破5亿支，在河南乃至全国疗器械行业拥有重要的地位。

2007年6月，公司投资1 600多万元，收购郏县康宁医药公司，又投资4 000多万元成立了圣光集团医药物流有限公司，开始涉足医药批发、零售行业。

2007年10月16日，由圣光集团投资的第一个爱心大药房开始运营。截至目前，公司拥有爱心大药房100余家，门店遍及平顶山、开封城乡。

2008年5月，组建圣光集团药材种植公司，建立了3 000亩中药材种植基地，开始进入药材种植行业，为中药制药提供了可靠的优质原料，实现"药材好，药才好"的经营宗旨。

2008年6月，公司在郏县征地210亩，建成医用制品公司郏县分厂和一个30 000平方米的现代化医药物流仓库。

2008年10月，开始打造"圣光医药战略联盟"。

2009年6月成立河南省圣光医疗器械有限公司，专业经营医院设备、检验试剂、一次性使用无菌医疗器械产品。

2010年6月圣光集团投资5.4亿元，年产30亿支注射器、6亿支输液器、5 000万支留置针项目工破土动工。

2010年6月投资3 000万元的集团第一座立体化仓库开工建设。建筑面积3 600平方米，储运能力24万标准箱，中部第一大全自动化立体仓库，立体仓库容量8.9万立方米。

2010年7月圣光集团郏县医疗器械孵化园项目破土动工，微创介入创科技专业园同步启动，首期占地280亩，总规划用地2 000亩。计划五年完成总投资100亿元，实现医用工业总产值500亿元。首批入园企业36家，计划获准项目51个，目前各项工作进展顺利。

2010年10月圣光集团鲁山医疗保健器械孵化园破土动工，总规划用地500亩，首期200多亩，规划建筑面积20万平方米。到2015年实现医疗保健类器械产品工业总产值26亿元，利税3.8亿元，安排劳动就业8 000人。

附2　圣光集团公司发展的简单数据对比

序号	内　容	初　期	目　　前	增长比率
1.	产值产量	不足200万元	30亿元	1 500倍
2.	资产规模(亿元)	约500万元	15亿元	300倍
3.	从业员工(人)	不足百人	10 000余人	100倍
4.	利税(亿元)	亏损	1.2亿元/年	
5.	产品品规(个)	20多个	近百个	50倍
6.	营销队伍(人)	10多人	300多人	30倍
7.	市场网点	省内个别地区	全国覆盖、出口20多个国家	
8.	企业数量	单一企业	多产业多领域集团化	

附 3　“圣光医药战略联盟”发展规划

(1) 2011 年实现销售额 50 亿元，完成省内成立 16 家股份制合作公司的规划任务，重点开发河北、山东、陕西三省省外市场。

(2) 2012 年实现销售额 100 亿元，通过省内商业联盟复制的模式，在全国 20 个省份建立医药物流商业公司。

(3) 2013 年实现销售额 200 亿元，使圣光医药物流商业公司达到全国 31 个省份的全面覆盖。

(4) 2014 年实现销售额 360 亿元，重点打造全国市场网点布局和确保全国营销渠道畅通。

(5) 2015 年实现销售额 500 亿元，完成集团公司物流产业上市任务。

（方剑春　骆永超等提供图文资料，代　航审定）

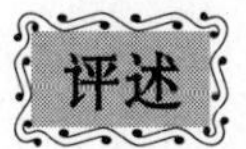

用资本纽带强筋健骨

2010 年 12 月 24 日对于圣光医药集团来说，不仅仅是个洋节日，还是创业十年的纪念日。这一天，来自全国各地的上千名药品生产和流通企业代表汇聚河南平顶山，见证圣光集团从一个濒临破产的小企业起步用十年时间成长为医用耗材行业和医药流通区域龙头的精彩。

在郑州机场到平顶山近两个小时的车程中，参会代表一次次被震撼：高速公路两旁有圣光集团欢迎代表的条幅；会议的地址在平顶山市政府会议厅；晚上入住鲁山温泉度假村，此行所有代表食宿，交通全免……代表们随即算开了账，圣光集团这次会议仅参会代表食宿花费恐怕就超过了 2 000 万，手笔真是不小！

事实上，圣光集团声名鹊起还是最近三年的事情。2007 年圣光集团在医用耗材、房地产领域一展宏图后，董事长周云杰开始涉足医药流通领域。他的另类做法也才开始吸引更多的目光。

新医改方案颁布后，基本药物市场成为最诱人的蛋糕。然而，县级医药商业公司的日子却越来越不好过。2010 年 3 月 1 日，河南省基本药物制度全面启动，郑州等 6 个省辖市成为首批试点城市。郑州、焦作、鹤壁、平顶山、安阳、济源等 6 个省辖市的 47 个县(市、区)分步推进实施国家基本药物制度。在政府举办的 401 个乡镇卫生院和 153 个社区卫生服务中心，全部配备和使用基本药物，并实行“零差率”销售。

根据该省的招标文件，成为省级配送商需达到以下硬性条件：2009 年全年销售额为 6 000 万元及以上；具备覆盖全省配送范围的运输配送能力；具备药品配送网络服务信息平台；拥有与配送药品相适应的药学专业技术人员等。企业取得省级配送权之后，各试点市还要在20家企业中选择一部分企业，负责当地基层医疗机构的药品配送。而取得市级配送权后，还要在该市所辖的县内进行第三次投标。也就是说，企业需经过省、市、县的三次招标，才能最终取得该县的基本药物配送权。中小医药商业公司在中标中处于劣势，生存面临困境。

而在基本药物制度实施的试点阶段，中标企业可委托当地的医药公司配送——这也为绝大多数实力不够、未中标的县级医药公司提供了第二次机会。但是，省级中标企业在委托县级商业公司转配送中，为了节省成本，往往招聘了大量的“代理人”，即一些个体药贩，并以代开发票的方式将差价大、利润高的新特药转包给他们。这些代理人挂靠在企业，以企业的名义参与当地医疗机构的招标和配送。而利润低的药由于路途遥远、配送成本高，经常被企业以缺货等理由拖延或拒绝配送。配送药品的速度也完全达不到临床用药的需求，导致县级医药公司常常缺货。有的县级公司原本每月有五六十万元营业额的，实行基本药物制度后每月的营业额下降到了40万元。省级中标配送商“利润高的药自己配送，利润低的药不配送”现象相当普遍，这让县级企业苦不堪言。

此外，基层用药市场的混乱也让众多县级公司头痛不已。由于基层市场竞争激烈，用药单位对药品价格敏感，使得个体药贩有了生存空间。他们通过“走票”等方式倒卖药品，价格比县级医药公司更具优势。许多零售药店不做零售，却偷偷摸摸地做批发，不开发票的药品价格至少比正常药品价格低7个税点，在基层市场优势非常明显。

这些现实问题深深触动了从农村走出来的、医生出身的周云杰，他不仅了解农民缺医少药之苦，也了解县级商业公司经营之难，也更了解基层市场混乱造成的严重后果。经过深思熟虑，2008年11月，周云杰提出了组建圣光医药战略联盟的思路。仅仅一年后，圣光医药战略联盟的联盟会员单位就达到了108家，销售网络覆盖的乡镇以上医疗机构达到1 700多家，覆盖诊所近3万家，集中采购的联盟产品达到6 300多种，覆盖了河南市场，联盟月均销售收入达到1.1亿元。

“抱团取暖”的经营模式确实发挥了效力，也让圣光集团的业绩飙升。过去全年的经营收入只有1亿元，2009年达到了6亿元，利润率基本接近1%；同时圣光集团扩大了市场占有率，不仅与省内108个县级医药公司签订了联盟协议，还与国内203家药品生产企业签订了一级代理合同，初步形成统一采购、统一配送、统一分销、统一信息管理的经营模式。2009 年 11 月，河南圣光集团投资5 000万元，成立战略联盟第一家合作公司——河南圣光官渡医药有限公司，该公司是与郑州官渡医药公司在战略合作基础上成立的一家联合经营的股份公司，也是河南圣光战略联盟在省内扩展的第一步，该公司利用河南圣光的品牌优势和管理优势，依托郑州的地理、交通、信息、人才等资源优势，建成了一个辐射周边地区的大型医药配送中心。此后，圣光集团又先后将 5 家县级商业公司以出资控股 51%的方式实施并购，实现了圣光医药战略联盟由松散型向紧密型合作的质的飞跃。

未来圣光集团计划，在 18 个地市组建股份制公司，争取在 3 年内将股份公司运作上市，然后再扩股，最终将 108 个县级医药公司组建为联合股份制公司。周云杰表示，这一模式如果能够成功，圣光就会走出河南，去整合其他地区的县级医药公司，逐步做成全国性的医药商业联盟体。

区域龙头到全国大鳄有几步之遥?

圣光医药战略联盟现在来看在河南市场是成功的，这从全国各地赶来参会代表的人气和与圣光战略联盟合作越来越多的企业可以看出。圣光战略联盟负责人也骄傲地表示，圣光战略联盟不仅能够帮助生产企业产品销售迅速上量，而且能够保护价格体系。

目前，圣光联盟由股权关系的企业仅仅 5 家，距离它将 108 家全部收入囊中进而在全国建立办事处还有很长的路要走。而资金充裕与否恐怕是他实现收购和走出河南非常关键的一环。去年，圣光集团在平顶山郏县和鲁山破土动工“圣光医疗器械孵化园”和“圣光医疗保健孵化园”。“孵化园”以圣光医用制品有限公司为龙头，以“圣光”商标为品牌产品，整合各方资源，组建一个强大的利益共同体，通过合作，借力发展，拉长产业链、丰富产品资源，建立医疗器械、医用耗材、保健器材等为系列产品的工业生产加工孵化基地。这恐怕是圣光快速聚拢资金的一个渠道，但是产业园吸引资金项目进驻要有许多配套条件，它能否成为圣光集团的“血液库”还有待于实践检验。

众所周知，目前国内医药商业正处于大整合的前夜，尽管有国药控股、华润等谋求全国的医药商业大鳄，但是这些企业仍处于跑马圈地的阶段，除了报表比较好看以外，真正的全国购销网络并没有形成。

圣光集团目前走的是股权联合之路，这条路不仅需要大量的资金支撑，同时管理人才的输出也是一个很大的问题。圣光现在收购都是本省企业，规模小，文化差异不大，而一旦走出河南必然会遇到不同文化的碰撞。人才问题紧缺和企业整合的问题将会凸显。

圣光集团的主业定位在医用耗材和医药流通两个板块。从医药流通领域来看，圣光进入时间不长，还是一个新兵。

目前，圣光联盟的主要对象是县级以下商业公司，在本省有得天独厚的优势，而一旦走出河南就会遭遇当地龙头流通企业的阻击，如果仍然坚持以收购县级企业为主，同样会面临配送成本高昂的问题，而建立区域现代物流资金投入也很大。

笔者认为，在区域龙头转化为全国巨鳄的进程中，目前还没有一个成功的案例。区域龙头是不是一定要做成全国性企业也值得探讨。

（方剑春撰文）

金百合单体药店联盟

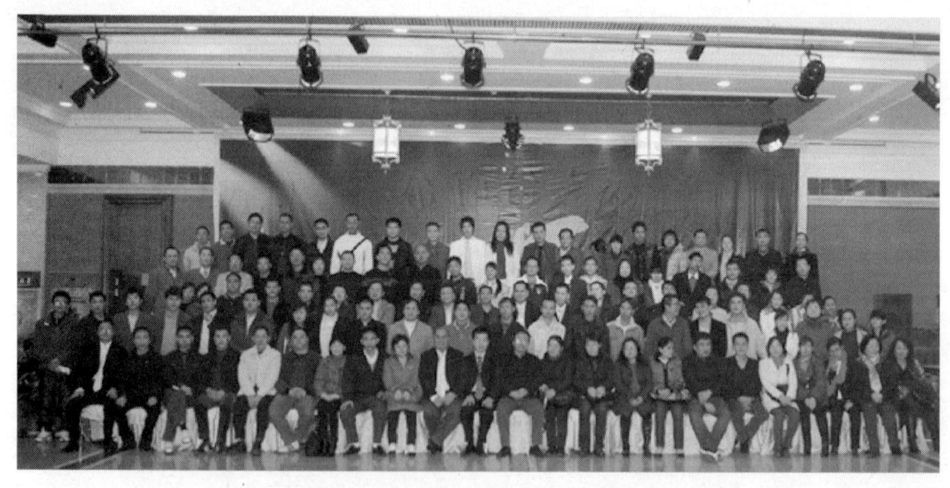

（金百合单体药店联盟五周年庆典）

金百合单体药店联盟于 2004 年 10 月 18 日由广东思明药业有限公司及广佛地区一部分药店经营者发起并更名成立。前身名为“橘州同乡会”，依托广东思明药业有限公司的市场网络及业务体系服务于各成员单位。

经过6年的沉淀发展，目前金百合单体药店联盟在运作上已初步形成了自己的业务模式。其主要内容有：

(1) 充分听取会员意见，积极研究各会员的销售数据及消费者信息反馈，并大量收集医药市场最新信息，进而组织会员产品。

(2) 以集体的力量与厂商谈判并采购回来的产品，应是大部分会员有销售意愿的产品(产品进价一般为30%～20%以下)。

(3) 对联盟提供的产品可能有一部分出现滞销现象，联盟有义务在三个月内进行产品更换调整，即个别成员处不适销的由联盟总部调到适销区域，联盟要不定期进行一系列的产品促销活动来帮助产品销售，若该产品完全不适销，在销售三个月后，统一由总部回收。

(4) 金百合联盟会员实行总量控制(初定为5 000名)，凡广东、广西及海南地区的单体药店经营者或管理者，均可提出加入联盟申请。

(5) 联盟实行严格的准入制度，在商圈范围内未有会员店；但会员必须有推广新药的机制，无条件接受管理员价格核查，不得私自调货到非指定的药店。

(6) 联盟奉行“不仅仅把货送上门”的服务理念，推行千店千策，为会员提供完善的产品策略及门店营销策略等等。

(7) 定期举行活动，促进成员之间、成员与部分生产企业之间、成员与行业管理部门之间互相交流与沟通。

(8) 每年一度的联盟成员联谊，邀请著名专家学者作专题演讲，联谊交友同时进行。

(9) 定期主题论坛与沙龙，内容涉及药店经营管理、商务交流、国策方针、人生经营等。重点研讨单体药店的生存方式、盈利模式，以及药店经营管理、如何提升市场竞争力等。

(10) 根据市场需求及变化，逢季调整一次产品结构，共同筛选质量可靠获利空间大适销对路的产品，确定新的产品采购及供货价格，并编辑成目录提供给各成员，让成员及时掌握市场同一产品市场最新销售价格。

(11) 编制成员通讯录，利于成员之间的横向沟通。

在发展战略上，金百合单体药店联盟主要通过“310”战略和“123”策略来推进。

(1)“310”战略：在三年的时间内，发展两广客户群中10%的客户为会员；与这些会员至少达成10%的业务份额；奉行10点利的经营策略，满足各方价值最大化的需求。

(2)“123”策略：在现有近千个会员品种的基础上，不断优化产品结构，选择一流品牌企业的二线产品，以30%以下的价格购进，对一、二、三线市场均有覆盖并确实消化。

其次，金百合单体药店联盟在对两广市场进行全面规划的同时，于2008年年底发起成立“百合谷中国药店大联盟”，一方面对具备条件的省份复制金百合模式，另一方面对暂不具备条件的省份则针对一些中小连锁开展业务关系，待时机成熟时再进行业务整合。

尽管如此，联盟还存在一些亟待解决的问题，如人才稀缺问题就特别突出。由于金百合的运作模式与传统的医药商业模式有着较大的区别，在营销上开创了诊断式顾问营销模式，为联盟成员提供立体化的服务，以满足联盟成员的各种需求，因此在联盟快速发展过程中急需大量复合型的营销人才，而这些人才很难在人才市场中招募到位。目前，联盟总部已与相关高等院校进行合作，采取开办定制班的形式来解决人才不足的问题。

组织机构图

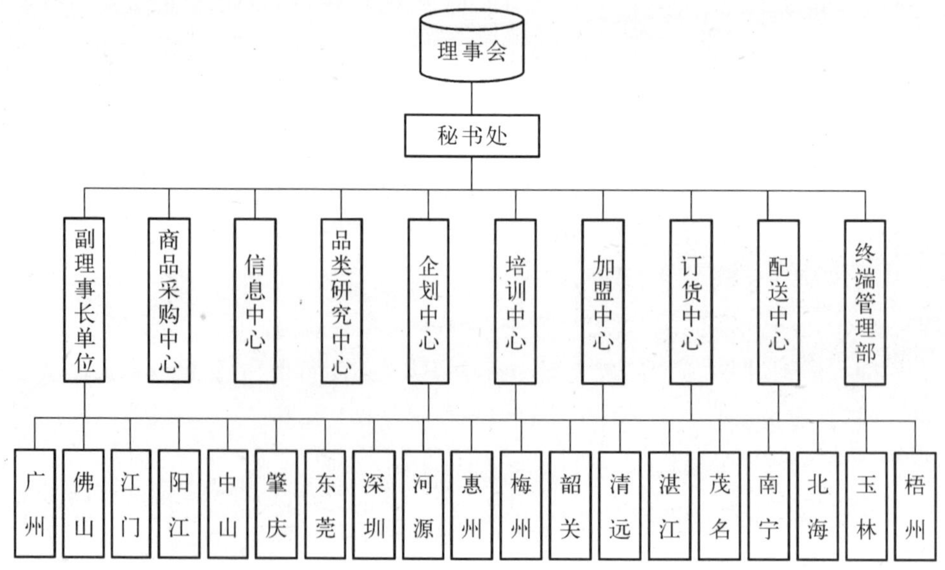

联盟负责人

翁斯春　广东思明药业有限公司董事长，2004年创建广东金百合单体药店采购联盟并担任理事长至今。

曹　迁　广东金百合单体药店联盟的倡导者及构架者，现任金百合单体药店联盟常务副理事长。

联盟核心成员

广州市好参来贸易有限公司，广州一笑堂医药连锁有限公司，广州市从化众参源大药房，广州唐皇药业有限公司，佛山南海大和谐·开心大药房等。

（曹　迁提供图文，代　航审定）

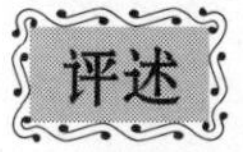

聚单成群

如果说国内医药商业性联盟中有哪些已经形成了自己的商业模式的话，广东金百合单体药店联盟显然可以榜上有名。

作为一个研究者，我曾经仔细研究过金百合的成长路径，亲自撰文推荐过它(详见《药店营销经典案例选评》)，并且在一些公开场合也推崇过它已经初步形成的商业模式。这里面核心的东西有这样三个：

(1) 选择单体药店作为自己的分销客户和帮扶对象，定位非常准确。

(2) 用营销顾问的方式密切和推动金百合联盟总部(广东思民药业有限公司)与会员单位的业务关系，把单体药店经营所缺乏的营销策划、采购、市场分析、商品组合等药店经营的职能“大包大揽”到联盟总部，增强了单体药店在其区域或者商圈里的竞争力。

(3) 讲究夯实整个联盟体的扩张基础，注重大本营、根据地建设，不失时机地进行试探性跨区甚至全国扩张——这种可控的战略扩张，是金百合可以在点与面、重点与非重点、核心与边缘的市场扩张范围内进行具有较大回旋余地的动态调整，而不至于出现盲动无措、功亏一篑的局面。

其实翁思春与曹迁之间的包容性合作，也是金百合之花能够在众多联盟体中独自盛开的一个重要原因。我与他们都是好朋友。翁思春作为在商场上历练多年的成功人士，他具备一个实际控盘者所应有的素质，如超强的学习能力、独特的商业眼光和市场敏感度、对细节的把控能力以及吃苦耐劳等——这是一个典型的广东商人，实干；而曹迁呢，比较精细，有较强的组织构架能力，知识较为全面，还能在不失原则的前提下，灵活把控场面——这是一个曾经从西南闯荡浙江后又落脚广东的职业医药人（更偏重于策划与组织建构），敢想而且敢做。

当他们在2009年试图在全国范围内复制和推动金百合单体药店联盟模式时，翁思春、曹迁两人已有的性格特征和合作关系，因为要面临新的考验和全国范围内其他同盟者的接受和认可——而这是需要一段时间的，这也部分解释了百合谷（中国）单体药店联盟曾经一度高调亮相，为什么后来又裹足难行了。

我是一直希望看到金百合单体药店联盟能够尽快走出两广（广东、广西），尽管我知道当一个可以说已经成熟的地区性的联盟体要想跨区扩张时，必须具备多个条件，譬如，新的可以动态调整的战略规划、资金或资本、物流、全国总代或贴牌产品、人才等等，缺一不可。最近在金百合六周年庆典之际，我向翁思春和曹迁请教金百合下一步发展大计时，特别指出一点，在目前新医改强力推进和"'十二五'药品流通行业规划"强调购并重组以提高全国药店的连锁率之际，像金百合这样通过联盟扩张的方式，把单体药店联合起来，这与增加直营店和加盟店的方式提高连锁率，同样重要——这不仅因为我们都主张通过联盟扩张与正规连锁扩张或者资本运营来提高整个医药市场的集中度，更重要的是我还认为，单体药店联盟现在正面临绝好的扩张时期——如果能让政府主管部门意识到单体药店联盟可以有助于医药零售市场的规范化、专业化和规模化的话，并且能得到相关部门的支持，类似金百合这样的联盟，或许将更有利于推进单体药店连锁化经营进程和市场集中度。事实也是如此，今天金百合单体药店联盟中的一些核心会员，加入的时候大都是单店，但也由于金百合的帮扶，有一部分已经发展成了非常强势的正规连锁企业。这实际上是要说两个意思，一是金百合有助于我国药品零售企业的连锁化、规模化进程，二是金百合单体药店联盟下一步的发展可能还需要锁定一些成长中的小型连锁，帮助他们做大。而如果这样来考虑，金百合单体药店联盟的格局势必还要放大，翁思春、曹迁及其管理团队所要付出的将会更多，所要掌控的盘面将不再单一，盘局还将更为复杂。

当我们讨论到这里时，翁思春的眼睛在放光，曹迁则陷入了沉思状——我知道他心里在想，金百合的事业或许是一桩伟大的事业，我们到底能为它付出多少？我们是否值得全力以赴？是否值得把一个成熟男人的所有才华和精力都奉献于此呢？

（代　航撰文）

江苏药店联盟

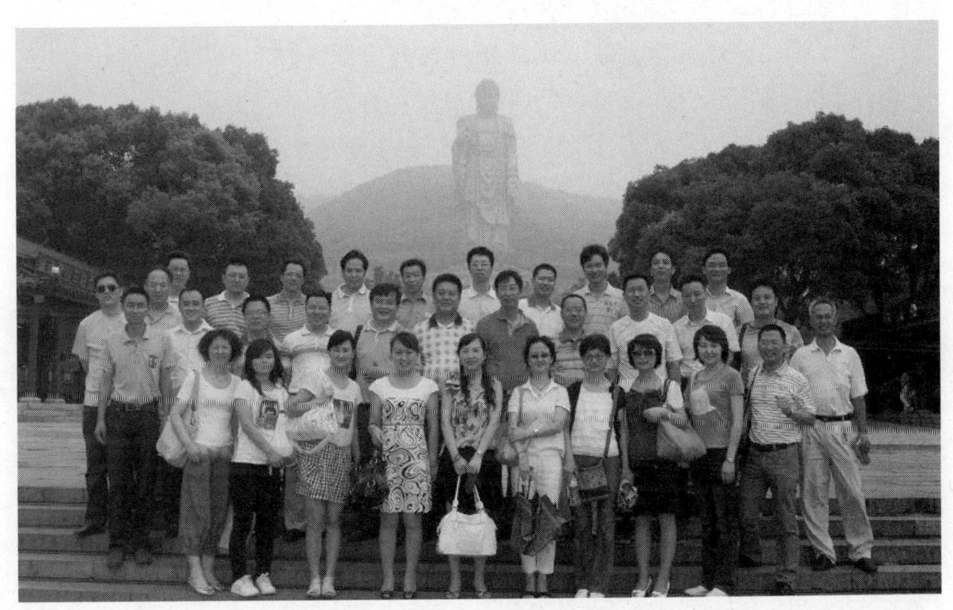

（2010 年 7 月，江苏药店联盟灵山会议在无锡太湖边举行并合影）

江苏药店联盟于 2009 年 10 月 16 日成立。第二年，江苏药店联盟 9 家发起单位共同注资 1 000 万元成立江苏苏禾医药投资管理有限公司，作为运营联盟业务的企业机构，地点设在南京，杨一峰为董事长，王玉坤为总经理。公司下设营销部、营运部、采购部、会员管理等部门。苏禾为联盟的上下游业务提供统采品种、规范品类，进行市场运营，加强联盟成员培训等具体业务执行单位。

苏禾医药现已经与多家品牌企业建立了战略合作关系，为联盟成员进行品牌产品引进、市场联合方案执行等工作。目前为联盟体成员配送的机构为常州市恒泰华洋药业有限公司和淮安九州医药有限公司。

江苏药店联盟虽然成立时间不长，但已形成三大理念：经营理念：为联盟成员创造价值最大化；管理理念：目标明确、执行到位、沟通顺畅、监督有力；人文理念：诚信、欣赏、尊重。

江苏药店联盟在运作上已初步形成如下特点：

(1) 商品运营。通过渠道整合，进行优势产品联购分销，确保联盟成员独家销售，不断促进联盟成员商品结构的优化合理。

(2) 系统化管理运营。联盟不断整合各方资源，向成员提供管理信息、营运、财务、人力资源等技术支持，帮助联盟成员提升综合竞争能力。

(3) 资本整合运营。通过联盟成员销售渠道的整合，联盟成员可以优先、自愿联合捆绑上市，使联盟成员资本价值最大化。

经过一段时间的运作探索，江苏药店联盟的战略目标已明确，那就是建立健全江苏药店联盟电子商务平台功能，树立苏禾直营大药房标准典范，逐步做好苏禾大药房加盟连锁和托管药房的战略定位。

为了实现上述联盟战略，江苏苏禾医药投资管理有限公司通过投资四个子公司实现产业布局，如下图所示。

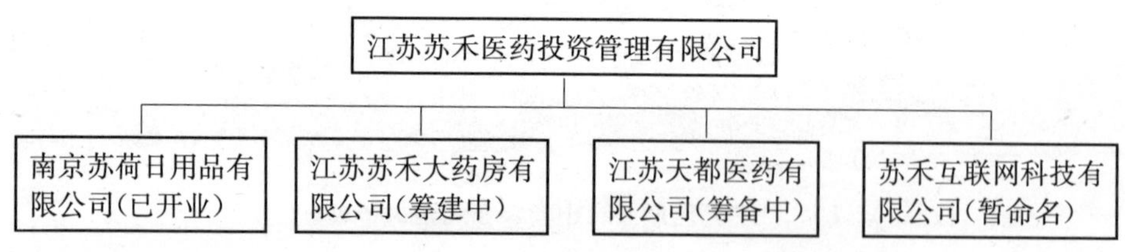

随着江苏苏禾医药投资管理有限公司几个子公司即业务职能的公司的组建，苏盟的整体业务构架在不断地完善中。同时随着与重点战略厂家的紧密合作，江苏药店联盟在行业中的影响力也越来越大。

组织机构图

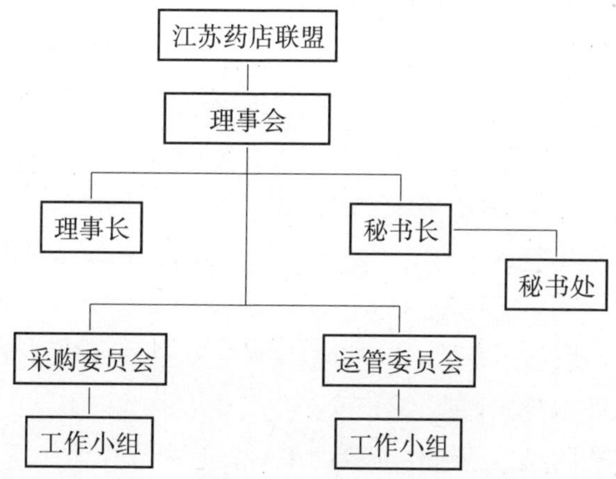

联盟负责人

杨一峰　常州恒泰医药连锁有限公司董事长、江苏药店联盟理事长。现任江苏苏禾医药投资管理有限公司董事长，主要负责公司的整体发展和战略规划。

王玉坤　淮安广济医药连锁有限公司总经理。现任江苏苏禾医药投资管理有限公司总经理，主要负责公司的整体管理和新产业的规划和发展。

李德宏　泰州市隆泰源医药连锁有限公司总经理。现任江苏药店联盟秘书长、江苏苏禾医药投资管理有限公司董事。

联盟核心成员

常州市恒泰医药连锁有限公司，昆山百佳惠大药房有限公司，盐城东方红大药房有限公司，泰州市隆泰源医药连锁有限公司等。

（李德宏提供图文，代　航审定）

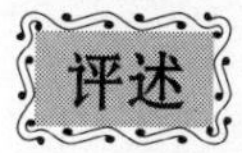

苏禾“凶猛”

“苏盟的模式很新、‘野心’很大。”年初，南京某宾馆内，刚主持完苏禾大药房开业庆典的王玉坤，疲倦中伴随着兴奋。

王玉坤不在江苏联盟的最早发起人之列。早在上一波“联盟潮”时，笔者接触王玉坤的契机，便是他所参与的江苏九州药店联盟，当时他对联盟的态度是：不过是产品集采，没有意思。而“模式新”是成为他重掌联盟、操盘苏禾的兴趣所在。

虽然是自我评价，但这个评价仍称得上中肯。如果说有哪个药店联盟能被广泛赞誉的话，江苏联盟显然是其中之一，被称颂的，是苏盟借助苏禾平台迅速开展且已有起色的创新举措。先是投资1 100万元成立股份制公司——江苏苏禾医药投资管理有限公司，这也是药店联盟中最早的实体公司之一，借此拥有了推进新商业模式的可靠平台。

联合采购仍是苏盟事业的主要基调，王玉坤出席某次活动时的发言可窥见其态度：

“土生土长的地方，才是我们的基地，区域性连锁，一定要落地。苏禾赢利在哪里？现在厂家看到我们，他们就是怕。我们要求的结果不是让他们怕，而是让他们爱。我们打造的是一个合作共赢的平台。我个人作为苏禾总经理，很多次试图通过这个渠道与大家展开合作。”

无论“爱”与“怕”，仍未超出工商合作、供应链资源整合的题中之意，几乎所有药店联盟都热衷于此，所纠缠的无非是利益分配、操作执行上的细节。但苏盟的难能可贵在于，它在此基础上以新视野展开了“新事业”，超越了联盟圈内集体性的同质化思维。唯其如此，“商业模式”之“新”，才可谓独一无二。

苏禾大药房的推出堪称行业内的一项创举，同时饱受争议（当然，多半是在私下）。

2011年1月，江苏联盟以“苏禾大药房”名义进军南京市场，在南京白下区新开一家面积1 100平方米的门店。此次开业活动由业内知名管理咨询师马毅鸿操刀，除所有联盟成员一把手外（苏禾董事长杨一峰因病缺席），还邀请了主管领导、社区居民、当地媒体、主要行业媒体及南京几大零售药店负责人等参与了观礼。

如此兴师动众足见苏禾大药房之于苏盟的意义：无论其药房经营模式如何创新与新颖（整个一楼主打日化、母婴、医疗器械、个人护理等非药品类，被视为苏盟的“多元化试验田”）、无论盈利是否为重点（“持平就是盈利”，南京是一片血淋淋的市场，王玉坤话里有“预防针”的味道，更透露出盈利之外还抱有更大目的），甚至开业略显时间仓促——苏禾大药房的推出，更重要的意义在于将其作为未来苏盟扩张平台的战略考量。

据笔者了解，其设想中的思路是，未来苏禾大药房肯定会走出南京市场，走向江苏省全境，届时必然面临苏禾与现有会员药店的冲突。作为解决方案，区域内会员企业可入股当地的苏禾新开门店，或者将原有门店入股并改换为苏禾招牌——例如“苏禾恒泰”，“苏禾百佳惠”，等等。在这样的设想下，苏禾大药房将整合会员企业的零售网络，打造为紧密的一体化零售平台，成为全省药品零售巨擘！

这可能吗？

“时机未到，还是先做自己的盘子。”苏盟秘书长、泰州隆泰源连锁董事长李德宏没有直接回答。

“一、苏禾思路清晰，有三年到五年规划，每一步都在可控范围内；二、股东齐心，关于经营、战略的想法比较接近；三、成员企业的模式较为接近。”王玉坤则以这种说法表述他的信心。

质疑的声音是：为什么苏禾选址南京，而不是市场机会更大的常州、苏州、淮安、泰州？苏禾大药房可以忍受两年亏损，第三年、第四年还不盈利怎么办？这些担忧不无道理，这也是创造新模式时必须解决的新问题，走过去，或许一片海阔天空。

苏禾的创造性不止于大药房，简述其“四轮驱动”架构如下：① 苏禾大药房；② 苏荷日用品公司，非药品研究、开发、引进、推广的平台；③ 苏友医药，批发配送平台；④ B2C 电子商务，药店服务、产品采购、远程教育培训、人才招聘等平台。

“经过一段时间的运作探索，江苏药店联盟的战略目标已明确，那就是建立健全江苏药店联盟电子商务平台功能，树立苏禾直营大药房标准典范，逐步做好苏禾大药房加盟连锁和托管药房的战略定位。”王玉坤如此描绘苏禾蓝图。

苏盟的几位骨干，近年来活跃于医药行业，都是名声响亮且不乏思想的风云人物：杨一峰、王玉坤、徐郁平、李德宏……无论是个人还是企业，可以说都有一套独特的见解和理念。如此风云际会，解释了苏盟大胆、超前的思维，再结合“一步一个脚印的苏商型处事方式”（李德宏语），江苏联盟从不缺乏模式以及对模式的尝试和推进。

另一方面，苏盟的谨慎在于，即使苏禾大药房力推多元化，亦不敢超脱于行业和政策实际。虽然现在对多元化进行“有意的投入”，最终以苏禾为推动的平台，其设想也是基于一个企业只能探索一种模式，借助苏禾、不同企业的不同模式可以走向融合。

而且，“苏禾也不是必须做多元化，”李德宏的观点相当理性，“多元化只是提高收入的一种解决办法。”因此，苏禾将“两条腿走路，多元化顺势而为，医保逆势而行”。

对于江苏联盟而言，苏禾的意义何在？“一个人力量有限，联盟是资本、管理、经营等所有资源的整合。”李德宏的回答适用于所有联盟，但苏盟的特点在于，它的回答正在用行动表示。

（徐　国撰文）

开元联盟

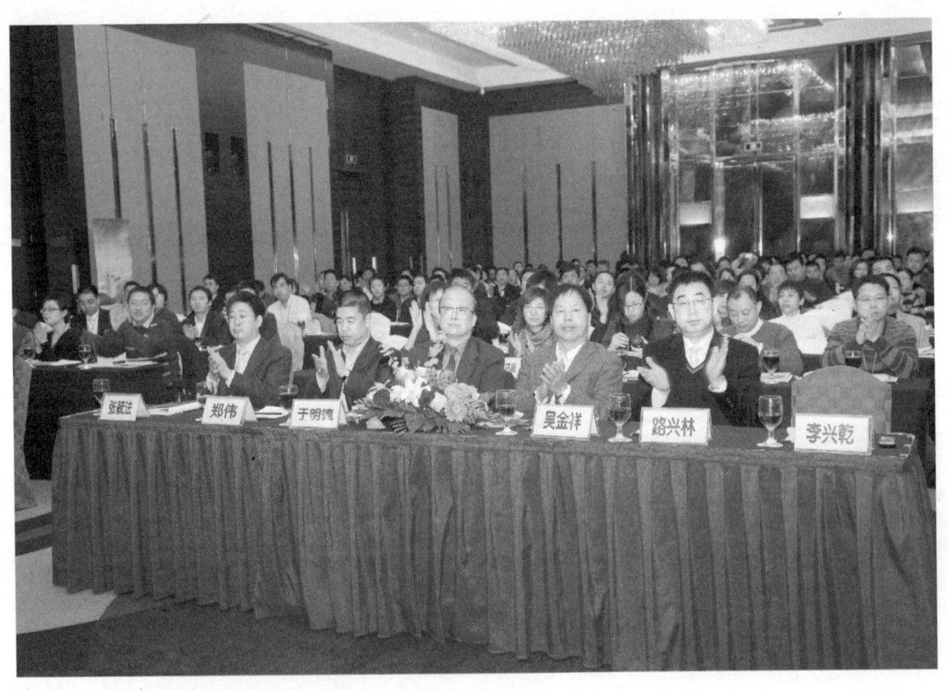

（开元联盟成立大会在前排就座的联盟发起人等）

开元联盟成立于2009年12月23日，是由奇运集团有限公司、江苏大众医药集团有限公司、鹭燕(福建)集团有限公司、哈尔滨宝丰医药有限公司以及自然人李兴乾等共同投资2 000万元在大连成立的全国性药店采购联盟。开元联盟的几大股东既有批发业务，自身又有强大的零售终端，除了在第二终端有1 500多家门店，15个亿元左右的零售规模外，在第三终端还拥有5 000～6 000个乡镇医院、诊所客户，每年批发业务的总销量达35亿元。

联盟由医药行业最专业的经营管理团队操作，目前已经吸纳了全国各区域药品零售业中最具竞争力和成长型的100多家连锁会员加盟。从成立之日起，开元联盟就致力于与品牌药企进行战略共赢，目前与广州奇星、东北制药总厂等一批品牌药企建立了良好的合作关系。

开元联盟向会员提供“药店管理、药妆店技术输出、店长培训、专业帮扶”四大服务。其宗旨是：通过真正的联合采购、管理辅导、紧密合作等方式，解决联盟股东和连锁会员靠自身力量无法解决的问题，把优势资源整合起来，形成强大的竞争力和抗风险的能力，真正实现股东、会员、供应商三方长期受益。

开元联盟规划，通过三年的努力，把联盟打造成医药行业联盟中的品牌，再以资本为纽带，把更多的连锁会员整合在一起，依靠联盟的采购规模优势为发起单位和会员带来更大的投资回报。

组织机构图

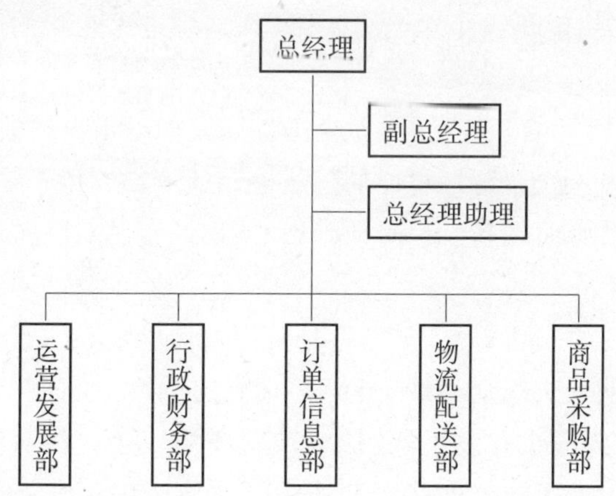

联盟负责人

李兴乾　奇运生集团总裁，开元联盟总经理。曾在国内最大的采购联盟担任过3年总经理，是国内把海尔“OEC”管理经验成功运用到医药零售和自愿连锁组织的第一人。2009年12月出任开元联盟总经理。

联盟核心成员

大连奇运生集团，江苏大众医药集团，鹭燕(福建)集团，哈尔滨宝丰医药连锁有限公司等。

(陈爱军提供图文，代　航审定)

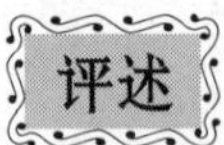

能否开创联盟新纪元？

2009年下半年的一天，李兴乾打电话中告诉我，说他准备做联盟，以前他和我开过几次玩笑，但这次是认真的。

他要做的是一个全国性的联盟。而这时我对全国性的联盟到底能走多远已经产生了疑问。在此之前，我参加过一些区域联盟的成立仪式，这些联盟的许多成员原是PTO或特格尔的会员，现在他们树起了联盟的大旗，自立门户，并且成立了运营机构。在区域联盟的冲击下，全国性联盟可能会面临解体或名存实亡的结局。

有一个典型的例子：在三度“换帅”和“搬家”之后，PTO遭到的质疑越来越多。形成鲜明对比的是，甘肃8家占兰州药品零售市场销售额70%的连锁药店，以资本为纽带组成了一个医药公司，使许多想进入兰州的品牌药企都无法忽视。

在区域联盟盛行的趋势下，再做全国性联盟似乎不合时宜，而难度也可想而知。但我认真想了想，还是对他的想法表示支持。支持不是敷衍，也不仅是出于对朋友的鼓励，而是基于我对他的信心，以及自己对联盟未来发展趋势的判断。

我认为，联盟的成功与否，操盘者是关键。他(她)必须有领导群雄的能力和号召力，否则就无法服众，就不能保障联盟的执行力，而没有执行力的联盟是走不远的。作为一个有多年联盟操盘经验的职业经理人，他的能力是有目共睹的，如成功改造了江苏大众医药连锁江阴快康店和大连奇运生药房步行街店，前者是PTO的第一家管理输出样板店，该店的成功使PTO打开了局面，也使他成为大众总经理张毓法的好朋友；后者的成功则使奇运生这家累计亏损500多万元的门店结束了亏损的历史，而他也被奇运生的老板郑伟相中。

而我自己，则耳闻目睹过他在与供应商谈判过程中的强势和风采，也看到了他在辽宁丹东受到众多当地中小连锁药店老板的追捧。平心而论，中国医药商业性联盟能有今天的发展局面，他是一个不能被忽视的人。

从长远来看，全国性的联盟是必然的趋势。联盟的本质是靠规模来获得效益，规模越大，联盟的力量就越强，只有实现全国性的联合，联盟才能发挥最大的作用。去年崛起的重庆中盟把自己定位于全国性联盟就是一个很好的证明，而业内一直翘首以待的中百联盟也有力地说明了这一点。

道理虽如此，我对他要做全国性联盟还是感到担心。比如中百联盟的成立之路一波三折。他创造的那个辉煌的联盟时代已成为历史，在联盟林立、群雄并起的今天，还有多少药店愿意走到开元的旗下？还有一个非常不利的因素，目前各地的联盟基本就是由当地前几强的药店牵头组成，开元应吸收哪些药店成为自己的会员？如果一个药店同时是几家联盟的成员，如何保障忠诚度？

更何况从历史的角度看，联盟是脆弱的，多数是为了某种短期的目标或利益而成立，由于成员本身的独立性，一旦有了矛盾或利益冲突，联盟很容易瓦解。从这一点来说，全国性联盟比区域联盟更易“崩盘”，难度也更大。

对于上述的问题，我曾经和他交流过，他说他都考虑过，还是有信心做好。他觉得，区域联盟的一个最大缺陷就是无法避免成员之间在当地的竞争，最突出的就是开新店的问题，他希望“开元”能“开创联盟新纪元”。

所幸，“开元”的开局不错，前来捧场的药店老总不少，通过筹备期的努力，他和奇星药业、东北制药等名牌企业达成了合作协议。不过，质疑的声音还是有的。我和一个媒体朋友在参加“开元”成立仪式的当天晚上到大连的一条小巷吃夜宵时，碰到一个知名药企的参会代表，他告诉我，接触过一些联盟后感到失望，因为没有一家联盟的实力可以令他动心，他也尝试和某联盟合作过，签了约却执行不下去。听了他的话，我的心情变得沉重起来，因为他列举的联盟名字中，有几家是经常被媒体报道的。

在成立大会上，李兴乾提出“开元”3年不赚钱，把更多的利润让给会员，可以“先恋爱后结婚”。我认同这种方式，欲取必先予，只有如此，才能吸引更多的药店加入，以较快的速度壮大联盟的采购规模。我也赞成“开元”与品牌药企合作，打造自己的竞争优势，甚至还主动为“开元”当过一回“红娘”。

在成立大会分手后，我们有很长一段时间没见过面，其间听过一些说“开元”做得不好的声音。后来因联盟的某个话题采访他，顺便提出这个问题。他表示，开始他就知道这只能是在短期采用的模式，不过也有一些细节没有考虑充分，如同类品种众多，价格优势很难体现出来。

前段时间在上海，我们又见了面，他对“开元”的运作思路有了较大的改变，他考虑把品种数量减少，“可能只做三四十个，先把品牌药企的量做上来”。他还带来了两套管理技术输出方案，底气是两套方案都由他的实战管理团队来负责执行。

在这个管理团队中，我比较熟悉的现任奇运生药店连锁有限公司总经理的曾强。我与他在东北的丹东相识，虽然我没有和他说过几句话，但他给我留下了深刻的印象。他负责为辽宁百盛新药特药连锁药店丹东地区经理宋维刚打造的PTO样板店不但轰动整个东北，甚至“改造”了宋维刚，在门店改造期间，他心甘情愿地和员工一起吃盒饭。强将手下无弱兵，我相信这句名言。

李兴乾出任开元联盟的总经理，可以说是众望所归。他自己也投入了200万元，作为自然人出资，足见破釜沉舟的决心。不必讳言，他面临的困难也不少，如何规避与众多联盟的同质化竞争，如何打造联盟的核心竞争力外，如何培养一个忠诚度高的会员群体，等等，这些都是目前亟待解决的问题。

我发现他的一个最大变化是，开始出席一些区域联盟的会议。在前段时间由广西医药工商联盟组织的东盟会议上，我们又一次相遇。他成为最受欢迎的演讲者，他在晚上单独举行的会员发展大会散会后听众仍不愿散去，一个接一个提问，他的粉丝还是那么多。

最近，他又应邀参加金百合的年会，同样的情景再次上演。他在广州新白云国际机场高兴地打电话给我，说受参加这两次会议的启发，他有了一些新的思路。

虽然联盟的操作难度大，但历史告诉我们，确实有人做成了春秋霸主，比如齐桓公，实际上就是盟主。作为他的朋友，我真心希望他能不负众望，为中国药品零售行业“开创联盟新纪元”。

（陈爱军撰文）

鲁和联盟

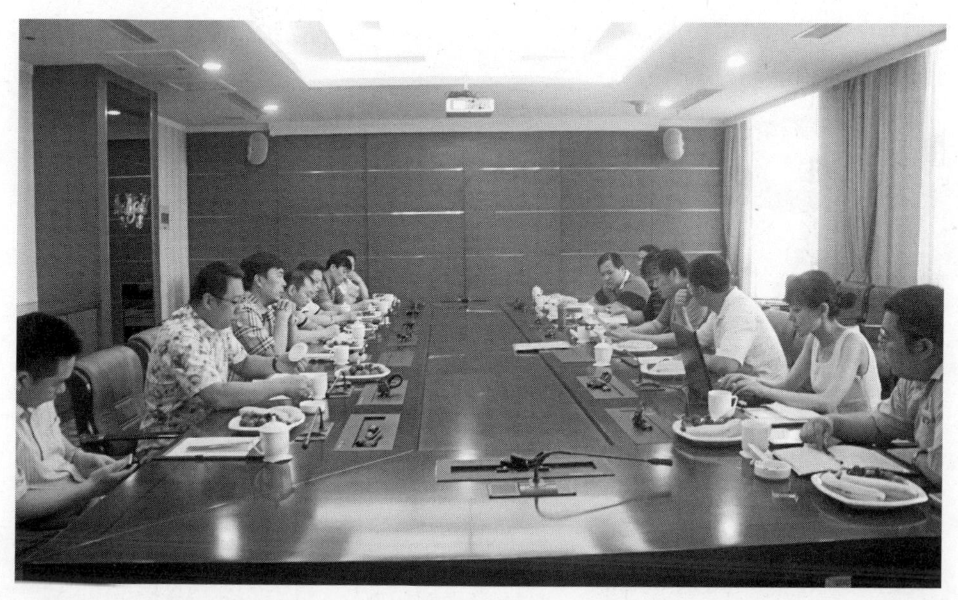

（山东鲁和投资有限公司联盟体成员 2010 年 7 月在济南召开联采会议）

2010 年，山东鲁和医药投资有限公司在济南成立，注册资本 1 220 万元。公司由山东省内最具规模的九家医药连锁企业共同出资组建，专注于医药行业投资、药品、保健品等产品的代理、经销等相关业务。其成员单位分布在山东省内不同地区，且均为本地区销售规模最大的连锁企业。是目前已知全国一个省际范围内规模最大、实力最强的药品零售连锁管理机构。

山东鲁和医药投资有限公司以“同享管理经验，共建采购平台，实现资本融合”为发展目的，以山东主流连锁为核心成员，广纳其他连锁单位，致力于药店产品与管理经验的交流，希望通过强强联手，紧密合作，积极引进及推广产品，加强与上游供应商的合作，建立高效的采购平台，加快融资进程，5 年内走向资本市场。

山东鲁和医药投资有限公司 2010 年分别在济南、烟台、威海组织了 3 次采购会议，由于各成员单位均以自有资金投入股份，在公司运行过程中基本能做到以诚相待，目前在公司运行中主要存在以下问题：

由于各成员单位分布于山东省各个地区，加上各成员单位之间本身存在竞争，因此公司的管理比较分散，约束力不强，各单位在联采联销中，提供的产品信息量有限，并且因为地区的差异性，在品类选择和价格上不容易达成共识，这个问题在短期内较难解决。

组织机构图

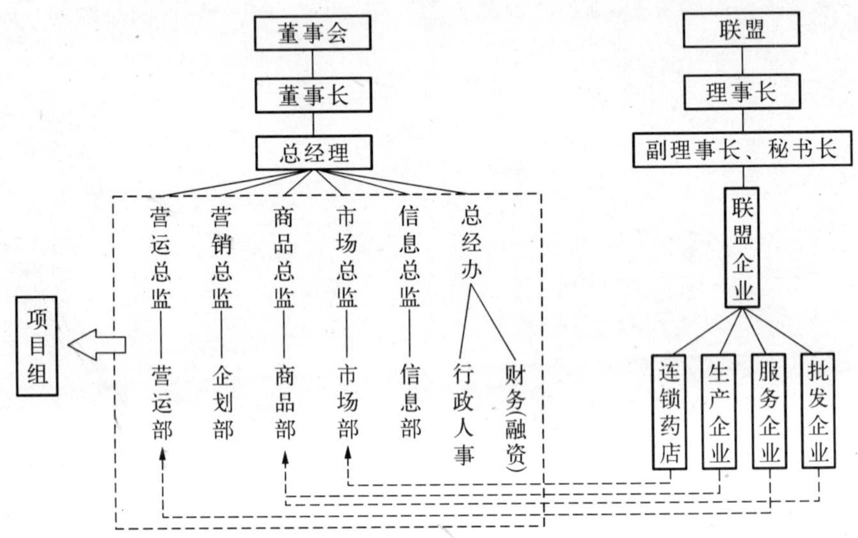

联盟负责人

李文杰 济南漱玉平民大药房有限公司董事长，鲁和医药联盟有限公司董事长。

马守军 鲁和公司副董事长，青岛医保城药业集团董事长兼总经理。

肖卫生 鲁和公司副董事长，山东康源大药房连锁有限公司总经理。

联盟核心成员

济南漱玉平民大药房有限公司，山东燕喜堂医药连锁有限公司，青岛医保城药品连锁有限公司，山东康通华泰医药连锁有限公司，烟台立健医药城，潍坊金通医药有限公司，山东康源医药连锁有限公司，青岛紫光药业有限公司，山东联众医药连锁有限公司等。

（宋清宇提供图文，代　航审定）

凌波微步

2010年8月的一天，在前往烟台猴矶岛的一艘大船上，一群身着统一红色T恤的游客特别引人注目，这些客人不是别人，正是新近成立不久的山东鲁和医药投资有限公司的各位股东：公司董事长李文杰（现济南漱玉平民大药房有限公司董事长）、副董事长马守军（现青岛医保城药业集团董事长兼总经理）、副董事长肖卫生（现山东康源医药集团董事长），以及山东燕喜堂医药连锁有限公司董事长于志刚、山东康通华泰医药连锁有限公司董事长张华、山东康诺盛世（即烟台立健）董事长张立俊、潍坊金通医药有限公司董事长王曰孟等人。俗话说："百年修得同船渡"，意思是普通人同船共渡已是难得的缘分。而今天山东省内不同区域的医药连锁老大居然能同船共渡，这种机会，怕是更加难得一见。

只见碧海蓝天下，景色宜人，海鸥飞翔，一派世外桃源的景象，众人乘舟破浪，谈笑风生，不时将手中食物抛向空中觅食的海鸥，此情此景，甚是和谐美好，让人对新成立的山东鲁和充满希望和猜想。

据了解，山东鲁和确定成立的时间是2010年7月19日，而真正拿到营业执照，却是2010年年底的事情。在全国各地医药联盟纷纷兴起之时，山东鲁和的成立不得不说是大势所趋，但鲁和并不是山东省第一家省级医药联盟，早在2009年10月，山东燕喜堂有限公司就牵头在威海成立了山东药店联盟，而且漱玉平民等省内多家连锁企业也加入到其中，但是由于联盟内各连锁企业之间规模和实力差距过大，并且参与联盟的还有同一区域的竞争对手，因而联盟内成员的需求差异过大，加上成员之间还存在竞争，联盟难以找到合作基点。

2010年，由漱玉平民牵头，联合山东省内7大区域内的龙头企业，强强联手，成立了山东鲁和医药投资有限公司，山东鲁和成立之后，成为山东省最具实力和代表性的省级医药联盟。2010年，山东鲁和创造了18亿元的销售额，2011年预计销售超过23亿元，从销售额来看，山东鲁和医药投资有限公司算得上全国省际范围内规模最大、实力最强的药品零售连锁管理机构。

多赢才会长久

据了解，山东鲁和以“同享管理经验，共建采购平台，实现资本融合”为发展目的，以山东主流连锁为核心成员，广纳其他连锁单位，致力于药店产品与管理经验的交流，希望通过强强联手，紧密合作，积极引进及推广产品，加强与上游供应商的合作，建立高效的采购平台，加快融资进程，5 年内走向资本市场。

一个联盟要有生命力和战斗力，首先组织者一定要有海纳百川的博大胸怀，要有敏锐的市场洞察力和良好的沟通协调能力，更重要的是要真心诚意地为联盟成员服务，让联盟内的各股东单位有钱赚，让上游供应商有钱赚，从而使消费者得到更多实惠，只有各方多赢，联盟才有存在的价值。

据了解，山东鲁和筹备成立和运行之初，牵头者漱玉平民拿出了十分的诚意，各股东单位也是积极配合和支持鲁和发展。漱玉平民不仅率先将投资款项汇入鲁和的验资账户，并成立了秘书处，先后组织了 3 次联采会议，会议经费及联盟活动费用均由漱玉平民承担。在联采行动中，漱玉平民作为最大的股东单位率先为联盟提供了本单位销售数量前 200 名的产品，以便各董事单位进行价格分析，由购进价格最低的单位负责联系供应商，通过洽谈为鲁和争取最大利润。而各董事单位也把销售前 100 名的产品数据进行分析，了解有哪些共性产品，以及相应价格，为鲁和公司后期寻找代理商品提供好的依据。

从实际情况来看，鲁和的联合行动取得了阶段性的成效，各股东单位通过联盟获得了部分利益：比如，通过对各股东单位销售前 200 名的品种比较价格后，有 1/3 的品种供货商已经降低价格或者从鲁和公司内部调货；鲁和通过和多家较有价值的供应商洽谈和沟通，使这些供应商对鲁和公司的经营模式有了初步的了解，鲁和公司针对 2011 年的协议政策，通过联盟优势争取到了部分优于 2010 年的相关政策，比如，大部分供应商愿意为鲁和公司提供畅销产品的连锁专供异型规格，既保证各董事单位的毛利又能体现鲁和的特色，还有部分商业调拨的产品争取到与供应商直接合作的机会，享受出厂价节约了采购成本等。同时针对几家政策优惠的供应商，鲁和计划加大对其的支持力度，以实现 2011 年的双赢；对少数几家既没有诚意又不能统一政策的供应商建议停止战略合作。

从供应商的立场看，山东鲁和的成立既为供应商提供了更广阔的合作空间，也加快了供应商之间的竞争和发展。

心态保守成为联盟发展之障碍

教育学家张天麟曾这样评论山东人："有两个人在支配着山东人的心灵：一个是孔子，一个是梁山泊的英雄。"因此，鲁商做生意讲究义利合一："以德为本，以义为先，以义致利"，"一手抱论语，一手抱算盘"，可见山东人是非常讲义气，重感情的，山东鲁和的各位股东分属于省内不同区域，拥有各自的连锁采购模式，拥有各自的产品线和关系网，加上每个企业老总的管理方式不同，处事方式各异，人脉关系复杂，每个人心中都有一个算盘，各算各的账，因此振奋人心的"联采"落实到行动中涉及的产品有限，数量不多，从各董事单位提供的协议客户数量统计表上可以明显感到，大多数成员单位都有保留。

联盟中的成员心态不够开放，互相之间难以亮出家底坦诚相见，有的成员只愿意享受权益，却不愿承担义务，导致联盟中责、权、利难以统一，这是联盟的通病，如何通过沟通、服务以及树立榜样，充分调动各股东单位的积极性，让他们敞开心扉，以开放积极的心态投入联盟的事业，真正做到各负其责，增强联盟的凝聚力？这是山东鲁和必须要解决的问题。

山东鲁和为了进一步构建采购平台，由股东单位分别指派优秀的采购人员组成山东鲁和医药投资有限公司采购部，加强采购力量，并统一在济南漱玉平民公司总部办公。同时，为了分享管理经验，鲁和公司组织的一系列联盟培训及管理服务也在逐步落实推进。

在欣慰山东鲁和为联盟发展不懈余力地沟通、努力之时，我们对鲁和公司着眼长远，坚持品牌战略和其发展理念的精神是充分肯定的，对牵头者漱玉平民积极探寻"共赢之道"的魄力是相当推崇的，一个联盟只要能为他的成员单位提供所需的利益，那么这个联盟就有其存的价值。但是一个联盟要想发展壮大，活出光彩和价值，就需要通过不断的沟通、协调及合作，打破成员单位心中的顾虑，平衡好各成员单位的利益关系，在竞争与合作中寻求发展，未来 5 年内，山东鲁和能否如愿实现其融资上市的愿望？实现其成员单位"你有我有全都有"的慈善大同文化？我们只能拭目以待。

（宋清宇撰文）

鲁 盟

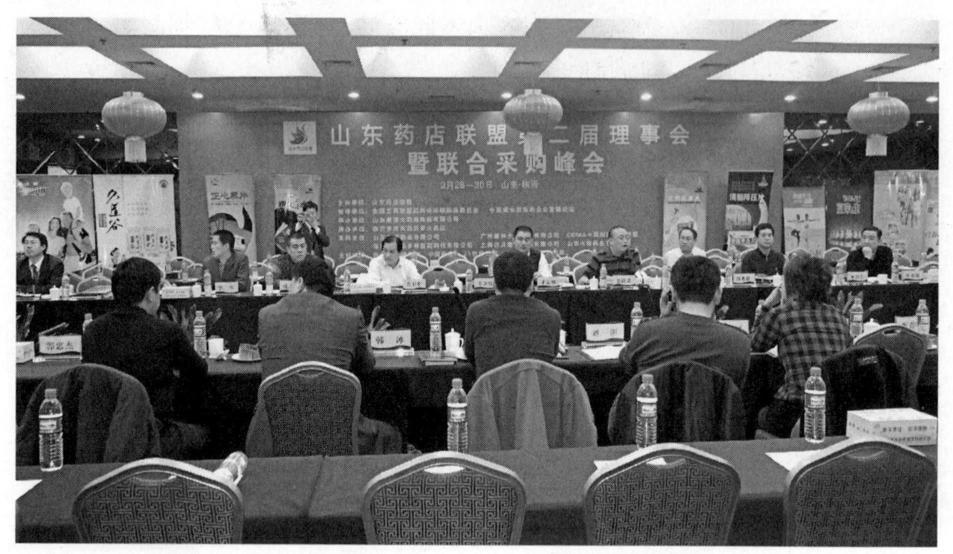

(2010 年 3 月,鲁盟在临沂召开第二次理事会暨联合采购大会)

山东药店联盟(简称鲁盟)于 2009 年 12 月 29 日在山东威海成立,是由山东省内实力较强的医药连锁有限公司发起成立的。联盟现拥有遍布全省 17 地市的 32 家会员单位,每家联盟成员都是各地市的龙头企业。联盟目前拥有覆盖 1 500多家零售药店的销售网络。现在,联盟的销售网络还在不断扩大,会员不断增加,销售额继续攀升。

鲁盟集学习交流、教育培训、采购运营、营销推广等功能为一体,致力于推动山东药品零售业的不断发展;致力于构建上下游的工商合作体系。为充分发挥联盟的作用,联盟搭建起山东省最大的医药产品购销平台——鲁盟联合采购大会。联采大会整合联盟的整体实力,跟上游工业企业进行一次性对话,实现联盟成员的利益最大化。联盟坚持一线品牌联合采购、二线品牌独家代理的经营战略思路，最大范围开发联盟实体利润空间。因实力与效益兼具，联采大会对医药工业企业具有巨大的吸引力。鲁盟联合采购大会一季度举行一次，2009 年 12 月，鲁盟成立大会暨第一次联采大会在威海举行，签订采购订单 1 000 多万元；2010 年 3 月底，鲁盟在山东省临沂市举行第二次联合采购大会，达成采购额 400 多万元；2010 年 7 月底，鲁盟第三次联采大会在山东泰安肥城市举行；2010 年 10 月底，鲁盟第四次联采大会在青岛即墨市举行。

鲁盟的核心组织为理事会，常设机构为鲁盟秘书处。在第二次理事会上，联盟决议成立采购委员会与管理委员会，并推选出采购委员会主任及管理委员会主任，设主任一名，副主任 6 名，负责组织召开联盟联合采购会议，审议厂家联合采购申请，督促联盟成员落实联合采购承诺，督促厂家兑现联采承诺，向联采委员会推荐联采品种；和厂家谈判为联合采购争取更好的政策；采购委员会负责联盟成员的联合采购及合同签订、执行等相关工作事项。管理委员会负责联盟成员单位人员培训和综合事务管理等相关工作事项。管理委员会设主任一名，副主任两名，负责组织联盟成员内部培训，联系相关管理咨询专家，组织联盟内成员互相之间的观摩学习交流活动。

在第四次理事会上，联盟决议成立常务理事会，并推选出常务理事。

在发展过程中，鲁盟明确的方向是联盟进行股本合作，目前，联盟内部分企业已成立鲁和公司，按照联盟制定的松散型、半紧密型、紧密型三步走的发展战略，鲁盟已经将工作推进了一大步。但在实际操作的过程中，联盟也遇到了一系列的困难，像成员之间沟通太少，信息不对称，这影响到成员进行紧密合作。同时，各联盟成员发展程度不一，公司需求不一，加上成员之间地域上的差异，在产品采购上、在培训需求方面等都存在一系列的落差，这些问题都影响到联盟的发展，也是联盟要着力解决的问题。

联盟负责人

于志刚　山东燕喜堂医药连锁有限公司董事长，目前担任鲁盟理事长。

张洪义　青岛丰硕堂医药连锁有限公司董事长，目前担任鲁盟秘书长。

李青峰　山东联众医药连锁有限公司总经理。

联盟核心成员

山东燕喜堂医药连锁有限公司，青岛丰硕堂医药连锁有限公司，山东康源大药房连锁有限公司等。

（唐明媛　李海燕提供图文，代　航修订）

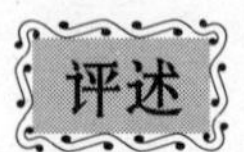

鲁盟“不盟”？

2009年12月份，当山东药店联盟（简称鲁盟）成立时，业内就一直有反对和质疑的声音。这主要是因为山东是我国医药经济最为活跃的省区，在做药店联盟的问题上，各种力量和组织都在不断渗透甚至较量，再加上山东省内某些区域强势连锁的竞争比较激烈，如青岛市场，除了医保城与丰硕堂的竞争处于白热化，海王星辰、成大方圆等全国性连锁也都在此大力扩张，就本地连锁而言，虽然没有在全省内成功扩张的企业，但跨区域的渗透扩张也不是没有，如青岛医保城前些年就把店开到了济南，最近燕喜堂也开始在较大区域内布点布局。这给刚成立的鲁盟埋下了隐患——鲁盟里，既没有做得较大的药店能让大家信服，也因为挑头的盟主和核心成员单位都潜藏一股希望借助联盟在全省进行扩张布局的念想，这使得鲁盟一开始就在内部充满了竞争性，而合作作为联盟的本意，尽管每次会上都会被反复提及，但大家似乎都有些心照不宣。

尽管如此，鲁盟还是在联盟的旗帜下，做了一些事情。首先，他们在很多正式场合都很珍惜自己的联盟组织。鲁盟在成立前就开了5次筹备会，许多掺和联盟、希望促成联盟的行业人士、联盟核心成员就山东药店必须联盟的重要性讲了将近一年，而与此同时，山东齐鲁医药商业联盟和其他的一些联盟倡议和运作，也都在一阵哄闹之后以失败告终——只有在2006年成立的山东济南永大联盟，这个专注于做第三终端单体药店的联盟，在这段时间获得了更大的发展机遇。其时，在某论坛组织的直接推动和新医改政策环境影响下，包括药店联盟在内的国内医药商业性联盟的猛然发力，也在外部为鲁盟的成立及其发展注入了强心针。直到今天，让鲁盟津津乐道的是，鲁盟的第一次成立大会上，其成员单位与厂家签订的采购订单就有1 000多万元，联盟的采购优势还是非常明显的。还有就是自鲁盟成立后，其联盟成员有了更多对外交流、对内学习观摩的机会，联盟的学习功能得到了放大和强化。

其次，在2010年这一年，鲁盟进一步明确了自己的工作重点和内容。一是成立了专门的秘书处，甚至还聘请了专人，试图从组织机构上规范联盟组织，但对于秘书处到底设在哪里？发挥什么样的功能和作用？联盟内一直未能取得真正的共识。二是加强联合采购，除了药品、保健品等，鲁盟还筹办过后台办公用品和促销用品的联合采购。但也是因为这个联合采购，当联盟体内的成员对其采购的效果进行评估时，却发现有利有弊，这就不得不涉及鲁盟的联合采购之痛。

在举行第一次联合采购的时候，大家那时候是凭着对鲁盟的一股热情，也为了表示对鲁盟的支持，所以大家都是尽力多订货，但是回去以后才发现，在会上订的很多货，其实是企业不好销售的，或者在销售的区域内没有获得顾客认可的，这样就造成了很多货品积压。联合采购的目的是降低成本，但是货品挤压不但不会降低成本，还会占用很多的货款，这不就起到了相反的效果了吗？所以，鲁盟的后几次采购会都在探讨这个问题，很多会员都表示，采购会上一冲动，定了几十万的货，但会议开完了就后悔，因为销不出去，放在仓库里一是占用货款，二是容易产生近有效期产品。再说了，地域的不同，使得不同的连锁企业需要的商品不同，甚至差别很大，但是联盟想做大做强，就需要集中做好一家或两家生产厂家的产品采购，但这就与鲁盟的实际相冲突。试想一下，这个产品在我这个地区根本销售不出去，但仅仅为了支持联盟运作，我就要大力采购它的商品，这能让我有采购的动力嘛？再次，联合采购的目的之一是想吸引大厂家给鲁盟的成员更多的优惠政策，但在实际采购中才发现，大厂家有他们自己的一套行销策略，联盟或者不联盟都对他们的既有销售网络难以产生影响，也就是说，联盟的实力不足以跟大厂家的实力相抗衡，这也挫伤了部分联盟成员的积极性。目前，鲁盟也一直在找寻以后发展的方向。现在鲁盟的成员单位都一直认为联合采购仅仅是一个方面，而不能把它作为联盟运作的主要方式，但是，发展的方向应如何定位？

对这个问题的回答，就鲁盟而言，几乎是致命的。2010年的年底，原来是鲁盟的一些核心成员却成立了以资本为纽带的实体公司，即鲁和医药投资有限公司。在这个公司里，鲁盟的秘书长单位——青岛丰硕堂却没有进入，而刚开始进入后又退出鲁盟的山东漱玉平民大药房却成了鲁和的主要发起人和领导者。鲁和公司在私下乃至公开场合多次宣称，它与鲁盟没有关系，鲁盟只是一个松散的联盟组织，而鲁和则是一个实体运行公司，它有自己的战略目标和运作方式。如此看来，鲁盟似乎已经“不盟”了。

（塔　纳撰文）

PTO

热烈欢迎参加2006PTO全国供应商大会的各位代表！

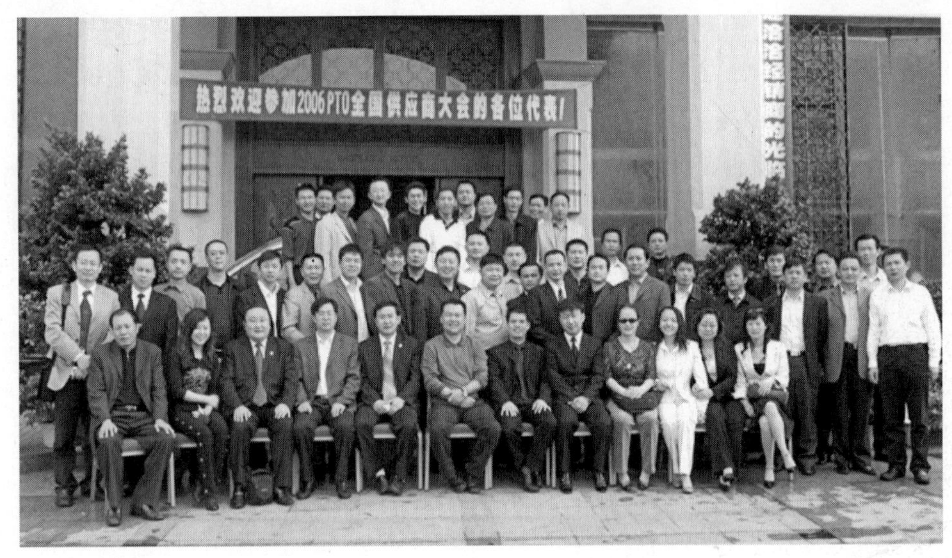

（PTO 从深圳移师上海后的一次供应商会议合影）

PTO 是药店贸易联盟(Pharmacy Trade Organization)的简称，是一个专为降低药品采购价而成立的中小药店药品采购自愿联盟组织。

早在 2003 年下半年，贵州一树连锁药业有限公司总经理王春雷就倡导名为 PTO 的药店商业联盟建议，但总体上联盟成效甚微。

2004 年 10 月 28 日，由安徽丰原大药房主办，在安徽蚌埠召开了首届 PTO 联盟发起人会议，参加会议的有广西同济医药、贵州一树、华创证券、湖北隆泰、河南羚锐、广东大参林、上海第一医药、国药集团、上海华与华公司、甘肃众友、湖北中联、扬州大德生、苏州雷允上、丰原大药房等 14 家药店以及分销企业，此次会议，确定了 PTO 的经营方向和操作模式。

2005年3月23日，深圳市匹特欧药店管理有限公司(简称PTO)正式注册成立，注册资本为210万元，发起人单位有上海第一医药、甘肃众友、贵州一树、湖南民生堂、扬州大德生、安徽丰原、湖北隆泰、苏州雷允上等8家全国百强连锁药店，由贵州一树、安徽丰原、扬州大德生、湖南民生堂等股东单位各派了几名管理骨干组成了PTO的经营团队。至此，PTO正式走向正常发展的轨道，进入公司化运作阶段，以管理输出、联合采购和信息分享为己任的自愿连锁组织。

2005年4月22日，湖南民生堂旗下的"百济堂"登陆北京，4月28日贵州一树贵阳次南门店开门纳客，两家PTO会员店首秀南北两地。之后，PTO向江苏江阴大众、常州恒泰、苏州雷允上、常熟建发、宜兴天健、无锡山禾、南通健桥等连锁企业打造PTO样板店，其店面改造、营销策划、价格策略、品类管理、管理流程再造等药店管理输出技术引起了轰动，也拉开了PTO吸纳全国各区域连锁药店会员的大幕，成为以"管理输出"为旗帜的联盟。截至2010年12月，全国已有28个省(直辖市、自治区)的近160家药品零售连锁企业加盟PTO旗下，终端门店规模达到10 000家。

2007年年初，PTO在完成与全球零售业巨擘舒普玛的合资后，利用全球最新药店管理理念和技术系统地、全方位地向会员单位输出相关内容。

2008年4月11日，PTO整体搬迁上海，注册成立了上海匹特欧企业管理有限公司(同时注销了深圳市匹特欧药店管理有限公司)，注册资本为358万元，其中完成融资的舒普玛一树出资209万元。

2009年8月，经时任PTO常务副总经理谢高峰穿针引线，PTO和四川科伦医药贸易有限公司强强联合，科伦接替此前的湖北隆泰，成为PTO的配送商。9月，PTO整体搬迁成都，和科伦合署办公。之后，PTO的采购权也委托科伦，试图借助科伦快批快配的方式来提升PTO对会员的服务，但并没有得到实质的改善。而此时PTO的管理输出却没了下文。不久，PTO在物流服务、贴牌产品、品牌优势品种、会员分级管理、管理输出等方面等方面遭到业内诟病，医药零售终端同物流供应链迅速整合的构想一直未能落地。

2010年8月，距PTO第二任总经理李从选离职半年后，饱受争议的谢高峰离任，PTO现已成为科伦的一个部门。

联盟负责人

王春雷　贵州一树董事长，PTO总经理。有海外贸易背景，从2003年开始，发起并主导了国内药店联盟运动。

冯德祥　甘肃众友医药集团董事长。

唐清伟　湖南民生堂药店连锁有限公司董事长。2008 年 6 月开始，担任上海匹特欧企业管理有限公司法人代表。

联盟核心成员

贵州一树连锁药业有限公司，安徽丰原大药房连锁有限公司，苏州雷允上国药连锁总店有限公司，湖北隆泰医药有限责任公司，湖南民生堂药店连锁有限公司，江苏大德生药房连锁有限公司，云南鸿翔一心堂连锁有限公司，甘肃众友医药连锁有限公司等。

（胡品福提供图文，代　航审定）

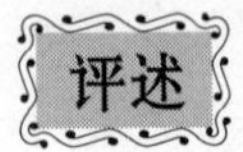

梦想照进现实?

2010 年 11 月的一天，在一次行业的会议上有人私下里对我说，PTO 解散了，设置在上海的公司也名存实亡了。听到这个消息，作为媒体人我知道应该关注，但作为一直关注着 PTO 的业内人，我不希望这个消息是真的。

作为国内第一家全国性的实体药店联盟，业内和媒体都曾对她寄予了很多美好的愿景。而在区域联盟兴起的今天，我却看到 PTO 在逐渐地淡出媒体的视野。如果她真的解散了，那是让人唏嘘的一个消息。

我最先和谢高峰确认此消息。谢高峰于 2009 年 7 月出任 PTO 操盘手，2010 年 8 月正式离职，时间正好一年。作为朋友，他把他了解的情况如实相告，PTO 在他在职时已搬到成都，为的是与科伦有更紧密的关联，借力于科伦的工业资源逐步进行品种优化。但事实是，由于 PTO 的客户多在江浙、广东、山东等东南沿海一带，在西部的客户比较少，投靠科伦后物流效率也一直未能有效提升。由于配送不到位、对会员的辅导不到位的问题一直未能解决，因此期间有采购和销售管理层离职。

随后我安排记者分别致电 PTO 几大股东，打听这一消息。包括王春雷在内的几位股东均表示 PTO 还在正常运作。后来，我在《药店经营周报》以“PTO 解散疑云”为主题就这一事件进行了如实报道。文章被多家网站转载。

当时，我在文章里引用了一位曾经的 PTO 高管的话，他说：“PTO 要做的事太大了，但现在的各种资源配套显然是差距很大。没准会有奇迹，但没有更适合的操盘者也意味着没有好的整合资源的方案，那就等一等吧，也许王春雷会亲自出山，那时可能会有很大的意外。”但是就在最近，我得到的消息是王春雷称“他已经退出联盟江湖了”。

王春雷这个说法没有被媒体披露过，我相信面对媒体他也不会如此说。但一直关注PTO的人，包括李兴乾、李从选、谢高峰这几位陪伴这个联盟经历辉煌与动荡的操盘手应该都清楚，作为联盟发展一面旗帜的PTO，如果真的解散了，她仍值得其他盟主关注，而他面临的问题，也仍是其他联盟无法跨越的瓶颈。

“PTO解散疑云”的文章刊出后，我也曾和李兴乾聊过。虽然现在的李兴乾在做自己的天元联盟，他对PTO一直保持关注，他说对于PTO现状他感到很心痛。其实和他一样把PTO“当成自己孩子”的，还包括其他两位操盘手。因此，对于有人将PTO的风雨飘摇归因于这几位离职的操盘手，认为一直未能找到合适的操盘手导致PTO没有到完成历史使命的观点，我不能认同。

从操作联盟来看，不管是老板王春雷还是曾经在PTO履职的三位职业经理人，都是业内公认的专家，也都是非常敬业的人。至于他们为何都是一腔热血地来，又选择悄然甚至暗淡地离开，正像其中一位在退职以后对笔者说过：“这个事，说的人不愿意做，做的人不愿意说。”可见，人的问题不可以用简单的熟因熟果来看待。只能说，面对PTO发展过程中的种种问题，他们一直从自己的角度，在积极思变。

第一任操盘手李兴乾（实际上在此之前有童伟毅等）1997年进入海尔集团，任贵州海尔公司总经理办公室主任；2000年底进入贵州一树任副总经理；2006年3月至2008年9月任深圳市匹特欧药店管理有限公司常务副总经理。可以说，做联盟给李兴乾带来知名度，但从旁观者的角度来看，他对行业做出的贡献一样应该肯定。比如他带领PTO借做样板店管理输出打开局面，也是他的团队把贵州一树连锁的管理推上了多个台阶，也因此赢得国外零售药店巨头舒普玛的注资，从此迈开其推行药妆之路，而从一树连锁延伸出来的PTO实体公司，也从深圳搬到了上海。

也就是那一年，李兴乾以完成历史使命之由选择离开。他在公开场合给出的离职原因是：“我最擅长的是管理，PTO提升管理水平的历史使命已经完成，由更深谙品种的李从选接任正是时候，PTO将步入新的转型期。”

当年离开PTO后，李兴乾这位操盘手很长时间不敢再触碰有关联盟的话题，但两年之后他选择重出联盟江湖的李兴乾，期待开元联盟能让他崇尚的价值回归。

第二任操盘手李从选在2008年9月之前，一直头顶着“业内营销专家”的头衔。李从选过往每一次终端论道都得以保持外来者的清醒姿态，所以当其宣布进入PTO担任总经理的角色之时，众人多少有些错愕。李从选敬业地扮演新的角色，开始和前任李兴乾一样过起空中飞人的生活。也由此，期待和压力将成正比。

李从选带领下的团队向来被称为“学院派”，上任近半年后他迅速组建了新的团队，同时也开发了新的产品。2009年，PTO推出“大健康客类管理”和“俱乐部运营模式”，意味着国内采购联盟的业务从简单的联合采购和分销，率先进入到药房经营的核心。2009年7月，李从选离开PTO过档昆明滇虹药业。对于他本人的选择，业内认为回归工业是正道；而对于当时的PTO，却让人产业了更多的猜测：PTO要通过换帅再次转型吗？

第三任操盘手谢高峰在2009年以前，在广东一片天制药公司担任副总经理，不为药店圈所熟悉。刚上任的谢高峰信心十足，他曾对我说过，工作的重点就是将PTO回归到采购联盟最为基本的功能和价值，比如说提高产品的采购能力，优化会员单位的产品结构，提升会员单位的长期盈利能力。而为了解决长期困扰着PTO会员信心的物流问题，他为联盟选择了科伦医贸易这棵大树。他希望在解决物流问题的同时，借助科伦强大的渠道网络，还可以解决贴牌品种问题。2009年年底，PTO总部从上海搬到了成都，这在谢高峰看来也是节约成本的一种做法。

初看起来，谢高锋把单纯的采购联盟变成产业链的联盟是个美丽的愿景。但随着科伦医贸在2010年组建起自己的蓝海A联盟以及四川新工商联盟，PTO的处境却并不妙。半年之后，PTO会员和产品的双重压力仍未解决，谢高峰表示自己在“历史使命完成一半”的时候离开。

对于这几任操盘手的先后离职，只能说他们都曾怀着美好的愿望，也带着满腔热忱，但当梦想照进现实，现实又不是这几位职业经理人能改变的时候，他们只得选择离开。

在经历了几任职业经理人动荡后，PTO能不能“再战江湖”，决定权在其最大股东王春雷手上。在我看来，如果要把PTO这个旗帜再扛起来，要解决什么问题呢？从经营策略上看，主要是主营方向的摇摆不定。PTO一直以来在卖产品和管理输出之间都想做，结果哪一块都没有做好；策略上的问题伴随着管理者的频繁更替。而PTO在最近这两年之内三易主帅，带给会员单位和企业员工之间的负面影响可想而知。这里面应该负主要责任的又该是谁？是区域中小药店联盟的兴起吗？大家对此说法不一。在我看来，这并不是主要原因，当然也不是在于职业经理人身上。PTO股东与股东之间不清晰的责、权、利是这两年来PTO无法继续发展最大的绊脚石。

但是非常可惜的是，从王春雷说他现在已经退出联盟江湖了。可见对于以上的问题，远在贵阳的王春雷已力不从心。而其他的股东，也早已在各忙各的了。

（黄丽丘撰文）

四川大蓉合药店联盟

2009年11月国药会期间，由成都蓉合医药有限公司倡议，成都九鼎、成都康福隆、成都华夏等以及四川省内二级城市主要知名药品连锁企业21家共同发起，成立了四川大蓉合药店联盟。

四川大蓉合药店联盟是以会员制为组织形式的联采分销组织，以应对新医改形势下“市场份额被瓜分、客流量下降、高毛利产品不持久、管理水平低下”等制约零售药店发展的瓶颈问题。

四川大蓉合药店联盟以“品牌保护品种”为合作纽带，本着“资源共享、合作双赢”的原则，积极努力在全国大包和区域代理品牌企业的二线品种，不断密切和上游厂家，特别是知名厂家的互信合作，从“推广品牌”向“品牌推广”过渡。现拥有全国代理品种20个，中国连锁药店200强合作客户113家，四川区域代理

医改元年药店变革之道”沙龙
川药店管理学院成立仪式

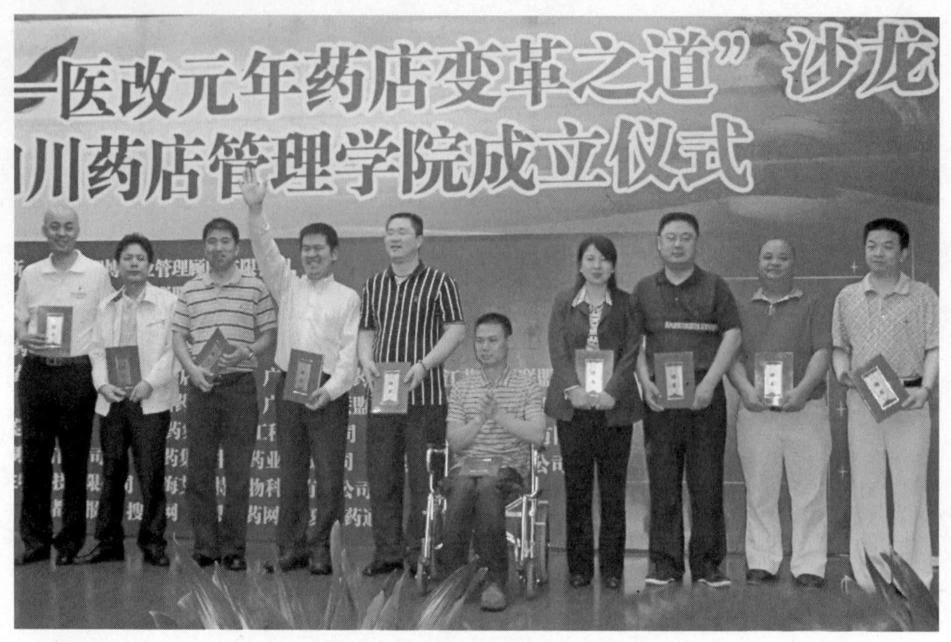

（2010 年 6 月由蓉合主导的四川药店管理学院成立）

品种 125 个，覆盖全川会员单位直营药店近千家，加盟店和单体店 2 000 余家。联盟以“专业化服务”为宗旨，通过专控产品的统一培训、统一促销，建立完善的区域保护和维价体系，以“专业、专心、专注”的服务态度，充分保障会员单位的利益，并协助联盟会员的自身发展，通过各种会议、活动来加强会员单位之间的认同感和紧密度，并以联盟为平台，更加频繁、深入、广泛地进行经验交流和资源共享。

联盟积极引导和协助有条件的会员单位加强对连锁药店加盟店的改造，南充鹤鸣堂药业、资阳和平泰康、广元太星、宜宾福星等会员单位已经率先在联盟的框架下完成了对所属加盟店的成功改造；另针对单体药店、诊所等弱势群体组建了像绵阳单体店联盟、德阳单体店联盟等单店联盟体，带领其积极应对新医改形式下的医药市场，提高其综合竞争力。

联盟旗下的“四川药店管理学院”是一个旨在培养零售药店优秀管理人才的公益性机构，邀请行业内知名专家，针对不同的培训人群，科学设计课程。采取“引进来，走出去”等办法向全国优秀药店学习，逐步提高会员门店的员工素质和管理水平。通过现场沟通培训、样板店塑造、金牌店长选拔等活动共同推动四川零售药店行业的发展。

组织机构图

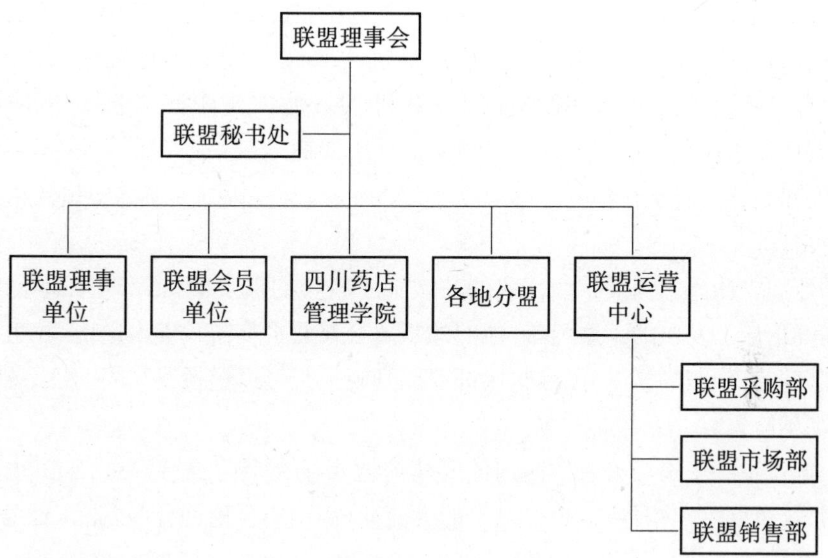

联盟负责人

林忠东　倡导建立了四川大蓉合作药店联盟，四川大蓉合药店联盟理事长。

朱鸿雁　四川大蓉合药店联盟秘书长。

联盟核心成员

成都蓉合医药有限公司，鹤鸣堂药业有限公司，成都九鼎药房连锁有限公司，四川宜宾福星药业，乐山市海棠药业等。

（朱鸿雁提供图文，代　航审定）

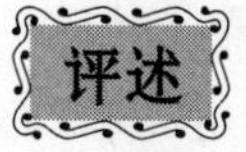

在　路　上

国内这么些联盟当中，如果与我最有感情和让我最为牵挂的，就是林忠东和朱鸿雁创办的四川大蓉合药店联盟。

他们最努力。一个来自黑龙江，曾在哈药集团做市场业务；一个来自新疆，曾在美国强生做过销售经理。但是由于他们“年少入川”，来了以后就走不了，并且在这里安家立业。北方的男子在温婉绵长的南方娶妻生子，这同样也让他们的事业多了些柔韧。我愿意把他们理解为更用心细致的做事，也就是说，他们在北方人的身躯里多了些南方人的灵性，但似乎又比南方人勤勉和努力。就拿做联盟这件事来看，你在很多场合都看到光头老朱，他总是会真诚谦虚地与人攀谈讨教。由于他人高，在一群人中总显得高挑和醒目。再然后，他开始主持会议，经常有自己闪光的观点。比如品牌高毛利，他不仅对这个概念感兴趣，津津乐道，而且他还在自己的联盟里大力推广；再比如商学院，别人都是说得多，做得少，他和老林却实实在在的挂牌成立了，组织一拨又一拨的专家到四川药店轮回演讲培训。

他们也让我感到最亲切。我的几次关于联盟的重要演讲，都是在他们组织的高峰论坛上发布的。这两年，他们的重要会议几乎都向我发出邀请，我也欣然前往。还有他们的沙龙，虽然每次都要搞到晚上12点，包括我在内，大家意犹未尽，都不嫌累。

四川是一个医药大省。四川的医药流通市场在全国很有特点，竞争也非常激烈，这里既有年销售30个亿以上的大商业（如四川科伦、西部药业等），也有众多医药物流公司、小的商业批发公司，同时联盟的思想和组织在这里也很有土壤，很有势力。林忠东和朱鸿雁自己的公司，实际上是一个比较小的商业批发公司，他们在此基础上搞的联盟，实际上是一个商零联盟，与浙江药通类似——只不过前者注重省内市场的开发，后者则希望拓展全国市场。蓉合联盟的市场范围的确定，即在川内与药店结成联盟，尤其在前期来看，还是非常精准的。但是，是锁定大连锁还是小连锁？是全省同时开花还是逐步突破？要不要把重点放在单体药店上？与广东金百合相比较，我认为林忠东和朱鸿雁还没有十分清晰的目标。我曾经与他们二位仔细探讨过这个问题，感觉他们有所确定，但却一直不是很清晰、很确定。

再说到蓉合联盟最核心的东西，比如说物流配送能力，服务联盟成员的能力，核心的产品，或者是能解决药店具体经营管理问题的咨询式培训等，我觉得蓉合联盟一直都是在探索之中，也包括对行业热点和行业高度的把握，他们采取了论坛或者大讨论的方式，对川内的药店有一定的吸引力，但在我看来，这些活动只是开阔了大家的思路，提供了观点争鸣和交流学习的平台——还无法由此形成凝聚力和向心力。

这确乎也证实了我对近两年大量出现的国内医药商业联盟现状的一个评价，即都已上路，但至于往哪里去、如何到那里，大都还缺乏清晰的战略目标和实现路径。但既然已在路上，那些勤勉者、柔韧者，那些能够将心中的目标与现实的目标不断调试合一者，就一定会到达自己的目的地。我从内心希望四川大蓉合联盟就是那个能够坚持到最后的到达者。

（代　航撰文）

上海区域医疗联合体

上海医改又推新举措：组建了上海市首个上海首个区域医疗联合体——“瑞金—卢湾区域联合医疗体”（下称“医联体”），这一医疗改革新尝试，标志着上海医改启动公立医院改革在创新体制、机制，纵向整合医疗资源，更好地方便老百姓就医上取得了历史性的突破。沈晓明副市长出席并作重要讲话。

2011 年 1 月 28 日，“医疗联合体”的签约仪式正式在卢湾区区政府举行，由市发改委、市卫生局等联合组办，由瑞金医院领衔担任卢湾区医疗卫生“旗舰”，区域内 6 所一、二级医疗机构联合组建而成。这一签约，也是卢湾区在 11 年前与瑞金医院率先组建医疗集团之后的又一重要举措。

在卢湾区建立的首个区域医疗联合体，共有 7 家医疗机构组成：三级医院为瑞金医院，二级医院有 2 家分别为瑞金医院卢湾分院（卢湾区中心医院）、卢湾区东南医院，一级医院有 4 家：分别为五里桥街道社区卫生服务中心、打浦桥街道社区卫生服务中心、淮海中路街道社区卫生服务中心、瑞金二路街道社区卫生服务中心。

瑞金医院：瑞金医院建于 1907 年，原名广慈医院，是一所三级甲等大型综合性教学医院。医院占地面积12万平方米，建筑面积24.5万平方米，绿化面积4万平方米，核定床位1 600张，全院职工3 445人，其中医师1 010余人(其中正副教授及各类高级科技人员593人)。拥有中国科学院院士陈竺、中国工程院院士王振义、陈赛娟等一大批在国内外享有较高知名度的医学专家。医院设有34个临床科室、9个医技科室；现有国家教育部重点学科3个(内分泌、血液、消化)，上海市重中之重学科1个(血液)，上海市重点学科1个(内分泌)，上海市优势学科一个(肾脏)，上海市教委重点学科6个(消化外科、血液科、内分泌科、骨科、烧伤科、心脏内科)，上海市卫生局医学领先专业重点学科3个(消化外科、血液科、肾脏内科)。医院还有6个市级研究所(上海市伤骨科研究所、上海市高血压研究所、上海市内分泌研究所、上海烧伤研究所、上海血液学研究所、上海消化外科研究所)，2个校级研究所(上海交通大学医学院神经病学研究所、上海交通大学心血管病研究所)，1个院级研究所(感染病与呼吸病研究所)，8个校级研究室，3个院级实验室。此外，还建立了国家重点实验室和教育部重点实验室各1个(医学基因组学重点实验室)，2个卫生部重点实验室(人类基因组重点实验室、内分泌代谢重点实验室)，4个上海市重点实验室(人类基因组研究重点实验室、血管生物学重点实验室、中西医防治骨关节病损重点实验室、内分泌肿瘤重点实验室)。并通过整合上述科研力量，建立了附属瑞金医院生物医学研究院。同时，还建有与临床诊疗密切结合的一些中心，包括分子医学中心、糖尿病研究中心、血栓与止血研究中心、血液病诊治中心、基因诊断中心、眼科中心、青少年生长发育中心、介入治疗中心、生殖医学中心等。另外上海市卫生局有4个质量控制中心(康复、骨科、心脏介入、血液)挂靠在瑞金医院。

瑞金医院卢湾分院：瑞金医院卢湾分院是一所位于上海市中心城区的二级甲等综合性医院。拥有核定床位426张，实际开放520张。在编职工700余人，是上海交通大学医学院、蚌埠医学院的教学医院。

医院设有内、外、骨、妇、康复、儿科等主要临床科室及放射、药剂、检验等医技科室。包括消化、呼吸、内分泌、神经内科、血液、心血管、老年病、普外、骨科、泌尿外科、妇科、儿科、康复等专科。开展放射介入、微创手术等特色专科。消化肿瘤和康复专科是卢湾区重点专科，放免检验科是上海市医学领先学科。

自1999年实行瑞金医院集团化管理以来，该院不仅在学科建设、人才培养、医疗质量方面取得显著进步，更重要的是为患者提供了“温馨、优质、便捷”的人性化服务。

卢湾区东南医院：卢湾区东南医院位于南北高架路南端两旁，占地面积4 340平方米，建筑面积10 037.4平方米，综合住院大楼（附急诊室）坐落在瞿溪路1100号，门诊部分两处，分别位于瞿溪路987号和丽园路712号。东南医院前身为卢湾区医院，创建于1957年，在1993年11月与五里桥地段医院合并，组建成现在的东南医院，是一家区级综合性医院。东南医院的诞生是中共卢湾区委、区政府为满足卢湾区东南块人民群众医疗和健康的需求而实施的“七项”为民实事工程的结果。它改变了卢湾区的东南方向没有一定规模的综合性医院的不合理布局。给周围人民群众就近方便享受医疗服务提供了方便，受到社区居民的欢迎。目前，医院有在职职工411人，其中卫生技术人员317人，正副主任医师10人，主治医师67人，住院部设有内、外、骨、妇及老年病区，额定床位204张，门诊部设置为内、外、儿、妇、口腔、眼、五官、中医、伤、针灸、推拿、理疗、社区卫生服务、推拿正骨疗法等临床科室，并拥有检验、放射、B超、心电图等医技科室。医院担负着五里桥街道8万居民及外来人员的医疗卫生和预防保健任务。医院年平均门诊25万人次，住院1 250人次，平均床位使用率70%。

五里桥街道社区卫生服务中心：卢湾区五里桥街道社区卫生服务中心正式成立于2007年2月1日，拥有员工130人，年门诊量25万人次。中心下设有南园、江南、新南、浦南四个社区卫生服务站，各站点以全科医师为主，辅以公共卫生医师、中医医师、社区护士组成的团队式服务，以温馨、优质、便捷为特点，为周边居民提供集“预防、医疗、保健、康复、健康教育、计划生育指导”等六位一体的服务。本社区已被列入2009年上海市社区中医药服务达标建设项目单位，中医类别全科医师岗位培训实践基地。有二级、三级医院专家下社区，进行临床及带教指导，实行全-专联合特色门诊。

医疗联合体核心理念、运作特点

上海市卫生局局长徐建光介绍说，上海推行建立的“医联体”，是一种“3＋2＋1”紧密型联合的模式，即由一所试点三级医院，联合若干所二级医院、社区卫生服务中心，组成以联合体章程为共同规范的紧型非独立法人组织，“医联体”在卢湾试水后，将在全市进一步推广，并在体制和运行管理上大胆突破和创新。

“医联体”成立联合体理事会。作为最高决策机构，主要负责联合体所属医疗机构的总体发展规划、资源统筹调配、重要人事任免、医保额度分配等重大事项的决策，并实行理事会领导下的总监负责制。联合体内部探索构建统一、节约、高效的内部运行机制。

“医联体”实行统一运行管理。“医联体”内各医疗机构的院长由联合体总监会相关部门共同提名，经理事会同意后按程序任命。医务人员柔性流动，财务统一管理，探索组建统一的后勤服务平台和医疗设备、药品、耗材等医用物资的统一采购平台。

“医联体”实行统一资源调配。“医联体”内以信息化为基础、开展检验检查结果共享互认、预约诊疗、双向转诊、继续教育等院际协作服务，推动资源共享，优化服务流程。“医联体”将建立区域的检验检查中心和影像诊断中心等辅助诊断中心。统筹规划学科布局。强化学科间的优势互补与合作，联袂开展科研和教学等等。

联合体战略目标及其实现路径

“医联体”组建后，将创新服务模式。“医联体”内各医疗机构明确分工，密切合作，形成横向到边、纵向到底的服务网络，推进服务模式的转变与创新。注重健康管理，加强居民的健康监测和慢病预防；注重全专结合，联合体内二、三级医院的专科医生和社区卫生服务中心的全科医生，联合对相关疾病及其并发症进行诊疗；注重全程连续，为患者提供双向转诊服务，建立涵盖治疗、康复和护理功能连续、全程的服务链。

据介绍，为了方便百姓看病，“医联体”还将创新服务手段。即“医联体”内以信息化为基础，将率先开展预约诊疗、检验检查结果互认、临床路径管理、电子病历、医师多地点执业等服务手段创新。

建立“医联体”后，社区居民可以签约在“医联体”内就医，也依然可以持医保卡在全市各医院就医，但在“医联体”签约就医可以享受诸多好处：如凡是签约居民可享受联合体建立的包含一、二、三级医院诊疗信息的健康档案；凡是签约居民可享受相对优先的门诊、住院的转诊通道，可在社区预约到专家门诊；凡是签约居民可在社区卫生服务中心预约大型检查等等。

（由李艳华根据公开报道文字综述，李育强审定）

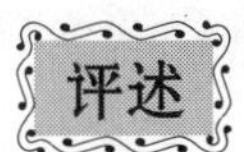

老百姓说了才能算

上海首次试水"区域医疗联合体"，有人认为，这一医疗改革启动了公立医院在体制和机制上的创新。确实，作为一次尝试，它已跨出重要一步，将更加方便老百姓就医，但亦有人认为，此举"换汤不换药"，或是改革只是触及表层，真正落实还需要一个过程，是否真能够缓解"看病难看病贵"的问题，还是老百姓说了算。

纵向整合医疗资源

笔者了解到，组建区域医疗联合体后，将提高医疗资源的配置和利用效率，为市民提供全程、连续、优质、便捷、经济的基本医疗服务。

据悉，该"医联体"由一家三级医院瑞金医院担任卢湾区医疗卫生的"旗舰"，联合区域内 2 家二级、4 家一级社区卫生服务中心共同组建，联合体有自己的规章制度和组织机构，成员之间有各自的权利义务，互相约束，互相督促，鼓励社区居民签约在"医联体"内就医，由三级医院专家下沉社区让百姓就近看病，享受到可在社区预约到专家门诊、检验结果"一门式"互认、绿色通道"直转"大医院等诸多便利，这样，市民就医更为价廉、更为方便，也实现了医疗资源的有效利用，提高了医院的工作效率，提升了医院的管理水平。

就近看病居民放心

长期以来，上海的医疗秩序不尽合理。市民习惯"小病大看"，即使三级医院排长队也蜂拥而至。而成立医联体后，三级医院和社区中心成了一家，大医院的技术和专家就能真正下沉，社区医生也能方便地到大医院实践，为实现医改"基层、基本、基础"的导向提供保障。

笔者了解到，在五里桥街道社区卫生服务中心，实行“专全结合”的服务模式，即瑞金医院派出专科专家与社区的全科医生一同为社区居民看病，联合对常见、病多发病进行诊疗。瑞金医院的专家将对社区全科医生给予业务上的指导，提供为病人诊断、定期查房等服务。此外，通过远程教育，瑞金医院的专家直接给社区医生进行技术指导。联合体成立后，已经开始启动专家到社区的具体方案，社区将制度化、常态化。同时，医联体还将建立统一的检验中心和影像诊断中心。这意味着，市民在社区做检查或摄片，将有大医院专家在后台分析数据、辨析病理，而在大医院做的相关检查，也可以在社区医院调阅，借助信息化手段，“首诊在社区”有望充分实现。

转诊渠道更通畅

双向转诊制度在上海已喊了很多年，各个区县各医疗机构也在作出各种各样的尝试，但收效甚微，上转很少，下转就更微乎其微了。这主要是因为市区两级行政管理分割，更因为医保额度、医院收益的考量，双向转诊一直以来转动不灵，尤其是下转病人，要么大医院不放，要么小医院不收，难上加难。

“组建联合体后，双向转诊可以大大通畅。”卢湾区卫生局局长赵丹丹曾表示。根本原因，在于过去的利益格局被打破：医保额度将探索以联合体为单位预付，各个医疗机构的份额，由共同组建的理事会统筹决定，联合体单位间“利益与行动拧成一股绳，分工明确，三级医院救治、二级医院康复、社区护理全程衔接”。

医联体的探析之处

“医疗联合体”看上去很美，实际操作过程中未必真的很美，作为一种尝试，在实施之初必然有不成熟之处，也有一些值得人们怀疑的地方。

(1) 受益面。瑞金医院作为一家极负盛名的三级医院，不仅为上海的许多居民提供医疗服务，还要迎接来自全国各地的病人，有关资料显示，每年到瑞金医院就诊的大部分病人是外地病人，医院本身业务量大，医务人员人手紧张，那又如何抽派更多医务人员奔赴社区，以及完成预约专家、预约检查等相关项目呢？有多少辖区内的居民可以受益呢？

（2）分层诊疗。“医疗联合体”本身的出发点中，期望联合体内，试行鲜明的分层治疗模式。即对签约市民，一般慢性病常见病首先在社区就诊，并视情转诊至上级医院相应专科，突发的不危及生命的急诊主要由二级医院负责，瑞金医院则将大幅提高门诊的预约率，原则上签约病人要看门诊，须先从下级医院转诊。可是，居民对签约一事大多不了解，更无政策上的强制性，他们手持一张社保卡，看遍上海各医院都可以。如果联合体内没有特别吸引他们的地方，他们会选择第一时间里在联合体内由一级到三级医院的秩序进行就诊吗？吸引他们的地方，比方联合体内看病，服务价格会优惠吗？药品价格更便宜吗？检查费用减免吗？专家能在预约时间里看到吗？

（3）二级医院的位置。纵观目前医疗机构，由于社区卫生服务中心得到国家政策的扶持，实施收支两条线等政策，由国家全盘托底，不存在生存的问题。而三级医院，凭借自己的品牌特色专科，做强做大，亦是吸引了不少病人，同样不存在开不下去的状况。但二级医院，既没有国家政策的支持，又缺乏一定的吸引力，很多业务萎缩，服务量下降，则出现举步维艰的状态。在医疗联合体内，又该如何确定二级医院的地位呢？如何发挥它的作用呢？其实，许多社区的常见病、多发病的诊治指导，由二级医院的专家完成即可。所以，联合体内，更应该加强二级医院和一级医院的联合，促使就医秩序的合理化。

（4）利益和发展。尽管公立医院要坚持公益性，但是，长期以来，政府对三级医院投入不足，导致很多二级医院在市场竞争中争取利益最大化。而联合体内的瑞金医院，不排除有自己整个医院、专科发展的目标和计划，也不排除它要遵循市场的规律而要投入绝大部分的精力来经营自己的“蛋糕”，那么，它所投入到社区的精力、意义有多大？则需打个问号。同样，一级、二级医院属于区属资产，要符合区域发展方向，为区域经济服务。这两者的资产归属不同，统筹管理不一，这种联合必然带着硬伤，给深入合作带来阻碍。

总之，“区域医疗联合体”只是医改的一次尝试，还需做深做细，打破资产、人事、管理的壁垒，才能真正成功，造福百姓。

（李艳华撰文）

特格尔中国药店采购联盟

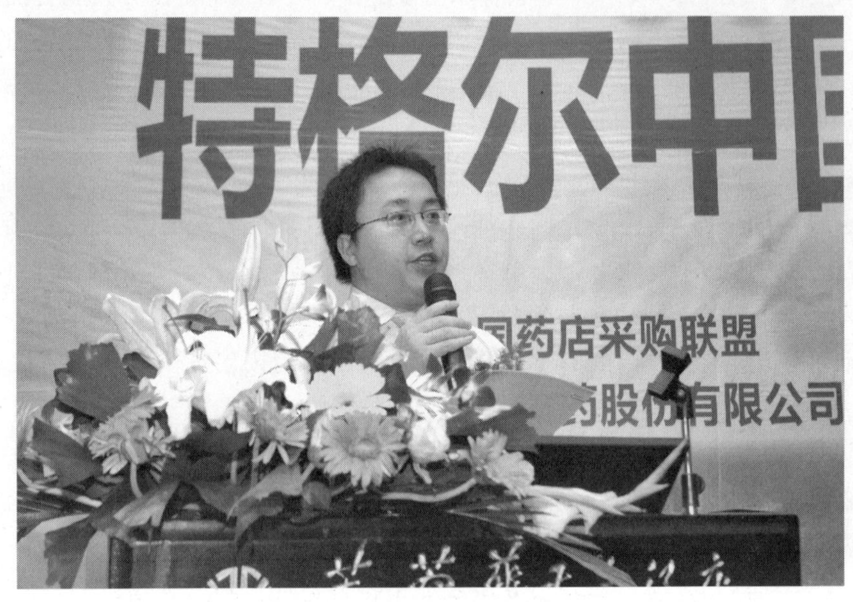

（原特格尔联盟执行总经理李安主持理事会）

2005年9月8日，湖南芝林大药房的执行总裁刘丰盛在长沙成立特格尔中国药店采购联盟。2006年12月31日，特格尔成立了会员管理委员会、运营管理委员会、商品管理委员会、商品监控委员会等部门。这标志特格尔在组织层面开始正式运作。

该联盟对外宣传的宗旨是：分散贴牌，集中采购，共同分销，实现多赢；提高药店核心竞争力，打造百年连锁药房，发展中国医药经济。其经营理念被表述为：

（1）进价最低，售价最低——保证平价。联盟直接从厂家采购药品，由门店员工专业主推给顾客，减少药品的流通环节，降低药品的流通费用与广告费用，降低药品的零售价格，打破虚高药价；“联盟”用现金采购药品，减轻生产厂家的资金压力、消除了生产厂家的资金风险，降低药品的财务费用。这种集中采购、大批量订货，可以降低药品的采购价格，从而实现进价最低，提高门店的毛利率，提高药店的赢利能力，从而根本上保证平价。

(2) 独家品牌，独家分销——保证质量。联盟所有贴牌品种指定名牌厂家生产，贴上联盟品牌商标。因为联盟所有贴牌品种均委托质量保障体系完善、综合实力强、管理制度规范、执行能力强、专业水平高的连锁药房独家分销，所以能够保证药品质量。

联盟现有核心品牌 6 个：特格尔牌(抗感冒药、抗菌消炎药、儿科药及内科药系列)、美尔杰牌(外用药及妇科药系列)、美舒通牌(心脑血管药、五官科及骨伤科药系列)、美尔盛(保健品、化妆品及日用品系列)、澳孩儿(儿科药及儿科用品系列)、兴汉堂牌(中药饮片系列)，联合贴牌品种 308 个，独家代理品种 300 多个，品种涉及 8 个大类，98 个中类，518 个小类，涵盖了药品的各个品类。所有药品由湖南特格尔医药股份有限公司统一配送，实行区域独家分销。

特格尔是国内最早提出贴牌经营并因此初步形成商业模式的药店联盟之一，其销售额近年来保持在 1～2 亿元的水平。

在特格尔的网站上，它宣称加入联盟能得到这样一些好处：

(1) 核心产品。特格尔中国药店采购联盟采取分散贴牌、集中采购、共同分销、统一配送的方式保证会员区域独家分销，防止价格恶性竞争及窜货的干扰。会员的优势品种纳入联盟采购体系，“小连锁也能够做全做大市场”。

(2) 运营咨询。特格尔中国药店采购联盟拥有一支专业的盟友咨询团队，博采众长，为联盟会员的运营提供科学的咨询建议，用业界领先的经营模式武装会员，帮助会员提高药店的核心竞争力。

(3) 免费培训学习。联盟常设专业培训机构，聘任培训专家定期为会员实现现场免费培训。培训主要内容有：人事管理、财务管理、物流管理、VI 手册、开店手册等。定期开设中高级管理人员培训班，如与其他大学联合创办硕士班，建立特格尔商学院等，进行专业技术层面(含学历证书)的学习交流活动。

组织机构图

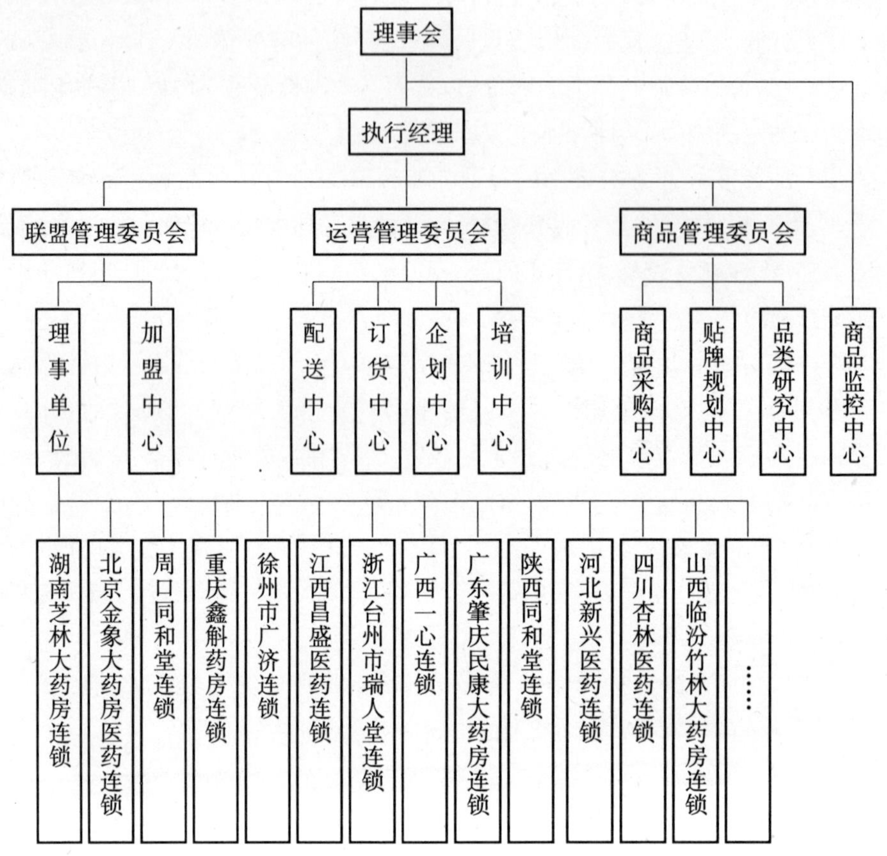

联盟负责人

刘丰盛　特格尔中国药店采购联盟理事长，湖南特格尔医药股份有限公司董事长，湖南芝林大药房零售连锁有限公司董事长，特格尔国际控股（香港）有限公司中国区经理。

联盟核心成员

北京金象大药房医药连锁有限责任公司，河南周口同和堂医药有限公司，徐州广济连锁，台州市瑞人堂药店有限公司，广东肇庆市民康大药房连锁有限公司，陕西同和堂大药房有限公司，四川杏林医药连锁有限责任公司等。

（根据公开报道材料整理，代　航修订）

一个人的联盟

这么些年来，我一直比较关注个人品牌与药店品牌之间的关系。在药店领域，刘丰盛非常活跃，从 2004 年他代表湖南芝林抢滩上海，造势平价药房，搞绿色联盟——据我所知主要是因为他在当时上海平价药房的领袖人物圈内，尚不具备开心人喻梦清、益丰刘湘岳、宝丰路兴林等这些人的个人品牌号召力，所以不能一呼百应。但在随后的两年里，刘丰盛转战江苏南京、镇江等地，却开辟出湖南芝林的新天地，特别是他在 2007 年收购南京新主张中心店时，他在业界的个人品牌开始崭露头角。

2005 年，记得是在江苏药店的一次培训之后，刘丰盛悄悄告诉我，你以后会看到我要办件大事。果不其然，时隔一年后的最后一天，刘丰盛推出了他的特格尔联盟。从此以后，经常身着一袭红衫的刘丰盛和他的特格尔好似一道"红旋风"，席卷中国药品零售行业。我这样说，也是有根据的。一是刘丰盛本人因其执著的个性，不达目的誓不罢休的职业作风，以及他的演说风格——他不仅经常在台上可以不知疲倦地说上几个小时，而且就是到了台下，无论是闲谈、座谈，还是沙龙，或者就是酒席，刘丰盛从来都是以个人为中心，他的谈话从来都不会停止，周围的人，要么就是被他感染，要么就是疲惫的心智不得不顺从了他的主张。相同的话、相同的内容，他可以在同一个人面前说上十遍、甚至二十遍以上！也因为这一点，我敢说，国内目前的盟主，似乎都很难及他，也都会在他滔滔不绝的口水战、车轮战前败下阵来。

其实，据我对刘丰盛的追踪调查来看，他的成功至少应该有两个关键时期：

一是他在芝林药业集团担任执行总裁期间，与药界奇人李叙德之间的合作。我在 2004 年就与李叙德有过交往。那时，他的精力主要放在农村基层医疗机构和贴牌上。他帮助刘丰盛确立了特格尔的贴牌战略。刘丰盛后来在业内获得贴牌大王的称号，这是从另外一个极端走着与海王星辰相同的步伐——今后的当代中国药品零售史，将不得不研究海王星辰贴牌与刘丰盛贴牌之间的异同。

二是在 PTO 与特格尔两军对垒的关键时期，成长论坛的执行主席刘忠良选择了刘丰盛和他的特格尔。这直接导致 PTO 的衰落，同时还帮助和促成了刘丰盛与国内外大学合作，给他的重要会员单位高管开班学习，并且还要履行正式的论文答辩程序，有条件地颁发硕士学位证书。这的确抓住了他相当部分的重点会员单位，保证了至少是这些会员单位学习期间的“联采分销”能够正常进行。

刘丰盛在业内有着非常突出的个人品牌，还在于他的一些旗帜鲜明的思想观点和联盟主张。他在许多公开和私下场合反复讲“只放一只羊”（我的朋友孙健几次在我们面前说刘的这个提法源自于他。尚待考证）。他公开主张和助推药店的高毛利经营导向，客观上有助于药店系统近年来赢利水平的提高（我虽然在前年也撰文为此表示过担忧）。还有他所构想的特格尔上市规划也在某种程度上启发了某些联盟的类似构想。只是最近，我无意中听了刘丰盛关于“众包”的演讲，感觉与他前面的一些主张相比，没有那么明显的行业价值和实际意义，但却也说明他的思想迄今为止，也依然是充满了活力，富有想象力。

2009 年 12 月，我和刘丰盛同时参加一个企业的庆典后赶往机场。在将近一个小时的攀谈中，我追问他的特格尔联盟到底有多少的年销售额。他告诉了我实话。在那一年，我对业内的几个重要联盟的实际销售，也终于有了一个较为真实的判断。广东金百合、湖南特格尔，是我当时心目中两个较为成熟稳定的医药商业性联盟。而 PTO 则在那一年几乎停滞不前，甚至有明显的下滑。我得感谢刘丰盛那一次的坦诚。

从一个研究者的角度看，我对他和特格尔联盟的关注也许会让他感到不快。譬如，我对他与芝林药业集团曾诚董事长等人前期的合作、后期的分家以及相互间纠缠不清的关系，曾经一度非常关注，还做过一些调查。因为我发现带有一定的普遍性，甚至还做过一次专题讨论。我在想，如果说刘丰盛的特格尔至今可以被认为是业内成功的一个样板的话，为什么刘丰盛的个人品牌（主要指行业价值）会明显超过特格尔、芝林药业这样一些组织，这是不是与他对强人之间涉及产权的合作并不看好这个隐衷有关系？我也特别注意到，特格尔联盟虽然有完善的组织结构，但是里面的管理人员也并不是十分稳定。内内外外的人都说，我们特格尔除了刘丰盛，还是刘丰盛！如果当个人与组织已经呈现出这样的特色与关系时，我不知道的是，这到底是个人的成功还是组织的悲哀？或者这也是非常具有中国特色的个人品牌统御下的组织生存方式。照此看来，我说把特格尔联盟说成刘丰盛一个人的联盟，这也大抵不会错到什么地方去。

最后，作为一个比较挑剔的联盟研究者和观察者，倒有两点看法，以就教于刘丰盛先生：

(1) 特格尔网站上有字为证，说特格尔是一个“非营利性组织”(2011年1月21日)，我认为就目前来看，这个提法欠妥。特格尔联盟是为会员盟友带来利益的组织，本身可以营利甚至可以分配这些利润，这没有什么不好，也没有什么不对，好像犯不着反过来说这事。是另有深意，还是一个噱头？

(2) 特格尔一直是国内联盟的教育者和推动者，其重要盟友如北京金象、肇庆民康、台州瑞人堂、陕西同和堂、四川杏林、河南周口同和堂等，现在要么自己组建了联盟，也做了自己的贴牌或总代产品：刘丰盛的想法，这些企业的负责人也有；刘丰盛的大多数做法，这些企业的负责人也在做。我们都有这样的感觉，2010年，中国医药商业性联盟的联盟内部或者联盟之间的同质化竞争时代确乎已经来临，似乎只有拥有了真正核心的东西你才能继续带领这些盟友、继续推动中国医药商业性联盟的大发展——包括刘丰盛在内取得早期成功的盟主，你已经为你的盟友和联盟准备好了你真正核心的东西吗？

（代　航撰文）

天下药仓中国药店采购联盟

天下药仓中国药店采购联盟于2009年7月1日成立，由天下药仓医药投资管理有限公司、湖北贝克药业有限公司、湖北午时药业有限公司、武汉贝克大药房等多家企业联合发起，它是授权湖北贝克药业有限公司针对全国各个中小型医药连锁终端合作对象及全国从事药品零售企业免费提供的一个信息互通及相互交流学习的平台。截至2010年底，天下药仓在全国拥有会员单位289家，遍布全国各个省市，其中拥有像苏州健生源、常州恒泰、湖南益丰、湖南千金金沙、山东漱玉平民等年销售超过亿元的大型连锁药房。目前联盟旗下拥有“爱婴思

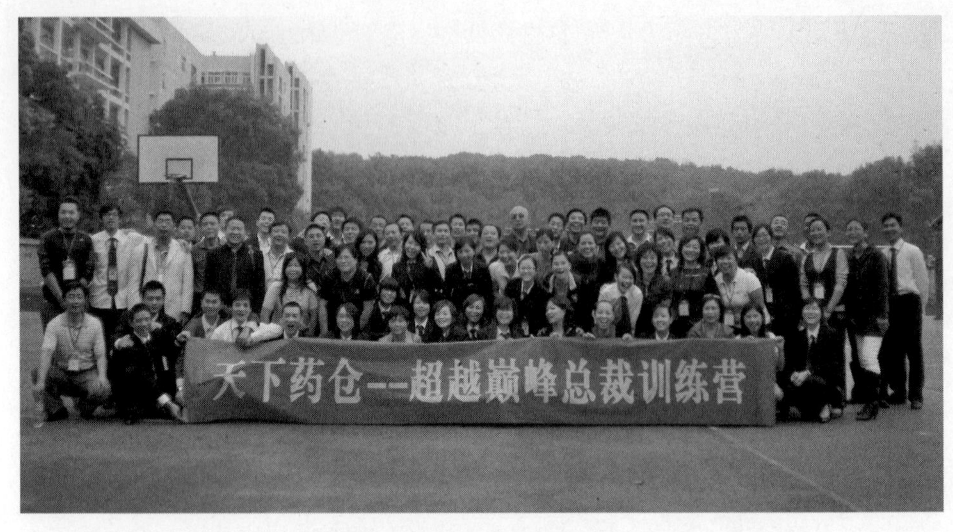

（天下药仓总裁训练营合影）

坦”、“金贝克”、“贝奇克”、“备克”、“虞美人”、“龙贝克”、“嘉合堂”等 7 大核心品牌系列。其中贴牌品种 136 个，独家代理品种 60 个，品种涉及 8 个大类，60 个中类，316 个小类，涵盖了药品的各个品类。所有产品均由湖北贝克药业有限公司进行统一配送。

天下药仓的核心运作理念是：① 天下药仓作为全国药品零售的代表和窗口，负责把全国商品的资源作为一种共享体系纳入到天下药仓的系统，然后再分散到各个会员单位的货架。这样的运作使得药品成本降低，药房轻松赢利，厂家轻松上量，消费者购药便宜。于是“进价最底，售价更低”成为联盟的第一大运作核心理念。② 让上下游资源通过天下药仓这个平台形成一个庞大的良性循环体，如太极之理，一生二，二生三，三生万物，在各环节追求和谐共生，如天下药仓在全国会员单位推行的“亚农合”商品制就清晰地诠释了这一点。其内容如下，凡会员在当地实行施善制符合天下药仓对贫困消费的宗旨，那么就可以获得天下药仓给予的奖励和支持，最高可达 10 万元，目前这项机制正在实行中。

在实际的运作中天下药仓把重心主要放在两个方向：

第一，商品共享体系的建立。天下药仓在商品的选择的过程中非常严格，首先要看上游资源的诚信体系，这在天下药仓的商品筛选中成为最重要的依据之一。因为不诚信的企业不会对商品质量负责，更不可能谈商业信誉了，所以往往一个上游资源的整合不管大小或知名与否都要调查两周以上的时间，确定好后方可正式进入商品选择环节。这也确保了天下药仓药品的购进质量。其次商品选择原则遵循三点：① 会员建议频率较高；② 目前市场上反应最好；③ 尽量往知名厂家靠拢。目前有湖北午时药业、马应龙集团、德国史达德药业等全国知名厂家都加入了天下药仓的爱施行动。除此之外，天下药仓强调 OEM 之后的动销工作，也就是如何让商品会说话。会说话的商品也就是动销率比较大的商品，一般来说它们在市场上的美誉度和知晓度都比较高，联盟首先要能找到这样的商品，会员单位也才乐于主推。

第二，建立“根子文化”培训体系。目前全国的联盟中有很多商学院，在授课的课堂中涉及面之广可以说是面面俱到，强调技术性和输出管理培训。天下药仓商学院输出培训之特殊性在于他教人根本的执行能力和销售技能等，是发自内心做事。这在天下药仓被称之为“根子文化”。但也绝对不是简单的励志类型。天下药仓的领导人在培训中经常讲这样一句话：“一个企业要想发展，就看这个企业有多少人把心用在这里，如果你的员工只有 40％的心在你的企业，那么你的企业一定是不上不下、不左不右。如果有超过 80％的人都把心用在了企业，不用讲，这个企业想不发展都难。”这样的根子文化，在管理执行方面，很多会员都听到心里，学到实处，学以致用，非常有助于业绩的提升。如 2009 年与巴中怡和连锁合作之前，它的销售才 1 200 万，合作之后年销售竟然提升了一倍。除此之外，天下药仓还通过自己的商学院，定期为会员单位培养一批又一批优秀的明星店员、金牌店长及职业经理人。

天下药仓在成立之初就制定了五年的规划和目标，在五年内培养 10 个过亿资产的会员总裁，培养 50 个过千万资产的会员总裁，以及培养 100 名业内年薪过 50 万的药界职业经理人。通过与会员单位的捆绑销售体系，实现五年共同上市的目标。

组织机构图（见下页）

联盟负责人

陈家明　天下药仓医药投资管理有限公司董事长，湖北贝克药业有限公司董事长兼总经理，天下药仓中国药店采购联盟理事长。

吴　风　天下药仓医药投资管理有限公司总经理和联盟具体负责人。

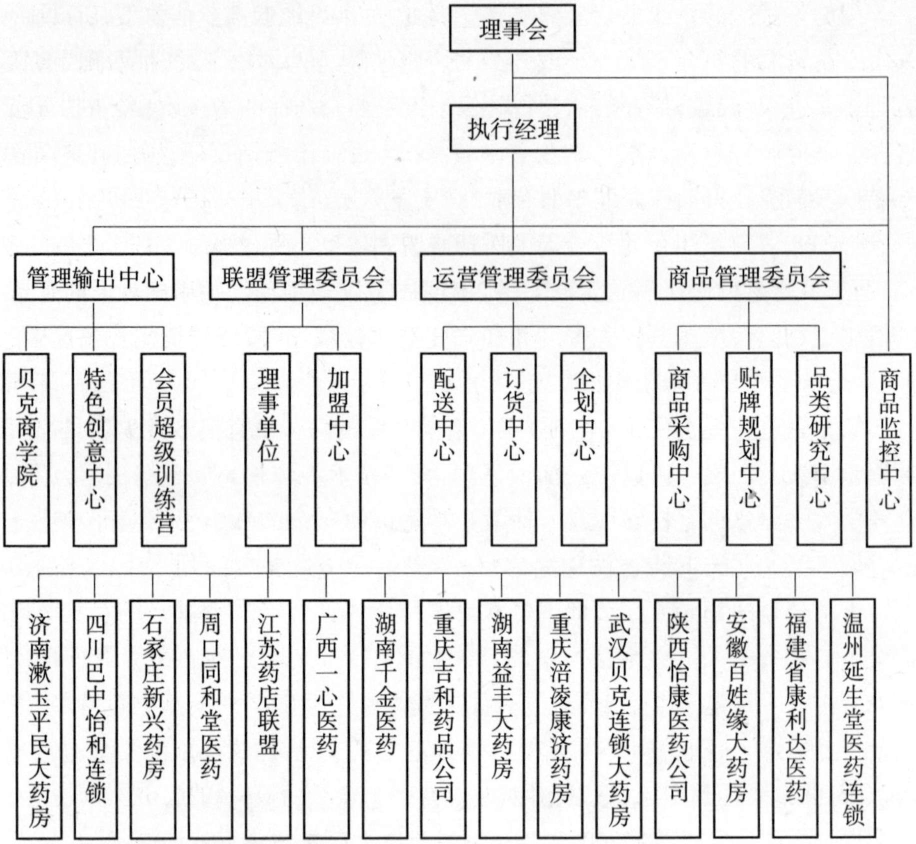

- 理事会
  - 执行经理
    - 管理输出中心
      - 贝克商学院
      - 特色创意中心
      - 会员超级训练营
    - 联盟管理委员会
      - 理事单位
        - 济南漱玉平民大药房
        - 四川巴中怡和连锁
        - 石家庄新兴药房
        - 周口同和堂医药
        - 江苏药店联盟
        - 广西一心医药
        - 湖南千金医药
        - 重庆吉和药品公司
        - 湖南益丰大药房
        - 重庆涪凌康济药房
        - 武汉贝克连锁大药房
        - 陕西怡康医药公司
        - 安徽百姓缘大药房
        - 福建省康利达医药
        - 温州延生堂医药连锁
      - 加盟中心
    - 运营管理委员会
      - 配送中心
      - 订货中心
      - 企划中心
    - 商品管理委员会
      - 商品采购中心
      - 贴牌规划中心
      - 品类研究中心
  - 商品监控中心

联盟核心成员

四川巴中怡和连锁药房，广西一心医药有限责任公司，周口同和堂医药有限公司，济南漱玉平民大药房有限公司等。

（吴风等提供图文，代　航审定）

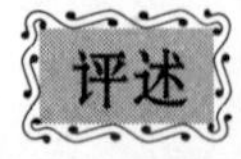

“疯子”的事业

听说天下药仓的时候，我还在广东的一家连锁做顾问。当时，天下药仓的电话销售员已经打了N次电话给这家连锁的老总。老总说，这个单位烦人的不得了，已经好多次抓我拼命介绍这个联盟是如何如何，产品又是如何有特色，实在烦不住，我让他们先把产品资料发过来。

其实，知道天下药仓并对它感兴趣，还是因为曾在芝林大药房负责江苏药店的肖斌。那时，肖斌刚离开芝林回到湖北。通过他，我认识了天下药仓联盟的负责人吴风。看见吴风的时候，心里一愣，他让我想起很多年前的一位名叫甘奇志的朋友——20 多岁就因为出奇的胆大和近乎疯狂的意念，在医药江湖打拼得有声有色。而吴风呢，恐怕是我所见到的国内医药商业联盟操盘手中最年轻的一位。都说“自古英雄出少年”，今天的医药联盟好像也不例外。

吸引我走进并想了解这个联盟的，应该还不仅是年轻的吴风和天下药仓这个非常大气的名字。我在对医药商业性联盟进行归类时，特别提出供零联盟。在我心目中，供零联盟应该是以工业企业或者及其附属或合作机构为主导，与零售终端直接构成的联盟。据我的了解，已经成型的供零联盟还非常少。我曾经专程到四川绵阳拜访过四川太极绵阳天诚药厂的徐胜总经理，他这些年低调运作了一个“独圣联盟体”，很成功，我很想把他这个供零联盟写进这本书里，但他请示了集团公司的领导，却没能同意。这让我感到很是无奈。但天下药仓的出现，却让我感到有些惊喜。当我到武汉去登门拜访天下药仓时，发现它和武汉贝克药业的关系很是紧密，似乎就是依托或者附着贝克药业。情况就是如此。贝克药业是国内儿童药品的专业生产企业，在贴牌、招商代理等方面比较有名，天下药仓与这样的工业企业绑定发展，我想至少有三个明显的好处：

（1）可以依托贝克药业原有的终端资源，在全国发展自己的会员单位。

（2）可以借助贝克药业贴牌、招商代理等既有优势，优化联盟体的产品结构和市场的业务运作，完善销售体制。

（3）作为已经浮出水面的、为数不多的供零联盟的代表，使它与别的联盟体有所区别，从而有自己的发展模式，尽管它的会员单位与其他联盟有相当部分的重叠。

让吴风觉得自己能够区别其他联盟的东西，他认为是他输出培训中的“根子文化”。他认为，各个联盟体进行的管理输出，企业流程再造也好，品类管理也好，还是各式各样的经营思想、管理方法和技术，他认为都是“术”，而不是“道”。他认为培训要基于人的本性和潜能，要激发能战胜自我、不断进取的天性，要从人本入手，把药店管理者，特别是店长和店员，从繁琐的、制度化的流程作业体系中解放出来，让他们从根子上释放人的潜能和向上的能量，从而达成符合人性的种种目标。我倒真不知道吴风是如何在药店培训中灌输和体现他的“根子文化”的，但我不得不承认这方面的培训，药店也是需要的，而且还真的是很有特色，亟待开发。

天下药仓在注重和探究药店新的培训方向的同时，也非常注重自身的团队建设。他反复强调和推崇营销中的“坚持”。他说，凡是只要坚持就一定会有结果。顺带说到先前他的电话销售员“骚扰”某广东连锁老总的事例，他接过话头说，瞧瞧，我们还不是终于进货了，现在销售还很不错呢。

我在天下药仓参观的时候，看到一批年轻的业务员正在进行自我培训，非常投入，非常专注，甚至到了不分寝食的地步。一位大学毕业才两年的年轻女孩，手上拿着一本书，站在一群人面前进行演讲，又像是练习，又像是在倾心鼓动，言辞虽然有不甚流畅的地方，但声音甜美，观点鲜明，容易让人产生共鸣。听说天下药仓的人，几乎每天都要进行这样的演讲训练，也包括电话销售技巧的强化训练。吴风对此评价说，我们就是一群“疯子”，是我这样的一个“疯子”带着一帮“疯子”。

如果天下药仓定位于为零售药店提供产品和服务的话，可能只有专精的销售技能还不够。吴风说，他们已经开始提倡健康顾问式销售，要求他们的销售团队至少应该具备营养师、药师、医师，甚至心理咨询师一类的资历和经验，也才能真正服务于药店，参与到药店的经营管理之中。

很显然，天下药仓想通过自己富有特点的团队建设来塑造联盟的核心竞争力，甚至也看准了药店真正的需求，但要想从众多联盟体中脱颖而出，显然还有很长的路要走。我探究过天下药仓目前的销售队伍状况——市场细分还不够，终端客户的分类还有待完善，特别是它目前的销售还仅仅局限于电话——销售方式和销售队伍，还需要花很大的力量去建设，而这，对天下药仓管理层以及现有的管理团队，都将会是一个极大的挑战。但在一群“疯子”面前，这难道也会成为一个无法解决的问题吗？

（代　航撰文）

封闭联盟

封闭联盟是在开封药品直配工程基础上逐步发展起来的一家全国性联盟，

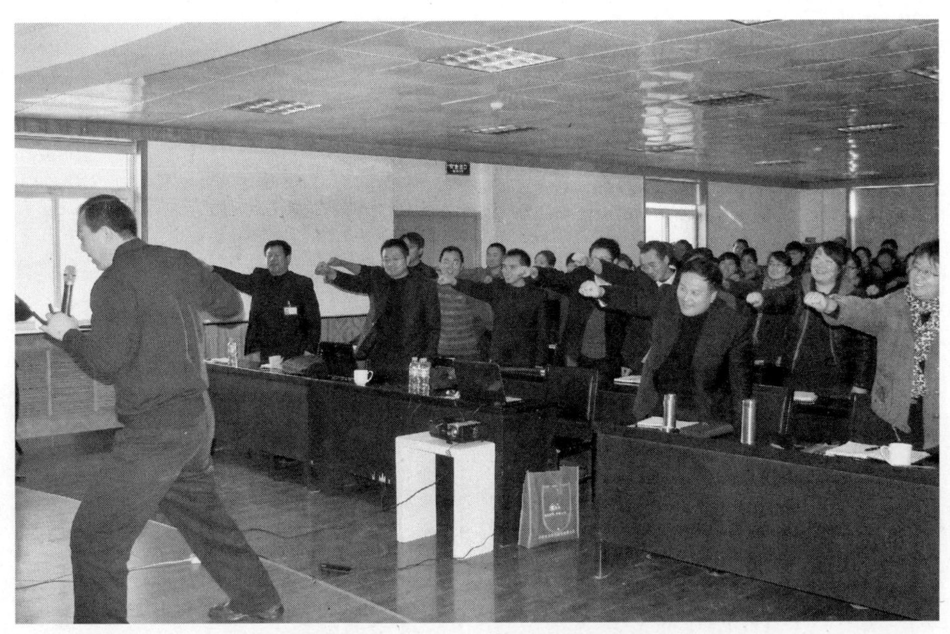

（张春阳在石家庄新兴大药房做互动式培训）

其总部在开封，成立于2009年。据介绍，2010年的销售额已过千万元。

该联盟以工业产品的销售为主线，辅之以特色培训，力图通过特色培训来构造上下游供应链联盟体。针对目前零售药店培训界的一些问题，张春阳发挥自己能写作、口才好、思维敏捷、好学习的特点，为零售药店量身定做30多套课件，试图从创新性的角度破解业界普遍存在的难题。下面是他为封闭联盟成员单位拟定课件的主要内容：

(1) 针对员工跳槽现象，提出了让店员终身制管理客户的设想。

(2) 针对连锁药店发展缓慢，提出了单店控股模式及别动队模式快速复制方案。

(3) 针对药店运营成本高，提出了“大力神计划”式的所有工作程序化。

(4) 针对药店店长人才匮乏，提出了建立企业黄埔军校店的设想。

(5) 针对店员发放DM单积极性不高和回收率低的问题，提出了DM单实行实名制或号段管理和代金券相结合的方法，成功解决了困扰连锁药店DM单发放不到位的难题。

(6) 针对白热化的价格战，提出了“三拦截”方案。

(7) 针对员工学习积极性不高，提出了随机抽取、内训、老师讲课的学习督导法。

(8) 针对劳民伤财的促销活动，提出了健康储蓄卡，让顾客 365 天，天天想着您。

(9) 针对销售额不能快速增长，提出了让销售实现翻番的创新思维并制定营销战略方案。如：偷换概念式的营销、收银台是第二销售战场、线穿珍珠式的定时、定点、定线送货班车制，把销售变成分配、忘掉商品才是最好的销售。

(10) 针对品类管理和品类优化，提出了填空式品类管理，把复杂繁琐的品类管理简单化。

(11) 针对目前假会员制，提出了合并同类项式的会员管理新模式。

(12) 针对目前店店相同的情况，提出了“三种店”应以不同模式分别进行特色、专业、便利式管理。

(13) 针对药店普遍重产品销售，提出概念式营销。

(14) 针对药店粗放式销售，提出应以“三大手册加高毛利产品”为依托制作营销方案式销售。

用培训的方式带动销售，这是封闭联盟最大的特点。用张春阳的话来说，封闭联盟的核心价值理念和能够快速成长的秘诀很简单，那就是要“为客户创造价值、帮助客户成长”。

组织机构图

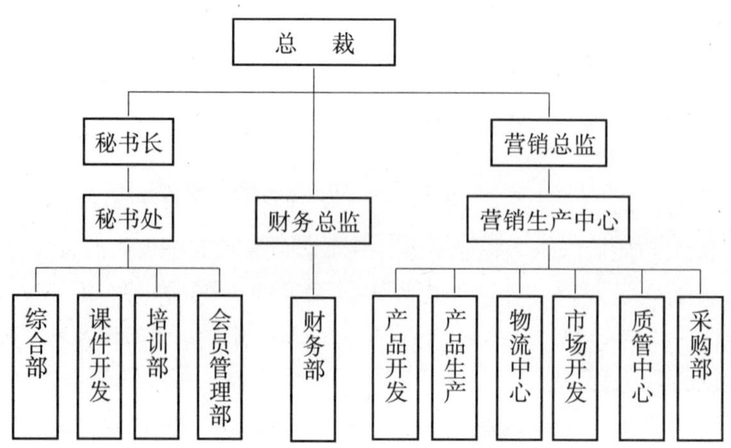

联盟负责人

张春阳　封闭联盟总裁，洛阳顺势药业总经理，开封医药有限公司常务副总经理，开封市百氏康医药连锁有限公司营销顾问，河南省医药商业联盟常务秘书长。

高艳婷　封闭联盟营销总监，负责联盟拓展训练及全国市场开拓及管理工作。

联盟核心成员

洛阳顺势药业有限公司，开封医药有限公司，开封市百氏康医药连锁有限公司，青岛医保药品城，温州一正药房连锁有限公司等。

（张春阳提供图文，代　航审定）

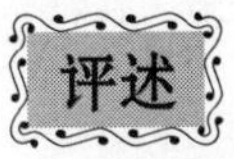

培训师＋销售员

至今为止，我并没有听过张春阳的任何一堂培训课。但我首先要从他的培训说起。在某次论坛的晚宴上，张春阳当主持，我是第一次目睹了他的主持风采，说、学、逗、唱，似乎都能应用得恰到好处。我记住了这个人。再以后，又在一个饭局上见到了他。因为在座的有几位连锁药店的老板，他开始展现他演说的才能和对药店培训的一些精辟观点。他说话的时候，气场很足，放肆却又不乏体贴，自我抬高却又不失对业内一些演讲高手的推崇。我对他其中的一些观点感到疑惑，当场质疑，他在进行争论的时候却又不失朋友之胸怀。后来听说他在那个地方的药店做巡回演讲，场场爆满。我甚至在想，与他同台演讲的专家，或许都会后悔为什么会在那个时候、那种场合，与张春阳站在同一个讲台上！

我研究过他的一些课件，也搜集过一些药店的反应，都认为他讲的东西，有的还是非常富有创见的，特别是会场气氛，被他调动得很好——从未听说在他的课堂上有打瞌睡的。他号称他的课件以实战见长，我问过他一句话，你给这么多药店讲过课，有没有让一家药店按照你的方法实战过，并且有过反馈？他说，没有。这或许也真是他接下来要解决的一个问题，但这与他演讲的技巧和会场氛围调度能力来比较，这在目前似乎还不是一个问题。

而我所关注的是他这种培训式的销售方式。如果说张春阳的联盟本质上还是以工业为依托，以卖产品为实质的话，他的培训业无非是产品销售的助推器罢了。但张春阳在这点上与别的企业相比，却做得比较好。一是他基本上不讲自己的产品，而是讲对店长、店员有启发的营销技巧和管理方法；二是他的讲课不收费，不以赚钱为目的；三是他的讲课主要针对一线员工，以激发他们的销售积极性为主要目标。其实，最关键的还是张春阳在培训讲课中所散发的个人魅力和演讲才华。在我对联盟的分类中，张春阳的封闭联盟显然属于供零联盟的一种。这种联盟依托工业企业，以某些特定产品（本企业产品或贴牌、代理产品）的销售为主要营销目标，零售药店在接受张春阳个人的同时，也接受了张春阳的联盟以及他想在零售终端销售的产品。听说张春阳的演讲在前，近百位企业的销售人员在后，顺着张春阳讲过课的药店卖货，张春阳讲到哪里，封闭联盟的货就卖到哪里，张春阳讲得越好，封闭联盟的货就卖得越好，如果哪一场演讲出现了点问题，那么封闭联盟也会出现点问题。我把这种OTC营销方式归结为"培训师＋销售员"的药品推广模式。无疑，张春阳的封闭联盟实质上是一种新型的OTC营销方式。这种营销方式能否大获成功，联盟是否稳定，除了取决于培训师的演说才能以外，还有一些因素也不可忽视：

（1）如果是针对全国市场，培训师不应该就是一个人，应该是一个团队。

（2）演讲的课件要想真正富有实战性并锁定忠诚盟友的话，一定要有咨询的成分和现场解决问题的模式。

（3）培训师与销售队伍的协同性。

（4）重点区域市场的突破和全国市场开发的计划性，要有通盘考虑，大连锁、小连锁和单体药店都应该有不同的解决方案，这就要在战略上平衡和规划好这种营销模式的人力资源状况，并进行有效的培训市场的人力资源配置。

我与张春阳封闭联盟的核心成员有过正式的接触，但我无意中也了解过他们自己对于这个联盟下一步发展的想法。开封百氏康的陈峰就告诉过我，封闭联盟要做实也并非那么容易。从今天那些已经能够持续盈利并且形成商业模式的联盟来看，好多联盟虽然是仰仗个人，但组织结构的构建却似乎更为重要。还需要时间，还需要不断地突破和提升，尤其是在已经开始显露联盟的核心能力上面。

我问过张春阳，为什么要取封闭联盟这个名字？他说，我主要是想引起同行的关注。封闭是个贬义词，我却希望能由贬及褒，引起他们的关注和重视，这就是美学上的以丑为美法，当我们真正关注一个很丑的事物时，如果我们是以艺术的方式进行再现，丑就变成美了。以此观之，张春阳的封闭是希望自己不封闭，他的联盟能够无限地打开——直至消失得无影无踪。当张春阳的封闭联盟消失的时候，他一定会有一个新的联盟，至于什么名字，那倒无关紧要了。

（代　航撰文）

天元医药联盟

麦金利（中国）祝武汉天元医药联谊会圆满召开！
MCKIN 麦金利
天元医药
武汉天元医药发展有限公司2010年工商联谊会
创联盟奇迹 铸百年品
天然维生素E
Vitamin E

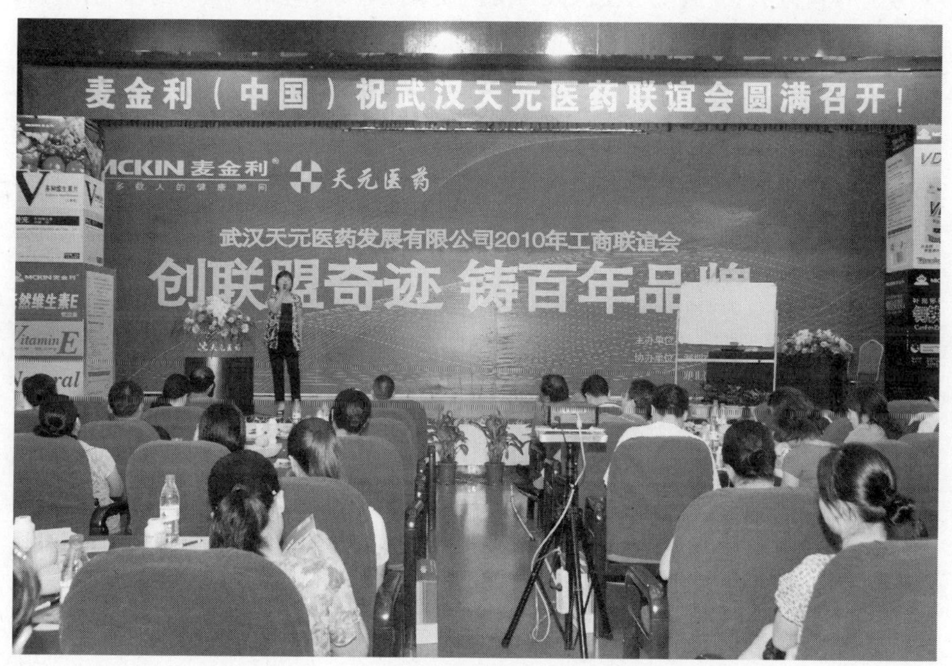

（天元医药联谊会）

武汉天元医药发展有限公司最初由湖北省武汉市 8 家医药连锁公司于 2004 年 10 月共同集资在武汉市成立，是武汉天元联盟的实体运作公司。2009

年发展到包括武汉市在内的其他地区的 29 家，并构建成湖北省内最大的采购联盟。连锁销售终端覆盖全省 17 个行政区域，拥有数千家药品平价超市卖场药店，聚集了全省 15 亿元医药零售规模，年销售 6 000 万元，仓库面积 2 200 平方米，占有湖北省药品零售终端 60％以上的份额。武汉天元医药发展有限公司是以保健食品销售和仓储服务，以及中药材、中成药、中药饮片、化学药制剂、抗生素、生化药品、生物制品，医疗器械一类、二类等为主营的批发有限公司。

武汉天元医药发展有限公司首创中国药品零售终端精细化管理模式。公司主要以湖北省总代理经销为主打，几年来，培育出大批成熟畅销品种，在国内享有极高声誉。

现董事长单位为湖北隆泰医药有限公司，副董事长单位为武汉江瀚大药房连锁有限公司、宜昌长坂坡药业有限公司，核心成员（董事单位）有湖北金药堂大药房连锁有限公司、武汉市汉深大药房连锁有限公司、湖北正和大药房连锁有限公司、湖北天成大药房医药连锁有限公司、湖北省孝感中药材有限公司、襄樊天济大药房连锁有限责任公司、湖北春邦药业有限责任公司、潜江市人民大药房。

其运作方式是用最专业的终端营销智囊团、最快捷的终端铺货通道、最成熟的终端产品推介、最可靠的终端价格维护、最完善的终端产品培育机制进行产品运作。特点有靠网络做大，靠管理做强，靠品种做赢，靠创新做活。坚持以质量第一，顾客满意至上；遵照规范经营，保障用药安全为该联盟的核心经营理念。

在多年的经营活动中，天元联盟紧紧围绕湖北医药终端资源整合、经营资源最大化为中心，逐步形成以湖北地区为据点，并延伸至全国的以掌控终端、管理终端、执行终端为经营平台的战略目标。

随着医药行业的市场竞争日益加剧，新医改特别是基本药物制度的实施，医药流通行业走向集中已是大势所趋，医药商业将在近一段时间发生重大变革，联盟即是行业应对日益严峻的市场形势而采取的重要措施和手段。武汉天元医药发展有限公司通过融资和对外投资等手段，在扩大自身联盟规模的同时，也积极与国中医药、重庆中盟、湖南中百等全国及区域优势医药公司结成联盟和合作伙伴。

通过参与全国终端的营运与管理，对医药终端资源进行掌控和高效率的运转，与广大的全国优势医药终端企业进一步建立紧密战略合作伙伴关系，希望进一步增强联盟的竞争实力，并最终实现公司和联盟的战略目标。

组织机构图

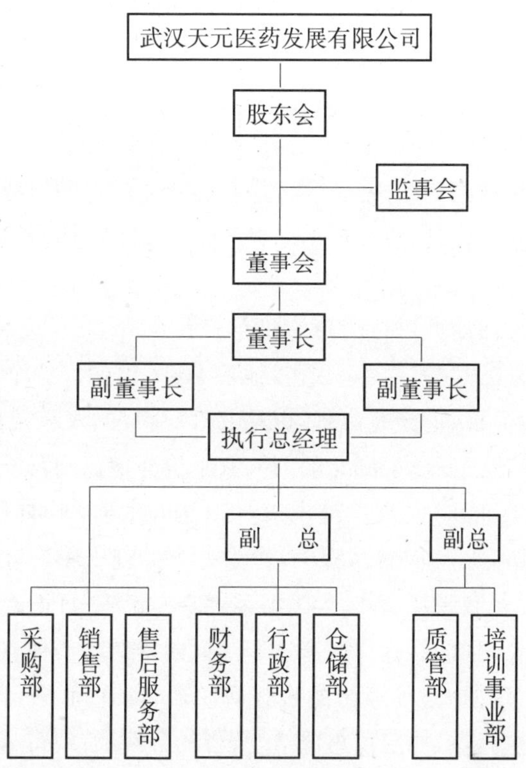

联盟负责人

俞　达　武汉医药行业协会零售管理分会副会长，湖北隆泰医药有限公司董事长，武汉天元医药发展有限公司董事长。

严培中　现任武汉江瀚大药房连锁有限公司董事长，武汉天元医药发展有限公司副董事长。

张亚华　重庆中盟医药发展有限公司总经理，宜昌长坂坡药业有限责任公司董事长，武汉天元医药发展有限公司副董事长。

何多智　天元公司执行总经理。

联盟核心成员

湖北隆泰医药有限公司，武汉江瀚大药房连锁有限公司，武汉市汉深大药房连锁有限公司，湖北金药堂大药房连锁有限公司，宜昌长坂坡药业有限责任公司，湖北省孝感中药材有限公司等。

（何多智等提供图文，代 航审定）

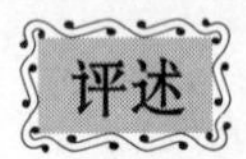

联盟榜样

在现今闹哄哄的医药联盟运动中，是有必要通过追溯历史来确定一些样本。我们认为武汉天元联盟就是一个样本，甚至也可以说它是现今医药性商业联盟的一个榜样。

可以从几个方面对此进行简单的探究。

一是联盟成立的过程。成立联盟，他们 2003 年就有这个构想，这主要是因为俞达，他参与过 PTO 的组建过程，也是 PTO 最早的发起人和股东之一。又因为 2002 年初他在武汉开出了湖北的第一家平价药房，一直处于当代医药零售市场纷争的风口浪尖，同时也非常善于学习和与人沟通，再加上其低调的行事风格，所以他在天元联盟的成立过程中，作为一个关键人物，其品行和联盟构想能力，无可挑剔。天元联盟从 2003 年酝酿，到 2004 年 10 月正式成立，从开始的 20 多家连锁不断磨合，到最后确定 8 家连锁共同出资结为一体，俞达和他的同盟者经历了联盟组建过程中必须经历的步骤和阶段，即探询——碰撞——沉淀——优选——结盟。这是一个寻找“志同道合”者的游戏，游戏得越充分，最后的结盟就可能越稳定——反观现在的一些联盟，应时、应景、应命而仓促组建，缺乏充分的游戏过程和时间的历练，所以貌合神离者、离心离德者，在一开始就没有被发现。

二是联盟成立和前行的动因。在与俞达、严培中、张亚华、何多智等天元联盟核心人物的多次交流探讨过程中，知道他们当初成立联盟的主要动因，是因为平价药房的价格战，把整个药品零售行业的利润都摊薄了，甚至也把自己逼到了难以持续经营的困境——成立联盟是为了更好地降低经营成本——零售连锁主要反映为采购成本，因此如何通过集中采购来降低连锁药店的经营成本的问题也到了一个必须解决的时候。在 2003 年到 2004 年间，联盟应该是一个可以选择的解决此类问题的方式。对比今天的一些联盟，我们会发现由于缺乏真正的来自市场方面的压力和动因，这使得某些应景式的联盟很难有继续前行的根本动力，开始很热闹，随之而后的散伙也就很好理解了。

除了通过集中采购来降低经营成本以外，他们还确定了做拦截品种为主的经营模式，取消厂家或代理商的驻店促销，用自己营业员主推拦截品种和高毛产品，以获得更大的利润支撑。据我们所知，这是现今药店系统主推高毛产品的一个源头之一。但天元联盟在2004年就找到并实现这种经营策略，我不知道这是不是该归于他们的创新能力，或者是联盟组织本身具有经营模式的复制和推广能力？总之，天元联盟因循市场之变，确立了行业领先的经营模式，也应该是其推动联盟发展的重要原因。

此外，由于联盟总部设在武汉，而当地医药物流非常发达，这对于天元联盟而言是好又不好，好是通过第三方物流配送不是问题，不好是因为物流发达，流通品种比较多，有九州通这样的快批巨头在，药店终端的价格维护很是问题，也很不容易上量。由于天元联盟仅限于武汉，很难拿到省代品种，贴牌量又很小，与供应商的合作很难放大规模。尽管2005年第一年运行下来，武汉天元联盟就开始了分红，但联盟也开始遭遇要不要上规模的瓶颈。是否应该把联盟的市场范围进一步扩大，从武汉扩大到湖北全省，以解决天元联盟的规模问题？这让联盟核心层感到十分焦虑。2008年的上半年，时任天元联盟天元医药有限责任公司董事长的严培中决定请张亚华来担任联盟总经理时，他们焦虑的心情开始减缓。张亚华那时是当阳长坂坡药业的董事长，在经营地市级连锁药店和批发商业方面，有丰富的经验，并且为人周全，低调而富有实干精神。当张亚华在2008年的六七月份到武汉来就任执行总经理后，9月份就有8家地市连锁药店加入天元联盟，当时，严培中从董事长的位置退为副董事长，俞达从先前的总经理进为董事长。迄今为止，天元联盟已经有29家成员，分布在湖北17个地市。也因为这个重要的决定和人事新安排，天元联盟从当时3 000万元左右的年销售额，到2010年初张亚华离开天元联盟到重庆中盟担任总经理时，天元医药的销售额已经突破了6 000万元。

三是天元联盟核心高层的变动，是在充分协商和尊重的前提下完成的。联盟最重要的是领导权的控制和转移问题，这包括名义的和实际的。从前述董事长和总经理职位的变动，甚至核心高层的去留（如汉深大药房董事长叶伯森因公司为马应龙所收购，其在联盟的作用也有了些变化），都没有影响联盟的正常运作，甚至相反，核心高层职位的每一次调整，都因应了市场的变化，抓住了联盟发展的机遇——不得不说的是，国内的一些重要联盟，如PTO也恰恰是在此方面出现了问题，才导致后面不该有的溃败。

四是前瞻性地确定了联盟组织＋实体公司运营这个当今或许今后可能最为流行的联盟运作方式。今天，许多商业性联盟都在一边搞联盟组织的建设，一边设立实体公司进行商业运作，我们认为，它们大都源溯于此，譬如江苏药店联盟等。当然，这方面的研究还应该更深入一些，实践中的探索还应该更大胆一些。

（代　航　姚文青撰文）

西北医药股份"非联盟体"

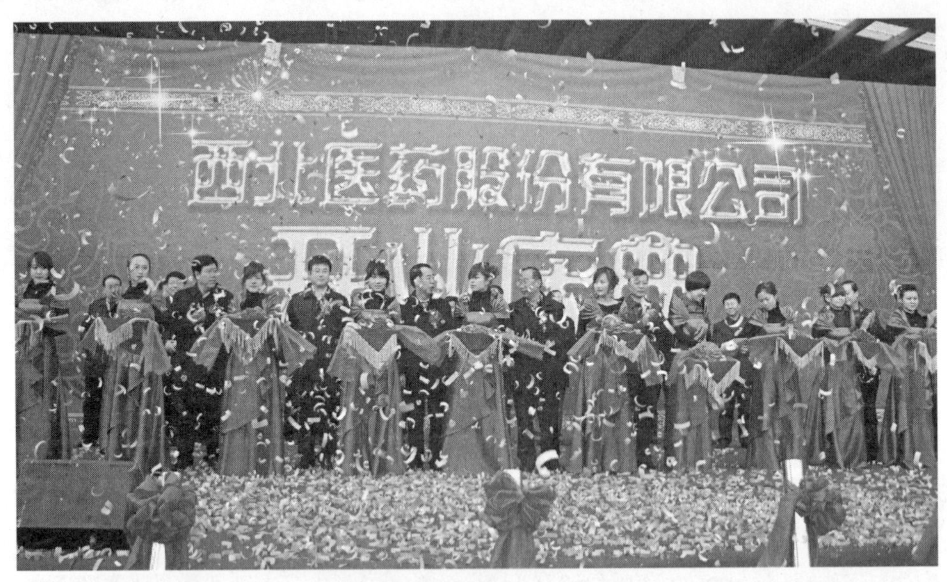

（西北医药股份有限公司开业典礼）

近几年来，我国的医药流通企业，特别是零售企业发展迅速，地域性的规模不断扩大，市场竞争日趋激烈。一些中小型连锁为了生存和发展，出现了很多不同形式的联盟，诸如以产品为纽带的联盟，以省为单位的联盟等，但是或多或少的都存在“联而不盟”的问题，因此在诞生之初即是终结之时，为此作为西北医药在成立之初就明确定位，即以区域化为前提，以资本化为纽带，以公司化为基础，以市场化为目标的战略定位。区域化保证了相对稳定的市场秩序，避免了同业恶性竞争；资本化保证了利共同体的形成，赋予了各股东同等的权利和义务；公司化保证了合理的运行机制，避免“联而不盟”的问题出现；市场化强化了公司运行的服务意识，必须以市场为导向，而非单纯的产品购销。2011 年 11 月 29 日，在先前西北医药联盟的基础上，由甘肃众友、甘肃万民、甘肃至仁同济、兰州惠仁堂、甘肃亚欣、甘肃强生、甘肃老百姓等家医药连锁公司共同投资组建了甘肃西北医药股份有限公司。

目前，西北医药各股东单位所拥有的门店数 500 余家，经营品种 15 000 余种，销售额 12 个亿，占兰州市场份额的 70%，甘肃省 50%。按照公司的设想，三年内将实现 30 个亿的销售规模。

西北医药完全按照现代企业制度的机制运行，即在董事会领导下的总经理负责制。对于公司的重大投资、重大决策及运营方案等都由董事会决策，而具体运营则完全授权总经理负责，董事会按照既定的考核方案进行考核，这样既保证了投资人的利益，又保证了企业的独立运行机制。

非联盟体负责人

冯德祥　创立甘肃众友医药集团并任董事长。2005 年作为深圳市匹特欧药店管理有限公司法定代表人，一直到该公司注销为止，目前担任西北医药股份有限公司董事长。

杨贵元　执业药师，甘肃同济(后改名至仁同济)大药房董事长。其兼任的社会公职包括甘肃省执业药师协会常务理事、甘肃省医药行业协会副会长、兰州市药学会副理事长等。现为西北医药股份有限公司总经理。

张　虎　创办兰州惠仁堂药业连锁有限责任公司，曾获甘肃省食品药品协会副会长、甘肃省第七届优秀青年企业家、甘肃商业联合会第二届常务理事、抗震救灾优秀党员、兰州市医疗保险协会副会长等称号。现为西北医药股份有限公司主要股东之一。

联盟核心成员

甘肃众友医药，兰州惠仁堂药业，甘肃至仁同济大药房等。

(杨贵元　李从选　范英坤等提供图文，代　航审定)

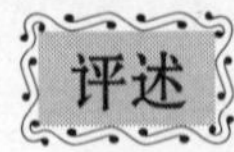

我眼中的联盟样板

相对来说，以前的药店联盟是中小连锁企业和中小生产企业玩的游戏。“联而不盟”、“品种雷同”、“缺乏执行力”是所有联盟存在的三大主要问题。各地药店联盟鲜有品牌药品生产企业和大型连锁药店参与其中，就是明证。但是，西北医药联盟的横空出世，却使我看见了国内医药商业性联盟的一个样板。

为什么这样说？

首先，西北医药实施在董事会领导下的总经理负责制。对于公司的重大投资，重大决策及运营方案等都由董事会决策，而具体运营则完全授权总经理负责，董事会按照既定的考核方案进行考核。这样既保证了投资人的利益又保证了企业的独立运行机制。同时，西北医药强调“在竞争中合作，在合作中发展”的核心价值观；始终坚持“规范市场，整合资源；优势互补，共同提高；求同存异，共同发展；精诚团结，和谐共赢”。这把其核心层的思想统一到了一个高度。

其次，西北医药联盟推出的“名厂名店强强联手，名品名牌顾客健康”经营理念价值取向正确。

众所周知，我国医药工业集中度不高，生产水平低，重复生产现象严重，从而导致一些小厂家为了生存尽其所能的挤占品牌企业的市场份额，作为甘肃省质量意识最强，品牌度最高，管理水平最好的医药连锁零售企业，共同投资组建的西北医药，在成立之初就制定了明确的运行目标和理念，即“名厂名店强强联手，名品名牌呵护健康”。这样的经营定位是西北医药研究了上帝消费者需求、上游工业需求、下游连锁终端客户需求，市场同质化高毛产品激烈竞争后，细分市场实施差异化经营的结果。尤其是站在了消费者利益一边，保证消费者能购买到名牌产品的做法。可圈可点，值得推崇。我们知道以最好的产品和服务满足最终消费者需求是所有营销活动的根本和出发点。因此西北医药正确的价值取向，决定了西北医药肯定能成功。

再次，考核到位，执行有力。为了体现重视什么就考核什么，考核什么就量化什么的理念，西北医药总经理杨贵元非常重视西北医药对股东会员单位的考核，其内容制定的 KPI 考核指标有：股东销售额、销售回款、零售价格体系维护、全品规合作、新品推广等指标。这些考核指标予以全部量化，按照考核得分排序，在季度、年底给予股东会员单位以奖励或者处罚。

西北医药还把任务下到每个股东会员单位的，每月一次董事会，实施一把手工程，就是董事长参与的董事会，把每个连锁任务额及其完成率，明确上榜上墙，实施看板是管理，让每个公司股东单位的董事会清晰看到自己的销售进度。

西北医药还有一个三级督导制度，以提升其执行力。

一是西北医药自己的督导人员定期下市场进行督导检查。

二是请品牌厂家的业务员来协助督导检查。

三是股东会员门店间相互监督，且这是最有效，一旦有会员单位的门店就违规低价，马上就有人举报给西北医药总部，总部就会采取措施制止，以保证会员之间不再相互打价格战，保证向厂家的承诺。

正是基于以上几点，我非常看好西北医药联盟，希望它真的能成为联盟的一个好样板。

（李从选撰文）

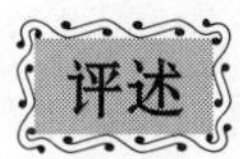

期待用事实来答疑

新成立的甘肃西北医药股份有限公司在2010年11月29日举行了一场豪华而隆重的庆典。这家公司由甘肃众友、甘肃万民、甘肃至仁同济、兰州惠仁堂、甘肃亚欣、甘肃强生、甘肃老百姓7家连锁企业共同出资组建而成。庆典仪式搭了一个很大的台，就靠在众友物流中心的边上，红地毯，红布景，军乐队，当地领导，知名药企，各地盟主，还有一拨新闻记者，场面甚是宏大、庄重。

招待宴会是在惠仁堂董事长张虎耗资2 000万元新开张的大酒店举行的。宴会开始，西北医药的7个股东单位负责人还登场朗诵了一首激情洋溢的诗歌。热闹的场面在继续。西北医药股份的董事长、甘肃众友董事长冯德祥端坐在台下，不太言语，却若有所思地看着周围的人群；西北医药股份总经理、甘肃至仁同济董事长杨贵元则最为忙碌，经常会与冯德祥交换下眼神，说上两句，更多的时候则是个信息桥梁人物，在这个场面中最为显眼；张虎坐在宴席主桌中心位的侧座，表情欣然，他的夫人、现已到重庆中盟担任副总经理的仲女士，忙着安排客人的座位……

也就在这一天，许多来自全国各地的药店老板，都去看了张虎新开的一家门店。这家店以药品、贵细药材和诊所合一为核心，加入了生活超市的许多品类品项，是我目前所见国内面积最大、经营范围最广的一家综合了超市、大健康、药诊等多种元素的健康生活广场店。据了解，惠仁堂的这家大店，开始是请了国内一家知名超市咨询设计团队规划的，后来张虎感到不满意，又进行了多次反复论证后"才自己干成了这个样子"。

这就是我对建立在当初药店联盟之上，而今已转化为经营实体的甘肃西北医药股份有限公司三个最直观的现场印象。

疑问还是有一些的。

一是当初说定是8家连锁药店共同出资组建经营公司的，为什么其中一家临阵退场?

这退场的就是甘肃德生堂药店的龙岩(据了解，前期他已按约定支付了35万股本金)。也就在西北医药股份举行庆典会议的前些天，龙岩成立了大西北药店联盟。为什么会有这一举动? 龙岩说：我曾经力主倡议西北医药，并且也推动了它的发展，退出当初的联盟体制，是不得已而为之。他说，现在他已经是某论坛和协会的骨干成员，他刚刚主导成立的大西北药店联盟是一个不以盈利为目的、类似于协会的医药企业联合体，平台很大，致力于在大西北领域(甘肃、陕西、青海、新疆、内蒙等)提升整个行业的经营管理水平；而西北医药股份是一家资本化公司运作的股份制公司，这与龙岩当初理解的联盟体理念相悖，所以他选择了退出。

二是以股份制公司之实来实施联盟整合之名所可能面临的一些问题和担忧。

2010年春节后不久，我参加了南京医药在北海银滩开的一次非联盟恳谈会。会上杨贵元以当时西北医药联盟董事长兼总经理的身份介绍了该联盟的情况。那时西北医药联盟刚刚成立，8家甘肃兰州最大的连锁平均出资125万元，拟筹资1 000万元组建商零联盟体。若组建成功，这个联盟体将占据兰州药品零售市场份额的7成以上。其时国内医药商业性联盟正面临发展中的一些问题和瓶颈，如信任与威权，联盟理念与运作规则等，大家对杨贵元主导的西北医药联盟的实际运作状况非常感兴趣。杨贵元说，联盟虽然刚成立不久，但情况不错，大家都能按章办事，协同立场，如维价，若有违反，强制执行处罚规定；再如许多联盟都没能想明白的目前出资比例与今后有可能的调整，绝对是把每家连锁公司股东在今后市场上的业绩表现作为调整依据，这就解决了初始投资与发展之间的矛盾(PTO当初就没能解决好这个问题,致使后期各股东单位患得患失,没法竞争超越)。然而,要真的按彼此约定坚持做下去,如何领导协调就是很大的一个问题。在我看来,联盟本质上是一个虚拟组织,它应该是以见解、观点、信任为核心来推动联盟组织运行的,而公司等经营实体则是以指令、威权为核心来在公司的层级管理体制内行事的,通过与医药流通密切关联的经营实体(连锁之连锁、医药物流等)来把联盟做实,理论上是先前联盟的一个升级版本(这是与PTO、特格尔等老牌联盟相比较的一个结论,考虑到冯德祥曾经与王春雷等一起创建了业内闻名的PTO并一直在其中发挥着重要作用,这种比较应该还是有参照意义的),但实际上的公司化运作,却因为糅合了联盟的因素,公司化恐怕很难彻底,而更要考量决策者和操盘者商业智慧的是,这些本地市场上的同业竞争者,如果不能真正的志同道合,没有走向统合的大局观,其可能内耗的劣势与联合经营的优势相抵,如何才能得出一个正值呢?

三是董事长、总经理以及各位经营性股东之间的关系。

按照公司法和联盟股东决议,西北医药股份有限公司实现的是"董事会领导下的总经理负责制"。这实际上是说要处理好三个层面的关系。

首先,董事长冯德祥与所有股东单位出资人的关系。笔者不敢对此妄评揣测,但曾经打得头破血流的竞争对手现在却成为兄弟股东,谁是那能把大家摆平的"带头大哥"就显得相当的重要了。冯德祥,这位有多次联盟运作经历的甘肃连锁老大(也包括他最早建成当地现代医药物流中心),被推上这个位置也实属当之无愧。冯自己企业的发展大业,能否与联盟公司的总体目标乃至其他股东单位的发展目标相吻合、糅合,这将是冯在众股东盟友中真正发挥带头作用的关键。

其次,董事长冯德祥与总经理杨贵元的关系。我想,这绝不仅仅是两个企业之间的关系,这一定还是两个西北男人之间的关系。这么多年来,我一直在追踪研究连锁药店董事长与总经理之间的关系——有我最为称道的云南一心堂阮鸿献与赵飚,也有最为惋惜的海王星辰董事长与历任总经理,而在药店主导的商零联盟体里,新成立的重庆中盟医药有限公司的董事长唐先伟与总经理张亚华,与冯、杨的情况非常类似。最近我公开主张公司董事长主管资本运营和组织架构设计,公司总经理负责产品经营——这很可能是完善公司治理结构、推进连锁药店(包括联盟体)经营管理制度建设的重要步骤。也在那天西北医药股份庆典宴会席上,当我与唐先伟和张亚华三人共同举杯时,我说:"你们两人的合作,希望多少年后回头一看，才发现在行业内堪称范例！”在这里，我很想把相同的话也送给冯、杨两位。

最后，是杨贵元与各股东单位的关系。总经理得到授权不假，总经理全面负责也不假，但信任与威权，协调与控制，胸怀与执著，原则与妥协，杨能在多大程度上拿捏得住，拿捏得准，这将决定整个西北医药股份的运行效率和方向。

事实上，作为新成立的西北医药股份公司，存有上述疑问也是很正常的。我曾经较为正式地致邮过冯德祥董事长，那里面的问题还要尖锐。他回答我，稍事时日，一切都会有答案。

我期待着。

（代　航撰文）

壹加壹联盟

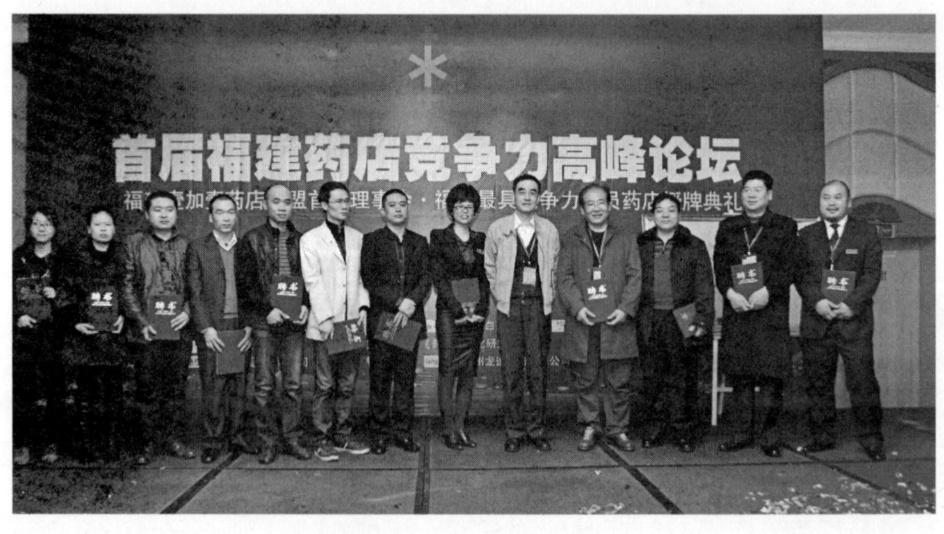

（首届福建药店竞争力高峰论坛）

壹加壹联盟是由福建鸿越医药有限公司发起成立，并由 2008 年 4 月成立的百合“1＋1＋1”单体药店联盟发展而来，于 2011 年元月 18 日于厦门正式更名为壹加壹药店联盟。目前，该联盟的会员有 5 000 多家，主要分布在福州、三明、龙岩、漳州、宁德等地。

壹加壹联盟在运作上有这样一些特点：

(1) 尽可能规避经营风险。

(2) 提供质优价廉，具有品牌优势，消费者易于接受，并且是区域内独家销售的产品。

(3) 为联盟会员提供快捷的物流配送，完善的咨询和人员培训等系统销售支持的售后服务。

(4) 为供应商(厂家)提供区域内较为广泛的终端平台，确保产品快速到达终端并有效地进行销售；联盟的愿景成为福建省最大的药店联合体。

联盟的宗旨是强调通过集中采购，服务于药品终端经营健康有序，并将联盟打造成一个联谊交流、共同发展、运作机制高效、资源共享的平台。最终目标是把壹加壹打造成福建省最大的药店自由连锁。

组织机构图

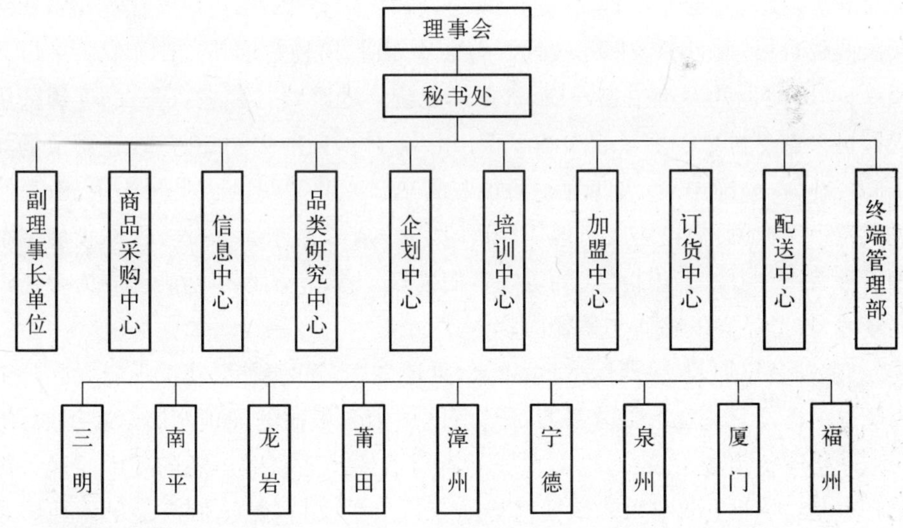

联盟负责人

黄雪燕　福建壹加壹药店联盟理事长，鸿越医药有限公司董事长。

刘　震　壹加壹联盟副理事长，福州兴北方医药连锁有限公司董事长。

联盟核心成员

龙岩市百信大药房医药连锁有限公司，宁化县天康大药房，厦门市思明区集善堂药房，宁德医药采购站富春药行等。

（黄雪燕等提供图文，代　航审定）

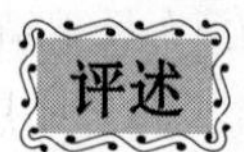

1＋1＞2？

2007年，我在《医药经济报》的《药店周刊》（《药店经营周报》的前身）由编辑转做记者不久，便和一位同事到东莞采访一家当地的知名连锁。这家连锁以加盟店为主，发展的势头很猛，两年就搞出了500多家的规模。这样的“新兴贵族”，当然是理想的目标。采访很顺利，结果也令人满意，当时接待我们的一位副总谈了很多对加盟店的管理措施，听得我们不住点头。采访完随他去巡店，本以为会有一个完美的结局，没想到在这最后一个环节，美好的印象就此改观。

东莞有一个特点，没有县级市，只有镇，镇与镇之间分布着大大小小的工厂。该连锁企业有两家加盟店位于一家大型工厂的外面，相隔十几米远。本来只想随意看看，没料到会吃一惊，同是广州一家知名药企生产的同一规格产品，竟然卖出两种价格，而且相差好几块钱。后来才知道，这种情形其实在加盟店中再普遍不过，因此也就不难想象，没有真正形成统一的采购与配送，这样的连锁药店规模再大也不过是一个被放大的影子。由GSP认证催生的加盟热，经受市场竞争的洗礼后，渐渐退潮，演变为剥离加盟店热。在我采访的这类药店中，山东利民就是一个典型，力度之大可以用“壮士断腕”来形容亦不算过。收不收加盟费和管理费倒在其次，连锁药店的管理者们发现，不规范的单体药店已成为企业走向规范、打造品牌的障碍与累赘。

自2002年加盟《医药经济报》以来，见证过许多联盟如昙花一现般兴起与销声匿迹。即便是现在大部分联盟都是由区域排名靠前的连锁药店牵头组成，能否成功仍有待市场检验，所以实在找不到对单体药店联盟乐观的理由。最关键的一点是：联盟主要靠采购规模优势而获得上游支持，但这恰恰是单体药店难以做到的。

金百合单体药店联盟在东莞药店会冒出来的时候，我没有关注，说得直白一点，是不看好。不过事实证明我看走了眼，金百合单体药店联盟不但闹出了很大的动静，甚至一度有走向全国的势头。直到现在，金百合还好好地活着。

一些区域联盟虽然不是打着“单体”的旗号，但会员中有数量不少的单体药店，其中又包括一种情况，一个老板拥有几家门店，或者有的是自己开的，有的是加盟。这些联盟出现固然是担心落伍追潮流，另外一个重要原因是，业内都普遍认识联合在大势所趋，与前几年对联盟抱观望的心理有天壤之别。

正如福建壹加壹药店联盟一位副理事长在会上所说，“蚂蚁团队的力量是强大的，连大象、老虎、狮子都会害怕”。目前单体药店的数量在中国药店中占绝大多数，而越往下走，单体药店的数量就越多。二三线城市正成为药店竞争的主战场，如果单体药店联盟能够联合起来，确实可以发挥很大作用。于是，单体药店联盟也成为我考察联盟成长的重要成员之一。

2011 年 1 月 17 日，我接受邀请，参加了“首届福建药店竞争力高峰论坛”，实际上就是壹加壹药店联盟的正式成立仪式。在此次的采访中，我了解到以下相关信息：该联盟的发起者是一家叫福建鸿越的医药公司，该公司的年销售额为 5 000～6 000 万元；会员由三年前的 500 家发展到 2010 年的 5 000 家，品种由 150 个增加到 800 多个；该联盟原是百合谷中国大药店联盟成员，2010 年退出。

为什么想了解这三方面的信息呢？

一直以来，采购量都是联盟的一块短板，在媒体上看到的都是联盟会员年销售额的总额，而对会员的实际进货量讳莫如深。鸿越的性质是代理商，其销售产出主要来自会员药店，也就是说，5 000 家会员药店的产出加起来最多是几千万元的销售规模。而这几千万元的销售规模，是由 800 多个品种的销售组成。想象一下，这样的规模和品种结构对品牌药企来说有多大的吸引力？而向品牌药企靠拢却是联盟共同的目标。从长远发展的角度来思考，单体药店联盟应该如何对自己的品种结构定位，是继续增加品种数量满足单体药店多样化的需求，还是争取某些品种上量获得品牌药企的青睐？

壹加壹联盟脱离百合谷自立门户也是值得思考的现象。分析广东金百合、福建壹加壹、四川蓉合等联盟的共同点，你会发现，它们都是由商业企业发起，并且会员多为原来的客户。这意味着，联盟的成立是建立在多年合作伙伴信任的基础上，一旦走出区域，由于信任元素的缺失，搭建再大的框架也可能流于形式或名存实亡，除非能找到解决这个问题的方法和途径。所以，单体药店联盟应该发展的是二三级市场的区域网络，如壹加壹“打造福建最大药店网络”应为福建二三级市场最大的药店网络。目前在这块市场，正在进入主流连锁的还没有占据绝对的优势。

还有一个影响联盟发展、多年悬而未解的问题——执行力，这个问题对于单体药店联盟来说更加严重。在成立仪式上，壹加壹联盟副理事长、福州兴北方医药连锁有限公司董事长刘震的一句话值得深思，他表示，作为联盟的副理事单位，今后尽量从联盟进货。我认为他说的是大实话，一方面，以单体药店的“潜规则”而论，能这样说证明是想尽最大努力和给予最大的支持把联盟做好；另一方面，这句话也暴露出单体药店联盟发展的隐忧，副理事单位都只能“尽量”，不是副理事单位又如何？

要想成为蚂蚁团队，光有数量不行，还得有质量，就执行力来说，蚂蚁团队是世界上最团结、执行力最强的团队，因势因利而走到一起的人类联盟恐怕很难做到，能够求大同存小异已属不易。

由于商零组成的联盟本身不存在竞争关系，相对而言，这种联盟的稳定性要稳定得多。不过，由客户关系转为总部与会员的关系后，不同之处在于多了义务的责任，要尽责任就意味着需要做出一定的付出和牺牲，如果会员没有这种心理准备或不愿承担义务，那么联盟是走不远的。

就会员数量而言，三年时间从 500 家增加到 5 000 家，说明壹加壹联盟在单体药店中具有相当强的吸引力，但要实现 1＋1＞2 的结果，还要付出许多努力。

（陈爱军撰文）

药通联盟

药通深度分销联盟（以下简称联盟），成立于 2008 年，是由浙江药通医药有限公司主导，与从事药品零售连锁业的企业自愿组成的全国性联合采购组织。

联盟是采取会员制组织形式，主要以“品种＋服务”为合作链条，在“合作、发

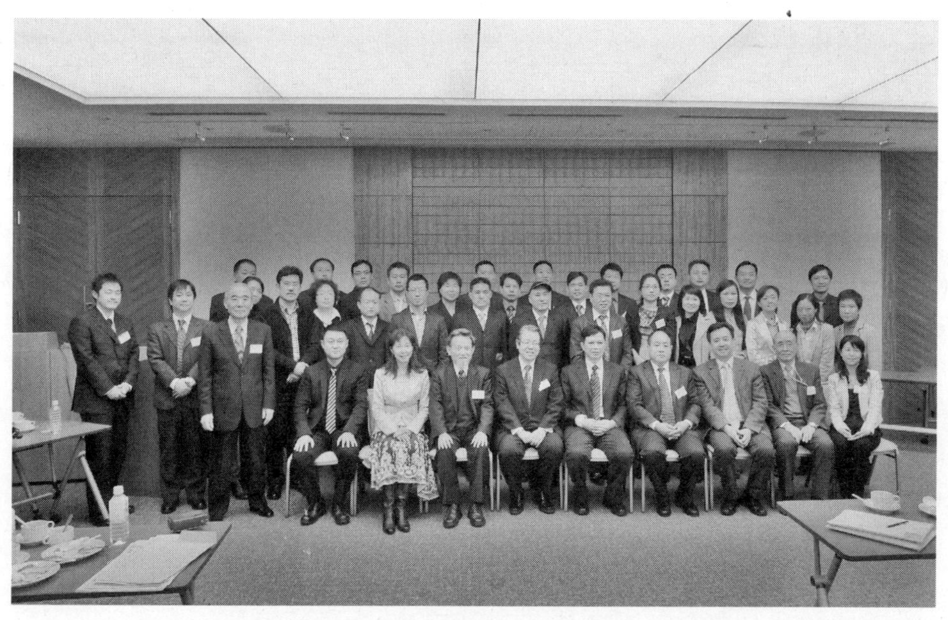

(药通联盟组织会员单位赴日参观学习,交流合影)

展、创新、共赢”的原则下,通过协助联盟成员自身发展、学习先进药店运营模式,来完善联盟成员的品类品项科学化管理。同时还推崇完整的维价系统体系与退出机制。

目前药通联盟下游网络已经基本形成,全国8个销售大区经理分别负责东北、西北、西南、华北、华东、华中、华南、中南地区的市场开发,下辖每个省设两个商务经理,负责价格督导,保证客户进货价和最低销售价全国高度统一,防止窜货,收集客户产品需求信息,服务客户,维持客户关系。截至2009年底,会员企业达到505家。

药通深度分销联盟团队价值观是“天道酬勤”,试图通过品牌、质量、运营模式、绩效考核、标准化管理等等综合考量利润来推动会员单位的发展,加强其紧密度。其最终目标是希望能做国内优秀连锁药店的协同供应商。

在业内,药通联盟通过其秘书长张俊峰的一系列高调宣传演讲及其营销主张——如品牌高毛利、全面多元化等,引起药品零售行业的广泛关注,当然也引起一些非议。2010年,药通涉入某论坛在全国范围内大力推动药店联盟运动,还试图与上海复星医药、湖南益丰、浙江天天好、黑龙江金天集团等组建中百这样的全国性药店联盟,后来又退出中百,留下一些谜团。

组织机构图

董事长
1
总经理
1
质量副总
1
营运总监
1
采购总监
1
推广培训总监
1
财务部
10
审计部
3
浙江市场部
6
东区总监
1
西区总监
1
临床总监
1
事业一部
5
事业二部
5
事业三部
5
质管部
5
仓储部
27
行政部
5
营运中心
20
企划部
5
信息部
20
采购部
5
招商部
5
推广培训部
5
东区市场部
30
西区市场部
20
临床事业部
10

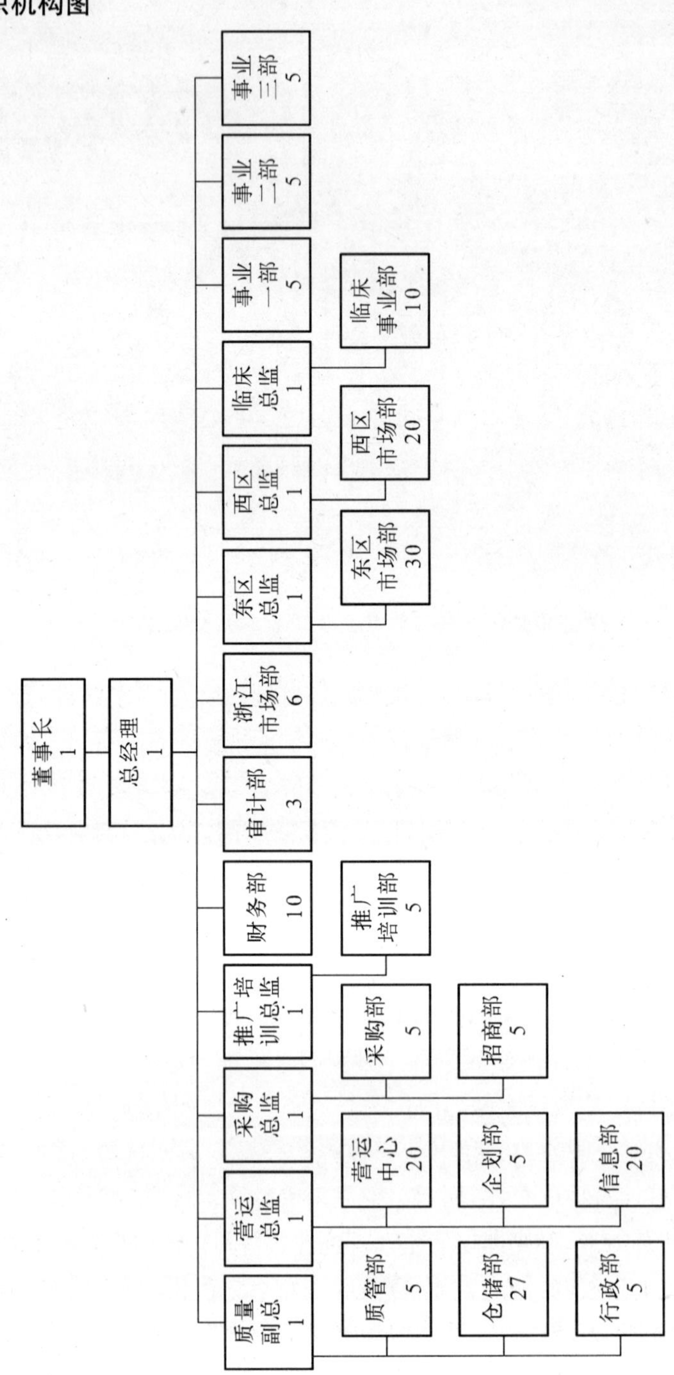

联盟负责人

张俊峰　浙江药通医药有限公司董事长、药通深度分销联盟秘书长。

联盟核心成员

河北新兴药房连锁有限公司，湖南双舟大药房连锁有限公司，台州市瑞人堂药店有限公司，青岛丰硕堂医药连锁有限公司等。

（王春提供图文，代　航修订）

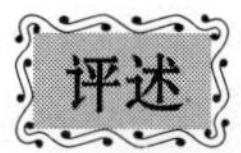

评述　“失踪”的探路者

对药通联盟的评价，很难用几句话概括，正如对张俊峰的评价一样。笔者在一篇专访中称其为“旧格局的破坏者”，如今看，这种“破坏力”还没有结束。

“你可以写，药通联盟已经消失。”

张俊峰说不用避讳这个说法，药通的“联盟”标签已经被他自己撕下。作为医药零售行业的风云人物、药店联盟运动的鼓吹者和推动者，这话乍听之下让人摸不着头脑。

不过还有一句潜台词：“现在的药通已经转型为真正意义上的协同供应商。”这个说法在笔者与张俊峰交往的几年中曾不断听其谈到，业内普遍承认张俊峰是一个擅于创造概念的人——当然也有人认为他的创造能力大于落地执行能力，不过这次张俊峰显然较真了，一系列迹象表明，药通的转型正处于进行时。但是，此次转型，却因为2010年这一段药通的“非常时期”，被知情者附会了其他含义。

先是骨干团队的流失。从2009年5月至2010年5月，短短　年期间，药通OTC团队从高峰时期的220人迅速缩减至不到80人，更经历了高管大换血的震荡，总经理、财务总监先后离职。那些业内熟悉的面孔中，李斌仍在从事零售，季军则加盟了某药厂。

此后，团队流失与“中百事件”联系到一起，更让人浮想联翩。自2010年，药通涉入某论坛在全国范围内大力推动药店联盟运动，还与上海复星医药、湖南益丰、浙江天天好、黑龙江金天集团等组建湖南中百联盟，后来又因退出留下谜团。当事人对此讳莫如深，某媒体记者发布药通退出中百的新闻时，更招致不满。笔者曾就此事致电张俊峰，他的解释是，药通曾打算通过将OTC业务出售给中百实现转型，而加盟后200多人的团队过于庞大，因此考虑减员。

这些事件接二连三的发生，让人不禁揣测，曾经风光无限的药通深度分销联盟，是否将步 PTO 之后尘、淡出行业视野？毕竟，在很多人眼里，药通颇有些“叫好不叫座”，张俊峰以其对行业的深刻理解与敏锐嗅觉所创造和倡导的几种商业模式，也就是他曾以“药通三面旗帜”的说法向笔者描述的品牌药高毛利、非药品新蓝海以及新店中店模式，除了品牌药高毛利成功引领并打造了零售药店的新型赢利模式外，非药品新蓝海或全面多元化仍未走出探索期，与之一脉相承的新店中店模式更是只闻其声、不见其人。

由此可见，能为药通联盟带来利润的实际上仅是二线品牌药，而去年与药通合作的品牌企业自建队伍，其中三精产品被厂方悉数收回，药通的代理品种从 70 余个降到不足 20 个，盈利状况岌岌可危。据说中百拟收购药通时，高毅看到报表觉得不可思议：团队、网络、产品、口碑都不错，怎么会亏损？而张俊峰的说法是，药通 OTC 事业部 3 年亏损了 1 000 多万。

旧的盈利模式面临失守，新模式水土不服，药通陷入左右为难，这也解释了团队流失的根本原因，即领导者与执行层想法脱节、经营理念出现分歧：前者希望步步超前——张俊峰曾自信地对笔者说：做药通的竞争对手会很累；后者则倾向于步步为营，继续扩大品牌药二线品种。

2009 年杭州萧山某酒店，彼时尚任药通联盟秘书长的季军对笔者说，张俊峰思路过于活跃，经常抛出新的想法，下面的人会很累。不久后的厦门药交会期间，药店信息联盟的几个骨干进行了小范围聚会，席间笔者再次碰到季军时，他已是一身轻松，畅饮整夜。就在那天，季军辞去了药通的所有职务。

之所以纠结于药通为何转型，目的是关注现在如火如荼的药店联盟商业模式的可行性。药通的盛名很大程度上来自掌舵人张俊峰，这个“坐一次电梯就能产生新想法”的经常会有很多鲜活的思想，习惯扮演启蒙者的角色。但是，新的思想能否落地？与现实基础的接榫点在哪里？这些问题，张俊峰一个人解决不了，也没有一个人能够解决。这是他的悲剧，也是行业的悲剧。

所以很多人说张俊峰“不务正业”。联盟应该是务实的，产品、配送、服务、维价等细碎而繁琐的问题，足以耗去一个联盟的所有精力。但 2010 年这个药通的“非常时期”，张俊峰却将主要精力投在联盟成立和各种论坛演讲上。这些举动无疑会被理解为药通“自掘坟墓”，为自己培养对手，某联盟掌门说他是“猫教老虎上树”，把联盟的核心秘密公之于众。

诚然，联盟促成了上下游的直接对话，捅破了窗户纸，因此一些基于商业平台的联盟遭受了冲击，包括药通在内。药通曾力推千金养生坊的中药饮片，苏盟旗下连锁上了专柜，不久后被下架，因为对方找到了替代品种；去年重庆中盟停止引进药通代理的产品，后者妥协降价后才重新合作；药通曾从日本引进不少非药品，但后来日方绕过居间商选择直接对话药店……

张俊峰承认，药通现在还能赚钱是“朋友给面子”，明知道加价也在进货，但这不可持续，也不符合商业逻辑。

如此，药通的转型便可以理解了：不只是新模式的落地之困，而是无论药品、非药品，联盟的兴起将使得价格越来越透明化，冲击了商零联盟基于差价、高毛利商品的盈利模式，张俊峰甚至断言“居间商最终死路一条”。因此，唯有走向上游，才能掌控最终定价权。

目前药通旗下有两大品牌：“药通”、“AOGO(爱光)”，后者为爱光医疗器械(杭州)有限公司，母公司为新加坡爱光生物制药国际有限公司，是药通进军上游生产制造环节的平台。

“张俊峰总算干了点正事儿”，这是一些熟识的朋友对他的评价，2010年底爱光已经出了产品小样。由于符合杭州市产业升级政策，药通的生物医药产业得到了政府在批地、税收等方面的支持，并开始申报审批浙江药通控股集团有限公司，拟集团化发展。

可以说，2010年是药通的多事之秋，也是转型的关键之年。几年来，高举高打的药通联盟制造了很多吸引行业眼球的概念，又不得不承受前行者“不合时宜”的失落，最终从一个下游通路解决方案的提供者，走向了上游制造业。而这，或许正是联盟这盘“已经开始的棋局”的题中应有之义。一切才刚刚开始，不是吗？

（徐　国撰文）

药芝林998联盟

药芝林998联盟2009年6月18日成立于长沙，是由芝林药业集团发起。

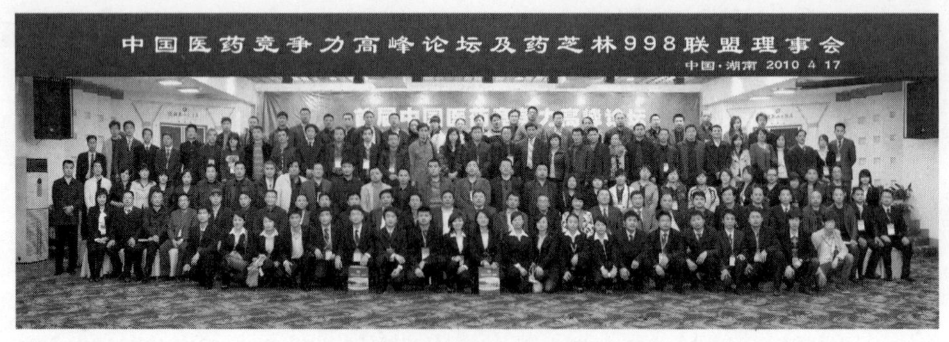

（药芝林 **998** 论坛合影）

在该集团原采购联盟的基础上经优化整合，由多个药品零售连锁企业、药房和采购联盟自愿加入组成的全国性非赢利联合组织。联盟目前已拥有会员单位 800 余个，成员遍布全国各主要省份和直辖市，影响力垂直渗透到广大乡镇，年销售规模达数十亿元，形成了一个多层次的销售网络。

联盟通过采取分散贴牌，审议定价，集中采购，统一配送，共同分销的经营策略，建立了囊括贴牌产品、代理产品、普药产品三大类的商品集成平台。在不断发展与筛选过程中，展开与国内各大医药生产企业的合作。如南宁维威、广东博罗先锋、四川大千、成都天银、通化振霖、江苏福邦、山西兰花七佛山等诸多一线品牌生产企业。目前，联盟拥有 200 多个贴牌品种，300 多个独家代理品种，3 000多个普药品种，涉及 6 个大类 60 个中类 357 个小类，既能满足联盟会员的多元化需求，又能提供具有价格竞争力的核心品种，成就区域连锁也能够参与全国市场竞争的梦想。

998 联盟同时也是一个专业高效的资深服务机构，全新推出耗时 2 年倾力打造的零售学院这一服务品牌，邀约业内各派权威领袖担纲教授，开创同行间服务模式革新之先河。零售学院中所提供的《药芝林之进化论》、《魔力关联销售》、《门店布局与陈列》、《开店秘笈》等三十余个经典专题讲义涵盖运营管理、人事管理、财务管理、物流管理和开店管理等，并匹配采用促销论坛的模式提供实地实操的深度交流，解决联盟会员的现实需求，以期实实在在地提高联盟会员的核心竞争力。

联盟现拥有一支由执业药师组成的专业客服团队，一切以满足客户的需求为第一目标，打造快捷有序、通畅便利的卓越水准。客服中心依托现代信息管理，制订了科学先进的效率流程，建立了周详全面的客户档案。注重细节，注重效果，实行一对一的贴心服务，一个电话即可实现全程服务。从订单的受理-核对-反馈-计划生效-发货通知直到账款处理，展开精细化的深度服务，确保物流供应的准确、及时和保质保量。除了产品的售前、售中和售后方面的服务，客服专员还提供新品推荐，卖点介绍，销售技巧交流、门店管理互动和各类在线咨询等丰富的广度服务，以服务优势换取客户的成本优势。依靠自身的专业知识与职业素养，不断精耕细作，迎来广大会员的称心满意和销售业绩的节节提升。

组织机构图

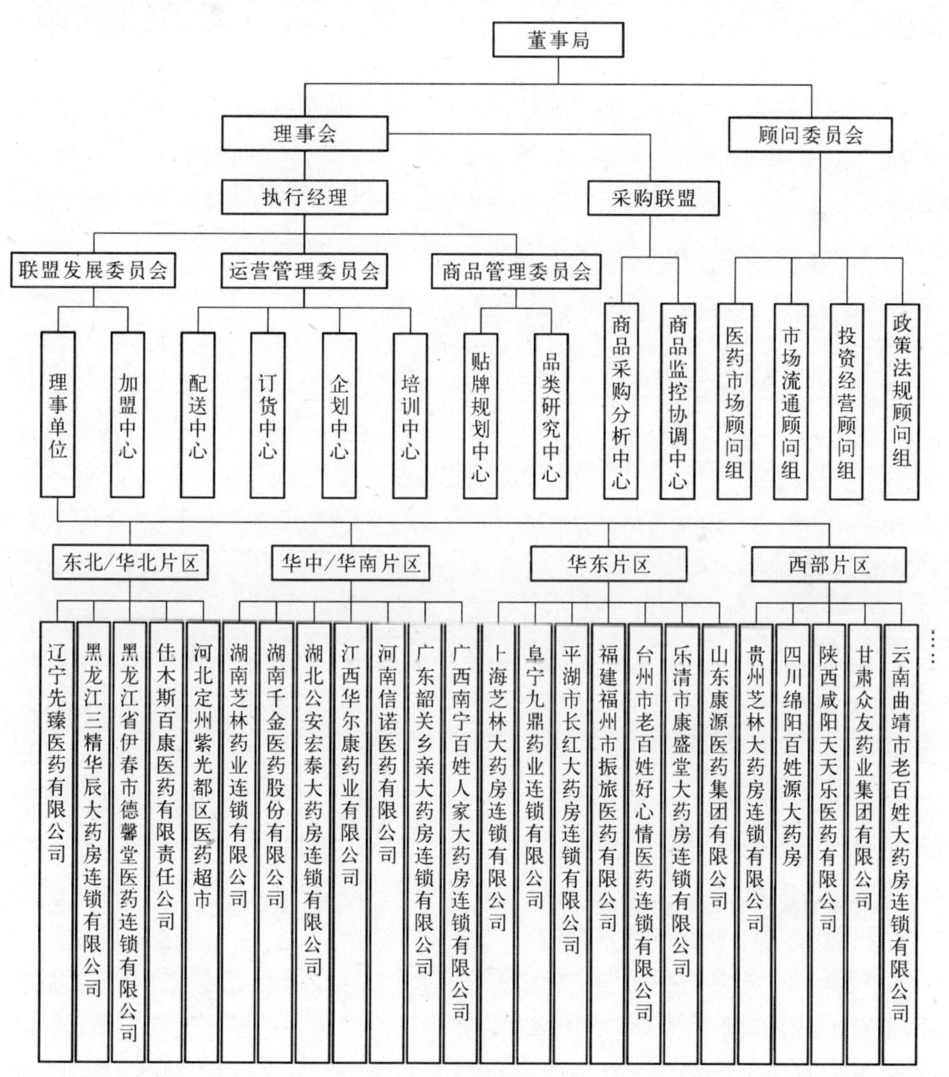

联盟负责人

曾　诚　长期担任湖南芝林大药房零售连锁有限公司任董事长、湖南芝林药业公司董事长、湖南芝林药业集团董事长。现为998联盟董事长。

刘洪亮　芝林药业集团执行总裁，芝林大药房全国管理机构执行总裁。998联盟具体执行负责人。

李叙德　国内较早关注第三终端市场和进行贴牌销售的医药资深人士。与刘丰盛合作过，是药芝林998联盟早期创办人之一。现担任国家健康教育网执行主任。

联盟核心成员

湖南千金金沙大药房，都匀湘君大药房连锁有限公司，青岛宏风药业有限责任公司等。

（刘洪亮提供图文，代　航审定）

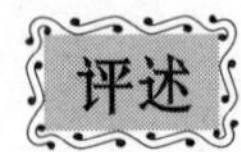

联 盟 新 秀

“2009年6月，药芝林998联盟成立。接下来的短短一年多时间，药芝林998联盟已经发展到拥有成员单位700多家，总门店数将近7 000家。遍布全国各主要省份和直辖市，年销售规模超过50亿元。贴牌品种近200多个，独家代理品种达300多个，品种涉及6个大类60个中类357个小类，涵盖了常用药品和保健食品的各主要类别。”

在刘洪亮理事长的办公室里，他一字一句地向笔者介绍着药芝林998联盟一年多的成绩。显得很自豪，他似乎很想说明药芝林998联盟的发展真的十分迅猛。

但是笔者发现药芝林998联盟与特格尔联盟的关系很微妙。

曾诚董事长的解释是：“在总结了‘特格尔联盟’的成功经验以及不足，分析了中国医药行业的核心需求之后，为融入更多的创新力和包容精神，在原联盟的基础上成立的进化版的新联盟。”

共同的江山一分为二

“芝林药业不是打造了一个特格尔联盟么，为什么又创立药芝林998联盟？”笔者自知道药芝林998联盟成立以来一直就很疑惑。

“药芝林998联盟由芝林药业发起成立。而业内人士熟悉的特格尔联盟也是芝林药业缔造。芝林药业前身是最早于2001年4月18日成立的芝林实业有限公司。股东包括曾诚、陈卫星、刘丰盛，曾诚任董事长至今。当时公司仅做保健品业务，经过一年多的运营，业绩并没有多大起色。”

刘洪亮理事长介绍说。

“但是曾诚董事长领导下的董事会果断决策于2001年1月11日正式进入药品零售业后，公司发生了巨大变化。以‘天天平价卖好药’的理念，很快就在湖南开出了13家药店，并组建了湖南芝林大药房有限公司。2003年开始，芝林大药房开到贵州、浙江、上海、江苏等各地，随着分公司的相继开业，一个由九大分公司组成的芝林药业集团形成了。”

“当年进驻贵州时，在贵阳都司路店曾经创造过单店一天卖40万的销售量，而且这以后几年该店都是每年销量超过5 000万。”

刘总说起当年的成绩来还有着一脸的喜悦。

“从2002年到2004年底芝林药业一路高歌猛进，一是靠最原始的价格战，二是靠董事会各位成员一条心共谋发展的集体智慧。

当价格战十分残酷时，药店的毛利很快从开始的40％多降到了15％左右。2005年芝林药业开始以湖南片区市场为先导引进品类管理，进行贴牌销售。”

刘总每说完一句话总喜欢呵呵地微笑，给人感觉倒是很亲和。

“随着公司在全国的快速发展壮大，各位股东的经营理念开始发生碰撞。当年实行了三位董事分片区管理的方式，曾诚负责华东地区、陈卫星负责西南地、刘丰盛负责湖南本上地区。开始筹划引进贴牌时，董事成员之一的刘丰盛极力主张引进新名称‘特格尔’，为扩大自有品牌的品种和销量，‘特格尔中国药店联盟’由此组建。当董事会约定从2005～2008年的3年分片管理期满后，联盟的发展已经开始走向顺利。但这时刘丰盛提出要让一直由其具体负责的湖南芝林大药房有限公司及‘特格尔’品牌独立运作。在这种情况下，曾诚董事长领导的董事会其他成员在总结经验后，考虑为了继续发展芝林药业，毅然决定组建旗下的第二个的联盟‘药芝林998联盟’”。

问：“可以说是刘丰盛创立了特格尔联盟吗？”

刘总没有马上回答，他缓了几秒又笑着说：“做企业打市场开始是没有什么好日子过的，没有大家的共同努力是很难把事情做好的。”

笔者在2007年的“长沙全国医药博览会”上跟参与过“特格尔联盟”的创立者之一李叙德先生有过交流。那时他正在那届博览会上努力推广“特格尔中国药店采购联盟”。后来再遇到他时我说你们特格尔发展得不错呀。可是，李却有点惆怅地摇头说，“特格尔联盟发展得是不错，它的发展也凝聚了我的一份汗水，但我们药芝林998联盟一定会更有前途。”这时候我才知道特格尔联盟已经独自运作。

“药芝林998联盟有信心超越特格尔联盟吗?”

“特格尔是从芝林集团分离出来的，对联盟的发展起了一定推进作用，运作也比较成熟。药芝林998联盟是芝林集团的零售板块为核心支撑，两者有各自的特点和优势，两个联盟都在不断努力地提升和提高。药芝林998联盟的格言是‘学习同行，超越自我’。”刘总谈起特格尔与药芝林998的关系时表现出他一贯的谦逊和真诚。

药芝林何以继续进化

在一边高举联盟大旗唱着抱团取暖的赞歌时，另一边却是过去的芝林药业已经分家成两个独立的且相互竞争的药业集团了。

当问到药芝林998联盟的终极目标和面临的困境时，在曾诚董事长的办公室，他倒显得很有信心地说：“经过三五年后，联盟内部成员磨合成熟了，一定会再联合大家组建成一个大的企业集团，当然不可能会是所有成员企业愿意参与集团组建，但一定有不少志同道合者愿意参与的。”

曾总说话总是那么平和却语气坚定，显示出其历经风雨的成竹胸怀。

“要达到我们的目标面临的最大挑战，一是联盟成员的思想如何统一；二是如何克服地区间的观念差异；三是如何进行价值评估才能获得大家认可。”曾总说。

刘洪亮理事长曾经以一篇“药芝林之进化论”形容药芝林998联盟是芝林药业进化的结果，也正处在新的进化之中。

药芝林将如何继续进化发展，实现曾总说的终极目标，似乎有不少的未知数，但曾总与刘总的谦和与自信让人感觉与两位打交道倒也踏实。

笔者问加盟商成员在加盟前及加盟后有什么变化时？发现总结有以下几点：

对中层店长及员工的触动很大。正如渭南恒振德杨分店的张月蕊店长短信所说的“上次对我们的收获不少，内心十分感激……”

现场培训整改即时改观。如四川自贡百姓大药房，上午理论培训，中午全体员工花了2个小时进行整改，顾客进来后说：“怎么一下子感到门店漂亮了这么多!?”

促销活动效果不一样。如赣州华尔康钟总一行，带领一队伍到贵州芝林观摩4天后，参谋策划了一次大型活动，活动效果正如徐总所说的“促销活动好久没有起翻番作用了，今天又看到了……”

经营毛利率提高了，效益增加了。如浙江的宋总说：“从刘总他们组织培训，到现场我们的毛利率提高了6个点，但仍感觉还有空间……”

“有我们曾董事长进行方向和大原则的把握，确定目标。我具体带领团队组织进行各项工作运作。培养好加盟成员的执行力，一定能实现我们的目标。现在要做的就是以产品为纽带，完善产品品类，提高为联盟成员服务的水平，增进成员间的交流了解，努力修炼管理内功，打造核心价值，培植企业文化。联盟要想得到巩固我认为核心在这几个字‘真诚、专业、产品、信赖’”。

刘总踌躇满志地说。

“药芝林998联盟今年的工作目标：重点从三个方面推进联盟的发展，一是产品引进方面，在原有基础上再引进100个新贴牌品；二是进行省级场的拆分细化管理，以地、县级连锁为主体，确保市场份额翻一番以上；三是服务推广方面，全新打造出师资队伍优秀、课程全面、实战作用强，而且灵活性好用的是具有芝林特色的网上零售学院与现场培训相结合的服务模式。所以今年的目标是市场份额要翻番，产品结构强两块，培训服务大提升。”

2011年1月27日，笔者有幸看到了芝林药业集团举办的迎新文艺晚会，员工的表演赢得一阵阵掌声，在一声声“药芝林998，久久发”的口号声中，每个员工都激情饱满。刘总的一曲“从头再来”使台下更是欢呼雷动。李叙德的一曲“少年壮志不言愁”也是情动四座，还有销售部门员工表演的“智取威虎山”把工作中的感受都融入了进去，也赢得掌声不断。

产品的竞争力是吸引加盟的第一要素，管理和服务的执行力贯彻是考验决策者的重要因素，如何选择合作者在曾诚董事长看来已经积累了丰富经验，如何打造自己的核心价值提高管理水平，两位老总还在不断探索。

（刘署光撰文）

中百联盟

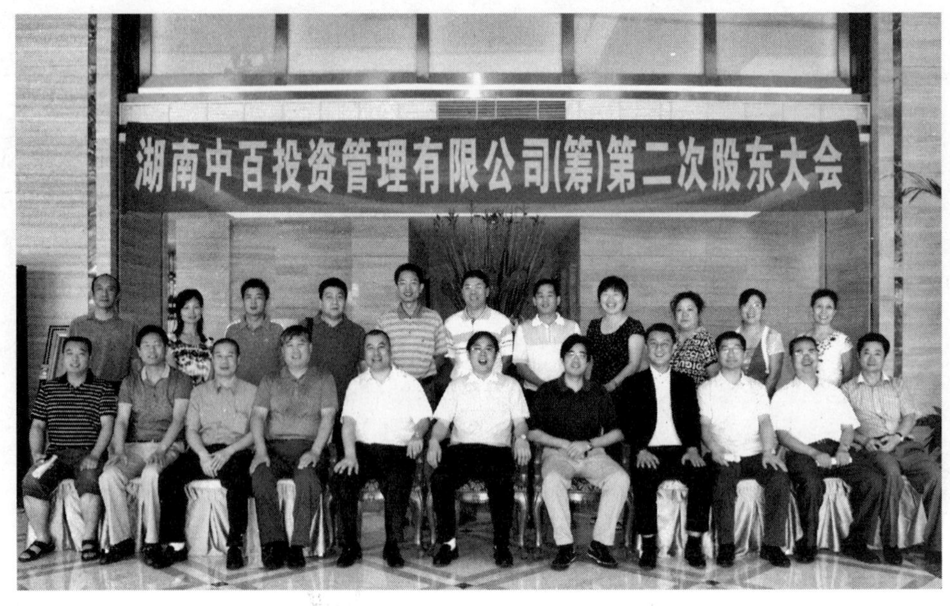

（湖南中百投资管理有限公司股东大会合影）

中百联盟(中国百强连锁药店联盟)，成立于2010年4月，由27家中国百强连锁药店自愿发起并出资成立的自由连锁组织。2010年8月30日，湖南中百医药联盟投资有限公司经省工商局审核注册成功，正式成立，注册资本近3 000万元。联盟坚持联合采购、独家代理与自有品牌相结合商品经营战略，统一由湖南中百联盟医药有限公司配送。联盟秘书处设立在长沙市。

中百联盟不同于其他区域联盟，它把自己定位为全国性医药商业性联盟。按照公开对外的说法，中百联盟成立的主要目的有三点：一是在保证产品质量的前提下降低采购成本，提高股东的毛利，同时相应降低药价，起到真正授惠于民的目的；二是继续扩大联盟范围，吸纳新会员，公司计划每年以 100 家的速度递增，到 2013 年末完成招募会员单位 400 家，会员门店数达到 30 000 家目标，成为国内最大的联盟公司；三是整合国内药店资源，推进行业多元发展，打造行业品牌。

中百联盟开展的主要工作被概述为：

(1) 及时提供各市场的信息，为联盟会员间的信息互通提供帮助。

(2) 研究行业动态，开展各种形式的培训活动，为联盟各会员提供互相交流学习的平台，建立商学院，并协助各成员单位建立培训机构，形成具有特色的人才培养体系。

(3) 为联盟会员企业进行联合采购，包括规模集中、委托采购、外包服务采购、自由品牌开发及运作等，联合举办各类促销活动，分销通过联盟许可的会员贴牌产品；实现规模优势，降低采购成本，保障商品质量，稳定核心品种。

(4) 资本资源整合，实现统一运作。

(5) 编辑《中百联盟》刊物，宣传联盟网站。

中百联盟非常注重企业文化建设，其下设的中百联盟医药有限公司这个操作平台，倡导的企业文化被表述为：

(1) 企业使命：为顾客创造价值，为员工取得成功，为股东获得回报，为社会创造效益。

(2) 企业宗旨：为促进大众健康与优质生活而全力以赴。

(3) 企业愿景：成为最受人尊敬，最具影响力和创新力的全球企业。

(4) 经营策略：销售最好产品，提供最好服务，创造最好品牌。

组织机构图(见下页)

中百联盟的股东名单

湖南益丰医药有限公司，杭州一天天好投资有限公司，上海复美益星大药房连锁有限公司，江苏苏禾医药投资管理有限公司，山东漱玉平民药业有限公司，深圳市友和医药有限公司，江西昌盛医药有限公司，辽宁天士力大药房连锁有限公司，安徽百信医药有限公司，陕西咸阳百姓乐大药房连锁有限公司，山西益源大药房连锁有限责任公司，贵州芝林大药房零售连锁有限公司，黑龙江华辰大药

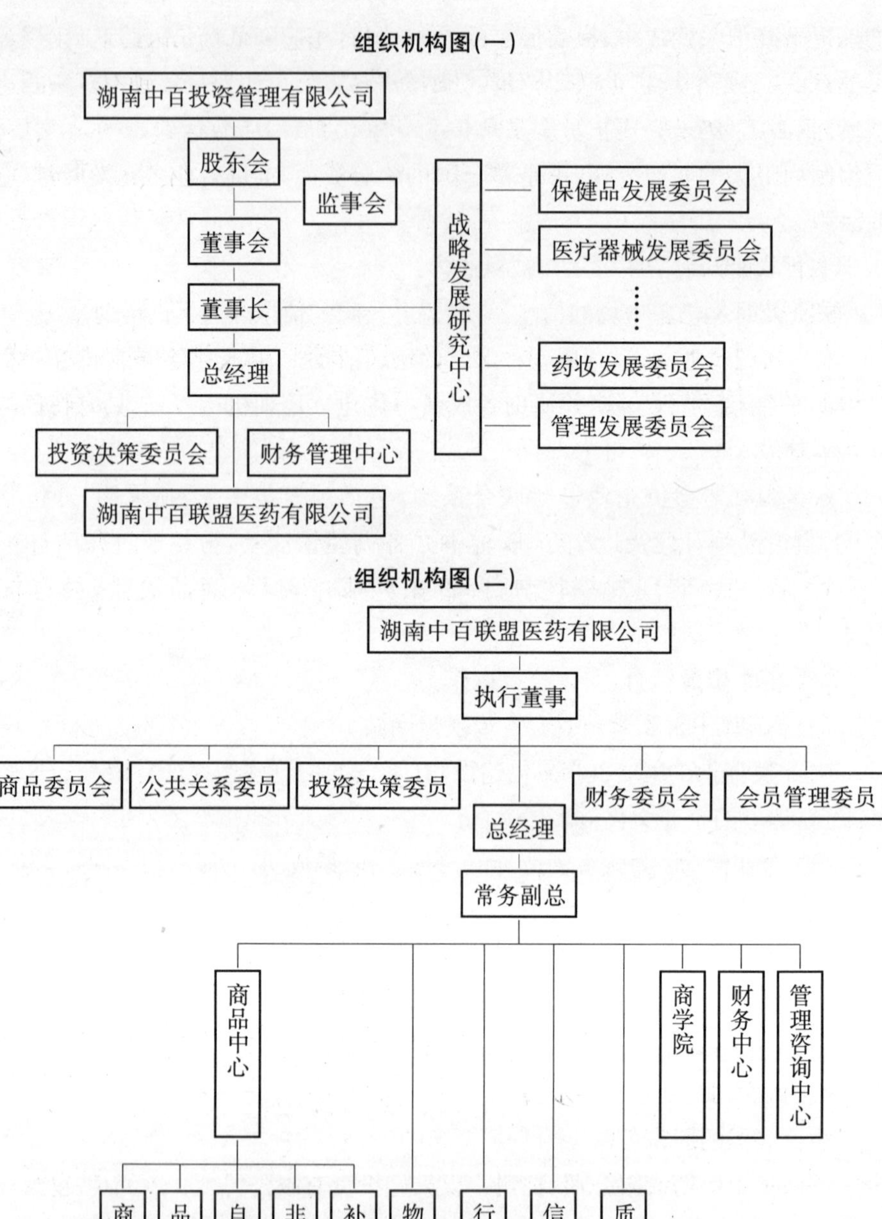
组织机构图(一)
湖南中百投资管理有限公司
股东会
监事会
董事会
董事长
总经理
投资决策委员会
财务管理中心
湖南中百联盟医药有限公司
战略发展研究中心
保健品发展委员会
医疗器械发展委员会
……
药妆发展委员会
管理发展委员会
组织机构图(二)
湖南中百联盟医药有限公司
执行董事
商品委员会
公共关系委员
投资决策委员
财务委员会
会员管理委员
总经理
常务副总
商品中心
商学院
财务中心
管理咨询中心
商品营销管理部
品牌商品采购部
自营商品采购部
非药品采购部
补货组
物流配送部
行政人事部
信息部
质量管理部

房连锁有限公司，四川杏林医药连锁有限责任公司，武汉天元医药发展有限公司，襄樊天济大药房连锁有限责任公司，河南百家好一生医药连锁有限公司，广西康全药业连锁有限公司，攀枝花市敬仁堂医药连锁有限责任公司，广东金康药房连锁有限公司，泸州圣杰药业有限公司，天津市敬一堂药业有限公司，瑞昌市医药有限公司，唐山市唐人医药商场有限公司，任丘市诚仁堂医药连锁有限公司，张俊峰，金东涛。

联盟负责人

高　毅　湖南益丰大药房医药连锁公司董事长，常德市政协委员，中百联盟董事长(后变动为名誉董事长)。

陈金良　浙江天天好大药房连锁有限公司董事长，中百联盟副董事长(后变动为董事长)。

张俊峰　浙江药通联盟秘书长，中百联盟总经理。

李　安　湖南中百联盟医药有限公司常务副总经理。主持中百联盟内部日常管理和会员沟通维护工作。

联盟核心成员

益丰大药房，浙江天天好大药房，山东漱玉平民大药房，上海复美益星大药房，江西昌盛大药房等。

(李安提供图文，并综合其他公开报道和文字，张俊峰修订)

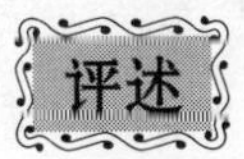

中白：千呼万唤不出来

时至今日(2011年4月5日)，曾经一度引人瞩目的中国百强连锁药店联盟(后简称中百)也没有在业内公开亮相。据内部人告知，原因可能有：

(1) 股东之间还在进一步磨合。

(2) 一直在进行品种的选择和优化。

(3) 业内联盟太多，用媒体或论坛的形式加以公告，已失去了轰动效应。

然而，中百联盟确乎已经成立。这一个标志是中百医药联盟投资有限公司已经在湖南成功注册运转，股东都已投钱注资，总部就设在长沙，原特格尔的执行总经理李安已受邀担任中百的常务副总。另一个标志是中百的股东单位一直保持密切的联系和沟通，甚至在一些具体业务上，已开始有一些整体的行动，如与一些品牌药企谈判，要求提供二线品牌进行贴牌或总代。我以为，中百目前的状况，也大致反映了中百联盟起伏不平的过程和高毅本人的思想。

中百联盟之所以引起业内的广泛关注，一是它的核心股东大多数都是名副其实的中国连锁百强企业；二是它的起点很高，一开始就定位为全国性的联盟，特别是它与重庆中盟已经形成事实上的竞争关系——中盟的高调出场以及近一年的成功运作，与中百的低调前行，甚至一波三折，形成了鲜明的对比。想当初，一些联盟的活跃人士，如张俊峰、金东涛、黄治林、庞云、俞达等，左手中百，右手中盟，都希望在两大全国商业性联盟的竞合中分享到最先进的思想和最实惠的利益，但中百的落单，毕竟让大家徒生落寞，同时也让大家对中百充满了期盼。这其中的一位活跃人士——一度推动过多个省级联盟的组建和成立，这次一开始似乎也不例外，但事实上他却错了。错在中百的盘子很大，组织架构也应该比较复杂，一个人的想法要想成为大家共同的想法，这好像并不那么简单，尤其是当一些资产性的关系没有被理顺就勉强导入，而在事后却不能得到大家的认同时，这就注定了资产性联盟组织的组建很可能是要经历多次反复的。这多少也反映了联盟的一个实际状况，松散的、非资产关联的联盟的组建和成立相对容易，资产性的联盟则需要一些过程，特别是在联盟的核心资产到底是什么的这个问题上，还没有弄明白的时候，联盟的反复是不可避免的，也不会为哪一个人的意志所左右。

其实作为最重要的股东和联盟的平台，湖南益丰大药房连锁有限公司的高毅董事长才应该成为这个联盟的核心。他的思想和对联盟运作的思考，才能真正决定联盟的走向。高毅的低调为人和主张管控的观点，业内有目共睹。我以为依据他的性格，联盟经历一些波折，缓慢驶入正道，也未必是一件坏事。联盟里的另一个大佬浙江天天好的陈金良董事长是一位曾多次经历过省外扩张合作失败而最近几年非常注重省内实体药店扩张的操盘高手，他与高毅的默契和互动，应该能从根本上决定联盟的方向。而其他的一些强人，如吴壹健等，擅长投资和资本运作，张俊峰则是与品牌工业企业的谈判高手，他们如何搭建一个能够优势互补、制约与放权并重的董事会和具体运营管理运营班子，将基本上可以看出中百联盟的大致走向。张俊峰曾经被设想聘请为经营班子里的总经理，但后来不了了之，却请了李安来具体操盘，这也其实能让我们看出其中的一些端倪：作为代理人的经营团队，很可能要与委托人（股东会）严格区分。如果是这样，现在企业制度中最重要的委托代理关系被引入中百联盟的治理结构，这对于发展中的中国医药性商业联盟而言，或许将是一个十分振奋人心的喜讯。

关于还没有公告正式成立的中百，业内的传言一直很多，比如说，高毅本人要担任某协会连锁药店委员会的主任，才会把中百整体带入该协会；高毅准备要辞让中百董事长的职位，延请中盟的董事长唐先伟担任——这是前段时间业内好事者传言两大全国性联盟要进行合并的版本之一。如果中百没有正式成立，我相信这类传言还会继续。2010 年的三四月份，我特地赶到湖南常德拜见了高毅，后来又问了李安，中百到底会在什么时候正式成立并发布公告？李安说，应该会是在今年的下半年。①

（代　航撰文）

中　盟

重庆中盟医药有限责任公司（简称中盟）成立于 2010 年 7 月，是由全国各省优势医药零售连锁公司 30 余家共同出资发起组建而成。是以药品，药妆、家用医疗器械、大保健等四大系列为主营，集销售终端、信息终端、消费者终端三位一体的专业代理营销公司。

公司下设有董事会、监事会、总经理办公室、业务部、财务部、行政部、质管部、仓储部、培训事业部及零售药店。

通过聚合医药终端优势资源，中盟与广大的全国优势医药终端企业愿共同建立紧密战略合作伙伴关系，力争在 1～3 年将股东企业发展到 500 家左右，每

① 中百联盟已于 2011 年 8 月 5 日正式宣告成立。

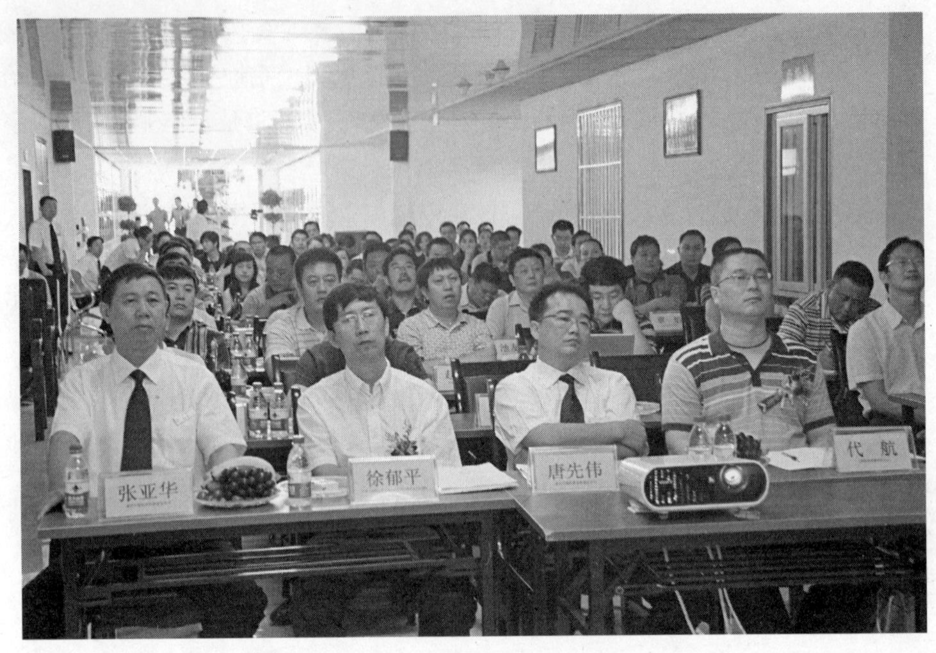

（2010 年 8 月 24 日中盟首次股东会议暨中盟论坛）

个省、地级市、县级市各一家，自营代理品种集中采购和销售达 3～5 亿元，同时利用整合规模效益选择销售 5 亿元以上。流量大的部分市场成熟品种进行集中采购或协议分销，逐步摆脱对医药流通企业的过分依赖，直接降低购进成本，形成一种找上游生产企业要资源，找中间流通企业挤空间的格局。全新打造一个规模经济形成的增值效益平台，实现整个医药零售业态的升级换代。

中盟将建设一支优秀的股东管理团队，对中盟与股东企业之间围绕品种营销，信息交流来执行管理的全过程，满足股东企业生存和发展的市场竞争需求，为股东企业服务提供多元化的保障。与各位股东一起立足全国，与广大区域性终端进行合作共赢，共建全国最具影响力的医药联销网络。

中盟还将组织股东企业一起与国内外战略投资和战略合作者保持紧密的联系，与各位股东企业共同跨越由产品价值链向资本价值链的战略转移，实现股东企业的自我价值社会化，共享资本市场的增值效益，最终成为一个具有强烈社会责任感的品牌企业、上市公司！

中盟医药股本结构：① 股本金总额：2 000 万元；② 股本比例：股东 20 万元/

股，董事单位100万元/5股，董事长单位200万元/10股；③ 会员单位：1万元。

中盟医药销售网络建设规划总体目标为：2010年原则上只发展核心股东20家，各省份1家；2011年面向全国各地级市发展，达到100家；2012年继续向全国各地级市场发展，填补空白地级市场，再增100家；2013年逐步面向各县市发展，力争三年发展股东及会员总数达500余家。

另外在承付货款、市场监管和会员销售返利等方面，中盟也都制订了切实可行的政策措施。

这里还不得不提下与之同时成立的重庆中盟信息咨询公司。中盟信息咨询主要服务于中盟医药的成员单位，在营销、培训、管理、信息交流等方面提供全方位的特色服务。该公司董事长由河北新兴大药房的董事长郭生荣担任，总经理是湖南双舟大药房易军。按照唐先伟的设计，中盟信息咨询是中盟医药的兄弟单位，是协同推进中盟医药做大做强的最紧密盟友，是盟中盟。目前这两个公司都构建了较为完善的组织机构。

重庆中盟医药有限责任公司组织机构图

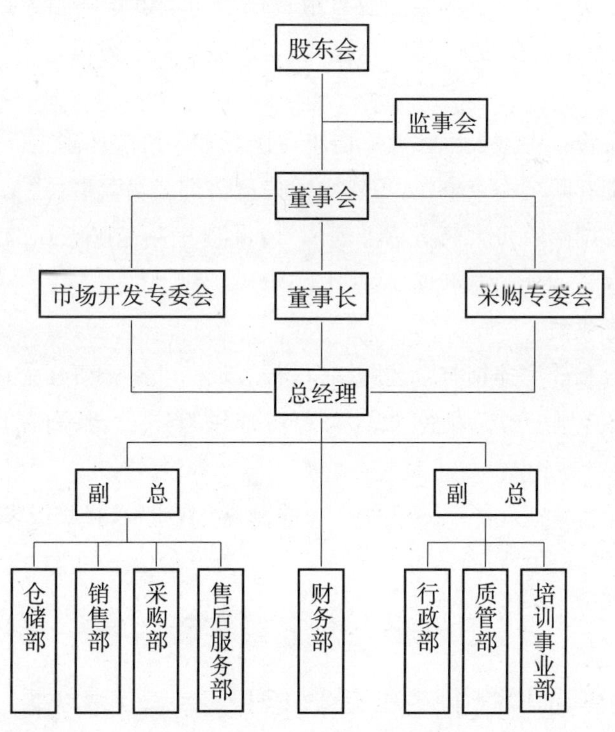

重庆中盟信息咨询公司组织机构图

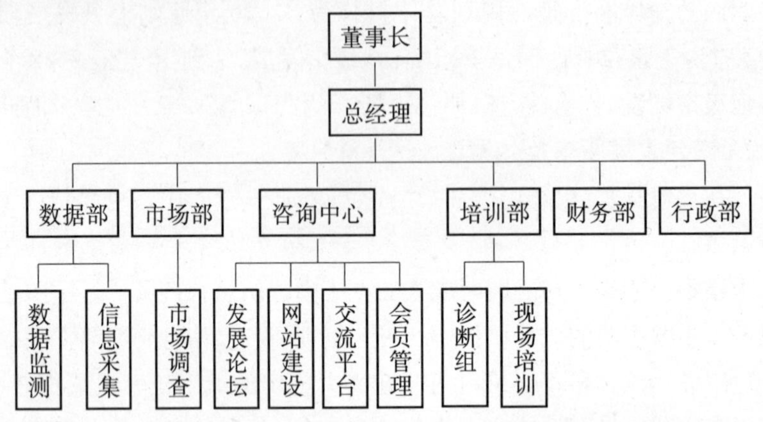

联盟负责人

唐先伟　重庆市万和药房连锁有限公司董事长，中国药房信息联盟会长、重庆市工商业联合会(总商会)常委。现任重庆中盟医药有限责任公司董事长。

张亚华　历任宜昌长坂坡药业有限责任公司董事长，湖北药店采购联盟副理事长，武汉天元医药发展公司总经理。现任重庆中盟医药有限责任公司总经理。

郭生荣　曾在中国人民解放军白求恩国际和平医院任副主任药师。石家庄新兴药房连锁有限公司董事长，重庆中盟信息咨询公司董事长。

易　军　湖南双舟大药房总经理，2010 年度最具品牌意识的药店人。现为重庆中盟信息咨询公司总经理。

联盟核心成员

重庆市万和药房连锁有限公司、宜昌长坂坡药业有限责任公司、新疆普济堂医药零售连锁有限公司、湖南双舟大药房连锁有限公司、石家庄新兴药房连锁等。

(张亚华　张贝贝提供图文，代　航审定)

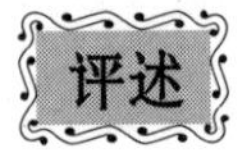

下一个九州通或老百姓?

有很多个理由让我不得不关注重庆中盟。

我曾经一度为唐先伟的药店经营管理思想所折服。我写过他的万和大药房，它的菜市场选址、它的药师服务，令人印象深刻。那时我还不认识他。记得是 2007 年的 4 月，我第一次与他相识，是在重庆南滨路一处临江的酒家。他倒满了两大杯五粮液，说相见恨晚，两人一饮而尽。当时在场的还有南方所的才女侯嘉，重庆和平的摄影师伍华。我不知道那是不是一个春风沉醉的夜晚，但那天我的确醉了。这次醉酒我久久难忘。

唐先伟是人力资源管理的高手，我一直在研究他是如何拿捏人性的善良与丑恶，并把它成功地运用到药店的管理上。他能管得好企业，我相信他做联盟也会有自己的一套。

2009 年 7 月份，他和一帮志同道合的药店老板组建信息联盟时，我是他的特邀主讲嘉宾。那一次，许多参会的人被一些手捧鲜花的重庆美女迎接，还有专车接送——包括我在内，似乎也都还是第一次享受这样的礼遇。2010 年的 8 月份，重庆中盟正式挂牌成立，我又作为他们的顾问兼主讲专家，出席会议。在这次会上，我以航空业星空联盟为例，对国内医药商业性联盟普遍缺乏顾客服务措施手段的现状提出了批评，同时也希望中盟盟友能相互持股，从另外一个层面加强资本的合作渗透。走下讲台的时候，唐先伟竖起了大拇指连续晃了晃，以示赞同。这一年的 12 月份，南昌药交会期间，重庆中盟面向全国举行高峰论坛，主题是“民主、平等、自由、沟通、合作、共赢”。唐先伟两次对我侧身附耳道，前面 6 个字我们取用了你对联盟核心价值观的概括。但也就在这次论坛上，我又重申了自己作为国内医药商业性联盟独立观察家和研究者的身份。

其实，对唐先伟和重庆中盟所表现出来的心仪，还体现在他和这帮志同道合者的点将布阵上。2010 年的中国医药商业性联盟，风起云涌，全国性和区域性并发。其中全国性联盟的竞争一度短兵相接。当重庆中盟决定以中盟医药有限责任公司和中盟信息咨询有限公司两个经营实体并驾齐驱策马全国市场时，我和业内许多同仁对中盟医药唐先伟任董事长、张亚华任总经理，中盟咨询郭生荣任董事长、易军任总经理——这样的组织布阵，感到真是一个大手笔，典型的黄金搭档。张亚华，具有丰富且成功的联盟操盘经历，虽然跟他不熟，但他的名字还是早有耳闻，为了摸清他的情况，我在 2010 年 7 月特地赶去他的老根据地——当阳长坂坡看他的门店和他的合作伙伴；易军呢，也是我在 2010 年亲自撰文推崇的、自认为他在药店品牌营销和传播上真有建树的药店经营管理行家；

包括郭生荣，他在药店会员制营销和管理上所掀起的“郭旋风”，现已席卷全国（他们两人均已获得某网站 2010 年度最具品牌意识的药店人殊荣）。尽管如此，尽管他们是先声夺人，势头强劲，但是作为他们的朋友，也作为一个以第三方视角看问题见长的观察者，我也会对这种强人结盟的格局是否具有长期性——特别是权力的共享性，有一些担心。重庆中盟还在扩大，速度很快，更多的强人和高手可能还会进入。如果说国内的大多数联盟是因为某些似是而非的主张、某些技术、某些资金、某些产品而见长的话，重庆中盟很显然将会因为这里所汇集业内越来越多的强人和高手与他们的思想而见长。如果十个手指能攥成拳头，那将是非常的厉害；如果十个手指不能攥成拳头，各自发力，那也将是非常的危险。

目前在国内联盟体中，“唐-张”体系（连同“郭-易”体系）采取了把股东和分销单位合二为一的“绑定”模式。这种模式虽然解决了各联盟体中普遍存在的发起单位“出钱（名）不出力”的问题，但也为自己抬高了门槛。有一位前期准备参与而后又退出的药店老板告诉我，进入这个体系，股东单位要是卖货不得力，先前的股金不仅谈不上收益，可能还要亏本；如果拼命卖中盟的货，那将彻底改变自己的产品结构，很可怕，他说，我还没想好。其实，我把中盟前期设计的联盟体系与最近公开推出的联盟体系进行了一下对照，发现他们已经着手解决了这个问题——除了核心股东单位，中盟也大量吸收会员，会员不一定是股东，只要能分销产品就可以了。这样的一个变化，我相信将会极大地推动重庆中盟医药的快速发展。

如果重庆中盟真是我们所认定的全国医药商业性联盟的一个典型代表，那我们希望它在发展过程中的战略统合者能够更加务实，能够在复杂多变的竞争环境中进行动态的适应性调整，把握联盟发展的节奏，始终让自己的联盟组织充满活力。

我在一次演讲中认为，21 世纪的第一个 10 年，因为出现了湖北九州通和湖南老百姓这样的新业态，极大地推动了中国医药流通业的发展；而在接下来的这个 10 年里，也一定会涌现出创新型的医药流通业态。谁能断定谁就是或不是下一个九州通或老百姓呢？

（代　航撰文）

第二篇　联 盟 风 云

联盟历程

联盟早期(20世纪90年代～2003年)

发轫于上海

当代医药商业性联盟从源头上追溯，要到20世纪90年代。当时，传统的统购统销以行政指令来指挥运转的三级站、四级批的商业体系，正在经历一场深刻的变革和转型。包括上海的医药商业公司在内，甚至也包括上海医药采购供应站(全国五大一级站之一)，都面临着如何用市场的方式推进市场业务的问题。时任上海医药销售工业公司总经理、后又担任上海市医药股份有限公司总经理的廖有全先生在那时做了几件事：一是积极参与和推动上海市医药商业公司之间的合并和重组；二是首创药品代理制(在全国市场范围内通过代理制推广帕尔克产品)；三是面向全国建立销地批发公司，进行中间商革命；四是在上海市医药股份有限公司上市(1998年9月)的前后，推进全国范围内的零售药店联盟和商商联盟。

1999年4月，原上药集团副总裁兼上海医药股份总经理廖有全和上海华氏大药房总经理祝汇江来到安徽黄山，与时任黄山市医药管理局局长兼黄山市医药公司总经理的朱惠斌，把盏言欢后，出席了上海华氏与黄山市医药公司共同出资兴建的一家门店的开业仪式。当时，上海医药股份上市不到一年，上海华氏大药房也刚成立一年；黄山当地的医药行政管理部门与企业经营尚未完全分离，但黄山市医药公司的领导对“借助上海医药品牌企业的力量发展当地医药零售市场”的思路和观念非常认可，愿意与强势品牌企业结成战略联盟——它的起步，就从双方共同出资、按照华氏大药房的模板兴办“合资药店”开始。此后两年，上海医药股份正式并购黄山市医药总公司，并将其属下的零售板块独立出来，用“华氏大药房”品牌进行全面整合。时至今日，在黄山零售市场上，“华氏”仍然是当地的第一品牌。也正因为如此，在造访黄山华氏的有关领导和药店经营者时，他们都对积劳成疾、已于1999年10月去世的廖有全先生心存感念，对当时跨区联盟的过程，津津乐道，记忆犹新。

上海医药股份与黄山市医药公司共同出资成立的"合资药店"，或许是我国最早的联盟体药店。理由如下：

(1) 它是上海医药股份及其上海华氏大药房进行全国扩张战略思想的重要体现，即"先联盟，后整合"。联盟是在盟主与成员单位产权独立下的联合，而这样的联合能否成功，首先在于领导者的思路和经营理念能否契合，或者"求大同，存小异"；其次，联盟还必须有一个具体形式或载体，而双方共同出资成立"合资药店"，就是一个很好的载体，能够凝聚合作共识，为联盟体的进一步发展打下基础。

(2) 就上海华氏大药房这个盟主而言，它可能还是国内最早的"药店管理输出者"。在与黄山医药公司合作开始的前后几年里，上海医药股份和上海华氏大药房还在全国许多地方搞过不少商业联盟和"药店管理输出"，虽然命途多舛，但今天仍留有贵州华氏、江西华氏黄庆仁栈、黄山华氏等成功典范。

(3) 合作也暴露了药店联盟体自身的一些问题或瓶颈，如联盟体是否一定都要搞成整齐划一的"资产一体化"？联盟体难道全部都只能是"资本运作"、"资本整合"的前奏吗？上海医药股份和上海华氏与黄山市医药公司及其许多区域医药商业公司和药店的联盟，无论是成功还是失败，都对今后的药店联盟产生过相当积极的影响，非常值得当今的联盟组织者或发动者认真总结思考。

2003年及其随后的一年，在全国轰动一时的绿色联盟，也发生在上海。但这里有两个版本。一是以上海海佳大药房、中达医药商店等近200家上海单体药店组成的绿色联盟(曾分别与上海九州通、上海浦东华氏等商业公司洽谈过合作，均未获成功)，但由于无法处理相互间的资产关系和共同发展问题，筹划一段时间后便无疾而终了。二是由刘丰盛等倡导上海的平价药房(芝林、益丰、市民等)在那时结成了一个临时性联盟，提出两个最低——最低进价、最低售价。由于当时力量单薄，结盟的药店有竞争性，且缺乏具体的运作思路和机制，再加上上海开心人和老百姓等当地平价药房加以抵制，很快这个绿色联盟宣告解体。但后来成为特格尔药店联盟的盟主刘丰盛，却把他当时搞的绿色联盟作为特格尔的前身，也让当初上海平价药房的绿色联盟披了层传奇外衣。

在那段时间，上海的各个区县连锁药店也组建过松散的采购联盟体，但由于没有形成正式的联盟组织和运行机制，也非常散漫，在业界没有太大的影响，似乎也没能坚持下去。2010年下半年，上海医药集团曾经有段时间也萌生和运作过自己体系内的联盟组织，媒体也有过报道，但由于没有领军人物和组织规划，也没有清晰的战略目标，后来也就不了了之了。

个人发动的松散联盟

如果说，以上联盟是以“组织”的名义发动的，下面的药店联盟则完全是以“个人”名义发动的。

2002年4月，时任湖南老百姓大药房常务副总经理的张辉，受谢子龙委派（一说是张辉已心存离开老百姓之意），把老百姓的一整套经营理念和模式带到了江西南昌，与李建国（2002年6月离开湖南老百姓，时任老百姓总经理）、吴元煌、梁永强等人共同创办了江西开心人大药房。此后不久，张辉离开开心人，又到了安徽合肥，帮助吴斌创办了安徽百姓缘大药房，吴元煌、李建国等到了江苏南京创办南京新主张，梁永强到上海与人合资创办了上海开心人。在此前后，河南健康人、山西万民、河南开心人、广东保利祝福你等平价药房也在他们直接或间接的参与下纷纷开业，形成了一道平价药房的壮观景象。

今天来看，这些平价药房互相之间有着千丝万缕的关系，也可以说是典型的“松散型联盟”，它们虽然有着共同的经营理念和主张，业态模式也基本相同，但由于没有统一的品牌或资产注入，也没有超强的个人影响力贯穿始终，联盟过程中类似于咨询策划公司里的个人介入——虽然我们今天认为这可能是当今药店系统最有力、最有创见的“药店托管”、“药店管理输出”的杰作，但由于缺乏长远的规划和组织程序做保障，历史可能会因为这些曾经极度松散的联盟成员在国内零售市场演进过程中的阶段性作用而记住张辉、李建国、吴元煌等人，甚至也可以视他们为最早的药店联盟发动者。然而，他们个人在药店联盟创建过程中的出局（现在张辉、吴元煌、李建国等人都已全部退出医药零售界），则一定会为今后药店联盟体在建设过程中，如何处理个人与组织的关系等核心问题留下宝贵的经验教训。

设想一下，如果这几位主要来自湖南老百姓大药房的经营高管和开心人、百姓缘等知名平价药房的所有者，能与老百姓大药房的股东会或者董事长谢子龙本人，形成某种资产关系或者联盟形式，或许早在2003年，中国医药整个零售市场的格局就要被改写了。以老百姓大药房为代表的平价药房或许那时就可以通过联盟打好一统天下的基础。有研究者称这是谢子龙心头一个永远的痛，但从联盟的发展历程来看，联盟本身及其组织形态，在那时还不是很成熟，联盟的意识和观点还没有能深入人心，个人的力量还缺乏组织的约束和资产化的考虑，特别是业界那时还没有找到处理好个人品牌与组织品牌之间关系的钥匙，因此，就算是今天能够以联盟的观点来反观当初，也只能是看到一个非常松散的、非常个人化的、必然夭折的联盟雏形。

其他的一些联盟

2002 年 1 月，四川医药集团的配送单位四川医药保健品公司成药部、四川中药通电子商务公司联合全国 60 多家药企的成都办事处召开工商联谊会，欲用网上联合超标、网下实体配送的方式，联合千家药房进行联采分销。这些药房包括成都九鼎大药房、四川太极大药房、四川迪康药房连锁、贵州一树连锁等。当时议定的工业产品订单约为 1.5 个亿元，中药通的运作费用为采购药品总价的 0.5%，四川医药保健品公司成药部配送费为中标价的 3%。虽然当时高调宣传，但响应者不多，千家药房联盟不了了之。

2003 年 8 月广东金康、采芝林、海王星辰、柏康、康之选等 6 家连锁宣布成立“广州药品采购联盟”，目的是挤压上游供应商的利润空间，拉低药品销售价格，以应对广州老百姓大药房的低价竞争。而在此前后，随着深圳友和、湖南老百姓、江西开心人、哈尔滨宝丰、安徽百姓缘等平价药房在全国范围内的攻城略地，杭州、上海、南京、成都、西安等地都有针对平价药房的价格联盟或采购联盟，但这类联盟由于大都是策略上的，要么因为内部利益矛盾难以调和，要么因为这些传统药房后来自己也变成了平价药房，所以大都没能坚持多久就自行瓦解了。

最早的联盟操盘手

2009 年的下半年，我与原海王星辰总经理朱丹在两个月不到的时间里谈过三次话。他的房子买在上海，但人在加拿大，经常会回国看看。虽然已出国 5 年，但他依然很关心国内近年来药品零售业的发展。我也有很多问题想请教他。

譬如，媒体上曾经有报道说他会重掌新美信，又说他将回国亲自推动国内的药店联盟运动。但他不置可否。我们说到，他应该写本类似自传的书，以飨始终关心他的业内人士。他也应该对他钟爱的中国药品零售事业有个交代。在我心目中，朱丹还应该是最早的联盟操盘手。2002 年，在朱丹的牵头和安排下，由海王星辰支付 50 万美元，获得国际品牌特许连锁企业美信(Medicine Shoppe)中国大陆 10 年特许经营权；同年，朱丹又担任美信医药国际连锁中国总部董事长。这是国内药店系统最早且规范的品牌联盟的范例——它直接启发了 PTO(药店贸易联盟)的本土化构想。在朱丹的战略规划中，美信品牌定位于专业药房，以处方药患者为目标顾客，并且以加盟连锁形式进行品牌扩张。此后，美信以特许加盟的形式在国内大肆发展，直至“CGA 银河联盟”的成立及其快速衰败。从品牌扩张来看，朱丹当初所设计的“一手推直营，一手推加盟”的两手扩张战略，没有能坚持到最后。而由品牌联盟促使朱丹构建的贴牌战略体系(海王星辰董事长张思民把它做到了极端)，实际上是非品牌企业/产品与品牌药店形成贴牌联盟的最早实践，它却直接启发了后来刘丰盛们的高毛产品分销联盟。

其实，早在 20 世纪 90 年代后期，当时就身为海王星辰总经理的朱丹，就一直试图以联盟的方式让海王星辰走出深圳，在全国进行扩张。如 1998 年，朱丹在苏州与人联合开办海王星辰药店；2000 年，朱丹又在北京与同仁堂联手开办北京同仁堂星辰药店(同仁堂以 100 万元占 51%股份)。虽然，这种联合开店的联盟扩张形式，大都以失败告终，但同时也让朱丹坚定了海王星辰的多元化的扩张方式，即在实体店的扩张方面，依照国际惯例，以直营和加盟为主，而在选定非品牌供应商作为贴牌联盟的盟友，以及联手同仁堂这样的国医国药品牌增加自身的品牌价值等方面，充分显示了朱丹宽阔而富有前瞻性的联盟思路和战略路径选择。遗憾的是，当 2004 年朱丹被迫离开海王星辰时，我们好像再也不能够看到海王星辰大联盟的未来前景了。

从联盟的角度看九州通快批模式的确立和成功

2000 年 5 月，湖北九州通医药有限公司正式挂牌成立运作，到 2003 年，其销售额已达近 62 亿元。当时在九州通从业务员做起、后担任九州通医药集团副总经理的业内知名专家牛正乾(现为中国医药管理企业协会副会长)，最早把九州通的成功归为快批模式。

一、"快批"模式的诞生

我国医药流通企业长期存在的分散竞争状况造成了诸多弊端。分散竞争致使企业数量过多，扭曲了市场机制的调节作用，导致市场无序现象频频发生；分散竞争致使企业规模小，难以实现规模经济和范围经济，造成整体行业成本和社会成本的整体提高；分散竞争导致近年来企业恶性价格大战，也是一些不正当竞争行为的重要诱因；分散竞争致使我国医药分销企业技术创新能力不足。

九州通经过短短几年的探索，形成一套具有一定经营特色的医药物流经营模式：

品种齐全、服务到位、流程快捷，始终以为上下游客户创造最大价值为经营宗旨，配合上游供应商降低其销售成本、扩大市场份额，降低下游客户的采购成本。该模式被医药业内人士称为"快批模式"、"九州通模式"。

二、九州通模式剖析

1. 九州通的分销布局

九州通选择了"两级医药物流分销模式"，组建一级物流分销中心和二级配送中心(包括下设的配送服务站)所构成的两级分销网络的跨区域大型医药分销企业集团。九州通计划在未来的几年中在国内建设 15 个一级的医药物流中心，围绕一级的物流中心再建设 100 个二级的配送中心，逐步形成医药大流通的分销格局，充分利用信息化技术，对上下游的资源进行有效整合，为各个区域市场的上下游客户提供更加优质的服务。

一级大型医药物流分销中心是指大型跨区域医药物流分销中心，它是以经济区域进行设立，与国家的整体物流规划相吻合以便充分利用社会资源。

二级配送中心一方面可以由以行政区划的省级、地市级、县级的二级、三级医药批发商、医药零售连锁企业在利用已有的分销资源的基础上，改组为区域性的医药配送中心；另一方面由一级大型分销中心重新单独设立。

2. 九州通的营销五字诀

九州通自 2000 年 5 月份成立至今，短短四年，已经位居中国医药分销企业第三名，中国民营医药分销企业第一名，2004 年销售额超过 80 亿人民币。真正推动"九州通"飞速前进的原动力则是它的营销五字诀：低、齐、快、优、网。

(1) 低：购进低成本，销售低毛利。

很多人都知道，"九州通"推行的是"低毛利率"批发的经营策略。但是，这种低毛利率经营却又不是简单地与同行打价格战,而是在“购进低成本”的基础上实现的“销售低供价”。

(2) 齐:经营品种齐,客户类型齐。

首先,是经营品种(品规)齐。其次,是分销客户类型齐。齐全的品种,不仅能适应各种类型客户的采购需要,对单一客户而言,同样能实现“一站式”购买,免去了客户东奔西跑的配货之苦;齐全的客户又为经营品种广开销路。在良性循环中,二者相得益彰。

(3) 快:供货速度快,资金周转快。

一方面,是供货速度快。另一方面,是货物、资金周转速度快。“低毛利率”经营策略为其“现款现货”这一交易模式奠定了基础,从不做遗留应收账款的“假销售”,这又使得“九州通”的资金利用率极高。

(4) 优:产品质量优,客户服务优。

正如“九州通”集团董事局主席刘宝林先生所说:“只有有了优质的产品和服务,才能使‘九州通’的营销网络开拓更加高效,物流更加顺畅。”

(5) 网:上游供应网,下游分销网,自身营销网。

“九州通”营建了三张网:上游供应网,下游分销网,自身的营销网,然后通过集团公司自主开发的电子商务模式将这三网进行了有效的整合。

2003 年全国医药批发行业的平均费用率为 8.75%时,九州通的费用率仅仅为 1.88%,它的毛利率和费用率均接近于国际水准。九州通不追求固化资产的奢华,他们认为,地皮、房屋、现代化的装备、设施这种固化资产的竞争力是有限的,是很容易复制的,它能否给企业带来效益,很难说,关键要看是否合适。

快批的商业思维,很大一部分就来自联盟的思想。九州通在上游和下游广交朋友、广结盟友,不仅形成众多非品牌药企的供应商盟友,而且还大力开拓第三终端客户资源,在发展初期,就形成了国内最大的供应链联盟体;近年来,九州通又通过加盟方式发展了上千家连锁药店,同时还与上游企业紧密合作结成 OEM 联盟。而从 2003 年开始即专注于第三方医药物流配送的杭州邦达,则因为不参与商业竞争的商业联盟平台思路,这些年取得非凡的物流配送业绩,它不仅成功发展了数万个终端网点的纵向联盟,而其第三方的独特身份,也使之迅速发展横向联盟有了更大的可能。

而从今天联盟的角度看，现代医药商业的发展，无论是以九州通为代表的快批、快配型医药商业，还是以杭州邦达为代表的第三方医药物流，或者是代理主导型商业公司，都离不开“联盟”两个字。“联盟”的本质是两个或两个以上的经营实体，能够因为社会分工、业务流程、供应链管理等方面的需要而结成的短期或长期的业务合作关系，产生协同合作效应，并最终成为稳定的利益共同体。

医药商业，特别是我国传统意义上的商业批发企业，实际上就是中间商，它的上游是生产企业，下游是终端客户。一个成功的中间商，既要有稳定而可资选择的商品供应资源——供应(采购)联盟，又要有稳定而又相互依赖的终端客户资源——终端(分销)联盟。同时，如果医药商业还有大大小小的同类型合作伙伴——横向(调拨)联盟，那么从传统意义上看，这样的医药商业因为具备这三大联盟资源，肯定就会是一家运转正常的商业批发公司了。

在计划经济向市场经济转型的过程中(医药经济，特别是医药商业，相对于其他行业，这种转型明显滞后一些)，这种联盟大都带有行政指令色彩，虽然企业不一定清楚、也不一定关心如何联、为何盟的问题，但从商业批发公司履行政府赋予其商业职能的情况来，效果似乎还不错。但是，随着 20 世纪 90 年代以来我国市场经济地位进一步确定，尤其是本世纪初的医药流通领域，由于类似湖北九州通这样的商业快批的出现，原有的在行政指令下运行的整个医药商业体系，越来越不适应医药终端市场的变化，医药零售市场逐渐产生了第一、第二终端乃至第三终端这样的细分市场，原有医药商业联盟体开始分化甚至分崩瓦解，新的商业联盟开始重新组合、积聚。在此种情况下，商业快批也正适应和推进了新的商业联盟形式和方式，比如通过自身物流配送能力建设，进一步密切和巩固了上游供应商的采购大联盟，与下游终端建立了具有排他性的分销配送联盟，同时，也有意削弱和减少了调拨联盟。正是基于这种新的联盟方式的调整和对联盟体成员核心业务功能的强化，九州通的快批模式才能从众多医药商业批发企业中脱颖而出。

而随着医药商业批发企业竞争的加剧和整个终端市场以及医药健康消费需求的变化，医药商业的联盟对象和方式也随之发生变化，比如医药商业强调总代或高毛利贴牌产品的购销，同时健康品生产企业也成为医药商业下一步的重点结盟对象，层级分销体系重新受到市场重视，横向联盟的地位上升，医药商业批发公司发展连锁经营(药店、诊所)成为一种趋势——先前终端联盟中的一部分成员，现在也成为一体化的对象，原有的联盟体成员关系要求进一步分类厘清。

现在医药商业联盟的问题是，纵向联盟都开展得不错，特别是那些大型商业批发企业和区域龙头（国药集团国药控股、九州通集团、上药集团、广药集团、南京医药等），而横向联盟（商业企业之间的商商联盟）则明显不力。我们不清楚医药商业曾经在市场上较为普遍的横向联盟是因为强调物流配送“一步到终端”导向所致，还是这种横向联盟已经因为大型医药商业——全国性和跨区域龙头的出现，而使之内部化了。总之，在大型医药商业主导的竞争市场上，特别是当它具备较强的终端渗透力和自有网络运营力的情况下，指望这类企业倚重外部力量进行同类型医药商业开展横向联盟的可能性已经不大了。医药商业公司的横向联盟，也将会是摆在九州通这样希望在更大市场范围内具有较大战略回旋余地的快批、快配型医药商业公司面前的难题。

奠定联盟基础(2003～2006年)

王春雷和他的PTO

在某网站进行的“中国药品零售业10年(2000～2010年)十大最具影响力人物评选”中，王春雷被业内专家和广大网民评选为“最具创新思想的管理者和传播者”。他的推荐语是，“迄今为止，把他视为中国药品零售领域最负盛名的探索者和受益者，一点也不过分。他的创意和韧性，如果再加上对社会资源的有效利用，他完全有资格获得这项提名”。这里所谓的创新思想与传播，即是王春雷的PTO联盟主张及其运作。

王春雷是贵州一树药业连锁有限公司的总经理。做过外贸，视野开阔。他所领导的贵州一树药业有限公司虽然规模不大，但也是我国最早被允许和鼓励进行连锁和扩张的连锁药店之一(2000年)。早在2003年之前，王春雷在药店圈就非常活跃。由于老百姓的成功和湖北九州通快批的崛起，2003年这一年，曾被业界称为“平价年”（和商业公司寻求转型的“快批年”）。当以湖南老百姓为代表的平价药房在那一年拉开全国范围内的攻城掠地时，王春雷陷入了沉思。他也想快速扩张，但无奈贵州一树还太小；他非常希望能走出贵州，但缺乏人手，和自身矫捷的身手。他想到了联盟，他想用联盟的方式来突破贵州一树快速发展的困局。他决定成立PTO。PTO是药店贸易联盟（Pharmacy Trade

Organization)的简称，是一个专为降低药品采购价而成立的中小药店药品采购自愿联盟组织。当他带着他的设想，频繁地往来于全国各连锁之间时，他希望能找到自己的同道。他终于如愿以偿。一年以后，即 2004 年 10 月 28 日，首届 PTO 联盟发起人会议在安徽蚌埠召开，与会者包括广西同济医药、贵州一树、湖北隆泰、河南羚锐、广东大参林、上海第一医药、甘肃众友、湖北中联、扬州大德生、苏州雷允上、丰原大药房，以及华创证券、上海华与华公司等单位。在此前后，王春雷利用他超凡的个人魅力，在真正意义上进行了全国范围内药店系统的一次大串联、大联盟。翻一翻那时候的媒体报道，王春雷和他的 PTO，几乎是红遍大江南北，药店圈人无人不知，无人不晓，许许多多的论坛会议，王春雷都是座上宾，他充满激情的演讲以及近乎启蒙者的传道，使他成为媒体争相追逐的对象和行业公众人物。业内一位一直追踪王春雷和 PTO 的观察家曾经在中国药店组织的一次论坛上，听过王春雷关于“一把斧头砸下去就能砸出一个金蛋”(这是对 PTO 最形象的一个比喻)演讲，当时觉得他的演讲生动、直率，非常具有才情。这位观察家在后来的一篇文章中写道：

我们的商业诚信环境存在相当的问题。王春雷当初在创建这个联盟时，面对全国各地纷繁复杂的赞同者、追随者与竞争者、反对者，他所遭受的困难和挫折，我想是无人能比、无人能解的。这里面，需要大智慧、大魄力、大忍让，尤其需要通过言行一致的表率和超凡的行动力，来证明自己的能力、眼光和人格力量。中国药店的郝兰主编曾经把王春雷和他的 PTO 称之为“偏执狂”和“偏执狂的事业”，而我当初则认为 PTO 的战略构想，是无法完成的任务、他要想达到的目标是无法达到的。而今天，业内都会认为王春雷和他的事业已经取得成功，他的目的也已经达到。

2005 年 3 月 23 日，深圳市匹特欧(PTO)药店管理有限公司正式注册成立，注册资本为 210 万元，发起单位正式确定为上海第一医药、甘肃众友、贵州一树、湖南民生堂、扬州大德生、安徽丰原、湖北隆泰、苏州雷允上等 8 家全国百强连锁药店。

通过曾见到的股东名单，我们会很奇怪当初的出资人为什么全部都是自然人？他们是代表自己的单位还是个人参与了这个联盟？这或许是一个永久的秘密。但从股本结构及其背后所隐藏的力量来看，这两者的割裂，以及在随后几年王春雷略显个人英雄色彩的联盟运作实际情况来看，PTO内部在很多方面众口难调，一些重大决策出现失误——这样的出资人状况和股东结构，是不是在一开始就埋下了这个隐患呢？我看这是非常值得探讨和深究的。

而无论如何，王春雷和他的PTO联盟在进行公司化运作以后，通过成功改造江阴大众、苏州雷允上、无锡山禾、宜兴天健、大连奇运生等，PTO的管理输出、联合采购等联盟主张开始为业界所熟知，PTO的股东及其参与PTO联盟的众多会员，也都在不同程度上感同身受，不少人当时和以后就开始构建自己的联盟，或者频繁活跃在其他联盟组织里——这其实是PTO为药店系统初步奠定了国内药店联盟运动的基础，也为日后中国医药商业性联盟的大发展提供了丰富的思想土壤。但是，由于王春雷和他的PTO在当时过重依赖少数管理输出精英、改造费过高、市场推广战略缺乏清晰的目标和强有力的后勤保障、经营管理层与股东会之间没能进行及时有效的沟通（以及股东多年来几乎没有任何分红）、联盟与股东之间的战略目标不一致等多个因素，PTO在经历一段时间的辉煌后有所沉寂，直至搬迁到上海（2008年），PTO开始走下坡路。当然，这已是后话了。

美信道路

《中国药店》在对2005年的国内医药连锁企业进行百强排名时，根据这一年药店的销售、门店数、分布地区、总经营面积、员工总数进行综合评定，美信在销售额和门店数的排行榜中分别列第61位（年销售额超过1.5亿）和64位（2005年共有113间门店），而在销售额、坪效、人效三项的综合排名榜中列百强榜中第37位，列深圳连锁药店第4位。这表明美信这家加盟连锁企业短短三年时间内在中国大陆市场的加盟连锁扩张，获得了初步成功。

严格地说，美信（全称是美信医药连锁管理咨询有限公司（Medicine Shoppe））是一家有国际背景的、以输出品牌和经营管理技术见长的连锁药店专业管理输出机构。冠之以美信品牌的药房，核心是它的专业性，主要包括有这样几个内容：

• 任何时间都有专业药师亲自执业服务，他们详细说明用药知识及注意事项，免费提供顾客专业的健康咨询。药师每年皆必须接受美信专业课程的训练，并通过其专业的考核认定。

· 使用电脑完整保持顾客的用药记录，以便于需要时，随时检查药物可能的不良交互作用。同时，定期追踪顾客的用药情况，确保顾客获得最佳的疗效。

· 提供各种免费健康检测，例如血压检测，糖尿病检测，胆固醇检测，尿酸检测，骨质密度检测，儿童视力检测，压力检测等；免费健康讲座；免费健康信息刊物。

· 严格管控产品之采购与储存，严守政府 GSP 标准之规定，提供顾客最佳质量与疗效的之药品。

· 每年定期接受美信“加盟药房专业质量确保方案”(Quality Assurance)的之检核，以确保服务符合国际专业之水平。

就是到了今天，当美信的操盘手张国芳 2008 年离开美信进入湖北同济堂连锁担任 CEO，再到他这两年创办自己的管理咨询公司，美信的上述专业性内涵及其运作流程，不仅在其美信系统内得以广泛传播和复制，而且也在中国大陆药店系统得到更加广泛的传播和借鉴。

但支撑美信快速发展最核心的东西，不仅如此，还有就是它的企业制度加盟体系。美信声称，它的这一套体系，绝不等同于产品暨商标的加盟体系。美信的企业制度加盟体系在中国的实施，首先是有一套符合国际惯例的先进的特许加盟，它严格区分了单体特许、区域特许、复合特许等，然后它还根据中国本土市场环境构建了特许过程中的代理层级体系，最后美信医药连锁公司为加盟商提供全套可以验证的企业经营制度。其主要内容包括：

立地条件评估，联合采购，医(药)事人员开发作业，商圈调查，库存管理作业，社区行销作业，价格策略，电脑管理作业，会员行销作业，商品组合策略，人事规章制度，药师持续教育，毛利策略，财务管理作业，门店管理规章，店面规划，团体开发作业，药房专业先驱作业。

凭着这套企业制度加盟体系，从 2002 年至 2006 年，美信异常活跃。仅在 2006 年这一年，美信相继开展了许多活动，如 2～3 月在深圳、上海与北京召开区域加盟商会议，美国美信总公司训练总监 John Dexheimer 与营运总监 Rick Clark 前来主持会议，并对加盟商作“与众不同顾客服务”、“提升毛利之分析与行动”、“药房专业服务与功能”等培训；美信 Connect 网站开通，运用 IT 科技，提供加盟商与总部沟通；推出“高血压专业健康照顾案”，为高血压病患提供用药追踪与疗效管理服务。这一年美信全国店数累计达140家，再度荣获美国美信总公司颁发“快速成长奖”。

再往前溯，美信的一些标志性的活动和事件有：

· 2005年4月30日，美信药房在哈尔滨第一家店开幕。

· 2005年3月～4月，于深圳和苏州召开了首届华南、华东区域加盟商会议。

· 2005年1月8日，美信药房在北京的第一家店正式开业，标志着美信继发展华东、华南市场后又挺进华北市场。

· 2004年5月～6月，美信在华东、华南共14个城市分别与当地药协会、药监局联合举办了“现代药房经营与专业功能讲座暨美信作业展示会”，有超过千名的药师、药房经营者参加，学习和了解美信技术。

· 2004年5月22日，美信药房在福州的第一家店开幕。

· 2003年3月29日，美信药房在上海的第一家店隆重开幕，登陆上海。

· 2003年3月8日，美信药房在广州的第一家店开幕。

· 2002年9月29日，美信药房在中国的首家药房在深圳开业，这是中国大陆首家国外药品零售品牌亮相。

· 2002年6月27日，全球排名第一的特许经营医药连锁企业美信与深圳海王星辰医药有限公司、美国投资集团 Pacific Gateway Capital LLC 在深圳隆重举行美信中国特许经营签约仪式，这标志着第一个国际医药连锁品牌进入中国大陆市场。

上述内容主要摘自美信官方网站(http://www.medicineshoppe.com.cn)(也感谢李瑞琴提供相关资料)。之所以较为详细，是想讨论两个问题。

一是美信的企业制度加盟体系及其连锁扩张方式，绝不等同于我国传统的加盟连锁体系及其扩张方式。美信在中国大陆的实际运行过程中，一直遭到很大的政策障碍，其中比较重要的就是相关政策法规对加盟连锁店的“六统一”硬性规定(统一标识、统一进货、统一配送、统一价格、统一管理、统一服务规范)。譬如统一进货、统一配送、统一管理(是指全面具体的各项管理)等，美信药房就很难做到。从这个意义上说，美信医药连锁管理咨询有限公司并非加盟连锁的总部，而美信药房也并非我国相关政策法规中的加盟店，那它们到底是什么呢？在美国，连锁可以分为两大类，一种是商标商品的连锁(Product and Tradename

Franchising，P&T 型），另一种是商业模式的连锁（Business Format Franchising，BF 型），美信坚持自己是 BF，也就是除了给加盟店提供商品和商标外，还提供给加盟店全套的管理和行销制度。而在日本，当连锁公司的店铺均为独立法人，各自的资产所有权没有改变，只是要在公司总部的指导下，进行经营，各加盟店使用共同的店名，与总部签订有关了采购、销售、行销、服务、商标使用等方面的特许加盟协议，并按协议开展各项经营活动，但各门店都实行独立核算，自负盈亏，人事独立，总部的全面管理功能较弱，只是侧重于指导和服务功能，更重要的是，在协议规定范围之外，各加盟店可以自由活动——这样的连锁形式或者合作方式，被称为自由连锁，或者自愿连锁。从这点来看，源自美国的美信，在中国的市场环境中，倒很像是日本的自由连锁机构。如果这个说法是正确的话，从时间上来看，我们可以把美信称为中国最早的自愿连锁机构或专业的联盟，当随后的 PTO 联盟，甚至在以后的特格尔联盟等都一致声称自己也是在发展自由连锁的话，我们也就找到和厘清了中国药店联盟试图从混沌走向规范的自由连锁之路的源头了。而奠定其基础的关键时期，也正是美信医药连锁咨询管理公司最为活跃的 2003 年到 2006 年这一阶段。

二是美信药房在其活跃期乃至现在都一直坚持的药房专业化服务体系（健康照顾方案），为当时和现在药店专业服务和药店联盟管理输出的顾客药学服务技术指明了方向。而这，恰恰是目前许多国内药店联盟所缺乏和急需改进充实的。关于这点，2008 年黯然离开美信的张国芳曾经对媒体记者说了一句非常感伤却又让人不得不重视的话："在美信的 5 年多我深感美信的内涵之深，她的药店经营技术是世界上最先进的，这一点毋庸置疑。"

广东金百合单体药店联盟和武汉天元联盟

当 PTO 开始在全国范围内掀起一场联盟运动时，翁斯春刚刚从香港京都念慈庵产品广东市场代理角色转型为广东思明药业有限公司的负责人。与国内当时所有的中小医药商业一样，选择什么样的业务模式成了摆在翁斯春面前的一件大事。那一年是 2003 年的 11 月。很快就到了 2004 年，有几件事促使翁斯春决定发动他的单体药店联盟。

一是翁斯春出身广东茂名化州，化州又称橘州（出产享誉全国的橘红）。化州有不少生意人在广东各地开有个体药店，在翁斯春牵头主导下，为了解决单体药店品种采购难的问题,“吃过几餐饭”,在“乡党情结”感召下,“橘州同乡会”成立了。思明药业有限公司的业务最早就是从“同乡会”开始的。

二是翁斯春在中山大学的 MBA 课堂上,听到了我国著名经济学家吴敬琏谈论欧盟,翁斯春眼睛一亮。就从那一刻起,他决定要通过联盟体的方式来发展和形成自己的业务模式。

三是翁斯春与现任金百合药店联盟常务副理事长的曹迁,也在那时不期而遇。曹迁出道后一直在浙江、广东一带做保健品、药品的营销策划和市场业务。针对当时“橘州同乡会”的现状,他们俩都认为一定要从营销方面进行突破才有发展前途。

四是分析 2003 年、2004 年的广东医药零售市场,虽然当时各个药店都要求强制通过 GSP 认证,当地食药监局也提出在 2005 年要政府主导将药店药店连锁率提高到 80%以上,但翁、曹两位判断,即便如此,单体药店也不可能消失,况且政府行为无论初衷如何,有时往往会与市场竞争结果不相吻合。更重要的是,虽然绝大多数单体药店由于实力、规模、人员素质等普遍低下,组织机制极不完善,无法与连锁药店抗衡,在市场竞争中往往处于相当被动的地位,但单体药店机制灵活,能够顺应市场变化快速调整经营思路,具有非常顽强的生命力。因此,你要是能够帮助单体药店增强市场竞争优势的话,绝对不愁没有人不跟你走!想到这里,他们提出一个异常大胆的设想:以广东思明药业的商品采购、批发、配送业务为基础,成立围绕金百合单体药店进行深度服务、一对一关系营销的市场部和营销部。

2004 年 4 月,“橘州同乡会”被更名为“金百合部落药店联盟”。这一年的 11 月份,金百合联盟从关系营销入手,正式揭开了单体药店联盟的运作序幕。

今天,广东金百合单体药店联盟已成功扩展到两广地区,还在全国范围内发起了一场声势浩大的百合谷单体药店联盟风潮,其日趋稳定的联盟形式和商业模式,成为中国医药商业型联盟的一个重要代表。而它的基础,主要就是在 2004～2005 这两年夯实的。

几乎是在同时,2004 年 11 月,经过近一年酝酿的武汉 8 大平价药房,包括汉深、江瀚、隆泰、德仁堂、正和等共同出资 1 800 万元,以武汉天元医药公司名义结成联盟体。主要推动者是严培中、俞达等人。那个时期,平价之战在武汉打得煞是激烈,再加上湖北九州通在武汉筑好大本营后,正以摧枯拉朽之势发展其省内外的物流网络。作为武汉乃至湖北省的知名平价大药房，汉深、江瀚、隆泰等为了在市场上获得更大的话语权，也为了赚得平价大战的本钱，试图在低价采购和联合营销方面进行突破，因而以天元医药公司为载体成立了自己的联盟。这个联盟体最早是以搭建区域药品采购平台为其商业目标，后来又增加统一终端宣传传播等功能，有媒体称其为“国内第一家紧密型的采购联盟”。

在那个时期，严培中作为江瀚的掌门人，一直努力想把平价药房的经营理念和操作模式引进到社区医疗机构，期间许多媒体都对他做过大量深入、持续的报道，影响很大；俞达，作为隆泰的掌门人，也是天元联盟的董事长，性格沉稳老练，不多言语，却反而能赢来许多朋友，从那时开始就一直活跃于全国各个联盟体之中——他是PTO联盟的股东发起人之一，也是现在重庆中盟、湖南中百、特格尔等联盟的座上客，他的隆泰系，包括河南南阳隆泰、江苏泰州隆泰源等药店，都与湖北隆泰有着资产上的关系（坊间有传，江苏药店联盟最早的规划者之一就是泰州隆泰源药房的董事长李德宏，联合开店和在联盟体中建立资产纽带的构想，就是李德宏的意思，这其实是间接地来自湖北隆泰和天元联盟）。2008年，由于严培中的举荐，来自宜昌长坂坡药业的张亚华开始担任天元联盟总经理和具体操盘手，再以后因为与重庆中盟的董事长唐先伟相见恨晚，一拍即合，目前担任全国商业性联盟中风头最健的重庆中盟总经理。在业界，其完美的联盟操盘经历几乎被认为是一段传奇。

于明德与中国五大医药商业经济联盟

中国医药商业批发公司发起并参与的联盟在本世纪初，可以追溯到2001年。这一年的11月，在河南省人民政府支持下，郑州医药有限公司与河南羚锐制药、天方药业、辅仁药业、河南金犁风险投资有限公司等5家单位结成多元联盟，共同斥资1.6亿元组建河南国信医药集团，目标是构建“大批发、大配送、大代理、大连锁”的大商业体系。这是我们迄今为止所发现的商业公司在本世纪初最早的一次联盟，虽然我们现在不清楚这家多元联盟的商业公司是否实现了当初的构想，但我们深知，包括国信集团在内的、由政府直接参与推动的各种联盟（更多是资本层面的并购和重组），联盟之初的效力立竿见影，结果往往与初衷相去甚远。

2003年12月，广州药业集团、上海雷允上、重庆太极集团3家工商一体化的品牌药企正式结盟，试图借用各自区域市场的批发、零售优势资源，超常规销售集团中工业企业生产的产品。通过这个联盟体，太极集团的产品进入广州、上海市场，每年以两位数的百分比增长，达1亿多元；广药产品进入重庆市场，第一年就销售8 000多万元；而上海雷允上还帮助太极集团的2个产品取得上海医院市场的招投标资格。尽管这一商业联盟的运作一年后没有了下文，但这三大区域巨头的联盟，却是2005年医药行业声势浩大的、由市场力量推动的商业批发公司联盟运动的前奏。

2005年4月26日，一个跨地区的大商业联盟体经过近一年的酝酿，横空出世。这就是由广州医药有限公司、上海医药股份有限公司、北京医药股份有限公司、重庆医药股份有限公司、天津太平集团(天津医药)五大区域性国有商业巨头联合发起的"中国医药商业经济联盟"。该联盟的秘书处设在北京。当时五家联盟商业企业的总体销售超过250亿元，主要想针对国药控股、湖北九州通在以下层面展开联合行动：① 分销层面，联手降低经营成本，试图在进价、批价和零价上获得优势；② 行业层面，介入和影响国家政策，在药品招投标采购方面横向合作；③ 产权层面，优化供应链体系，介入联盟体成员内外部的重组甚至促成优先并购。

这个大型商业联盟体虽然因为这样那样的问题未能坚持下来，但业内普遍认为"中国医药商业经济联盟"开启了中国医药流通业发展商业联盟的大门，有研究者评论，这个史上最大规模的商业批发企业的横向联盟虽成绝响，但影响深远。主要表现在两个方面：

(1) 它是由市场这只无形之手直接推动的。中国医药商业经济联盟的5家商业企业，虽然都属国有，但它们结盟的初衷和目的，都是为了应对越来越严酷的医药流通市场竞争环境，是一种纯粹的商业行为。这点很重要，它至少表明了国有医药商业企业已经具备足够的意愿和实力，与民营医药商业企业或者同类型的企业在全国市场范围内进行充分的竞争，从而把2005年的中国医药商业性联盟推向高潮，而无论成功与否，也为今后的联盟运动奠定了基础，开启了医药商业性联盟一个更加宏大的视野。

(2) 对于这次大商业联盟的失败，在当时以及随后多年的反思过程中，大家一致认为最主要的原因是这些大商业公司之间没有资产作为纽带，联盟过程中资本未能深度介入，所以失败也是必然的。

持这种观点并在今天对中国医药商业性联盟的资本导向产生重大影响的人，就是于明德。于明德先生现在担任中国医药企业管理协会会长等重要社会公职，之前曾担任国家医药管理局财务与流通司司长、国家经济贸易委员会医药司司长和经济运行局副局长等领导职务，主导并出台过对民营流通企业产生过重大推力的政府文件《深化医药流通体制改革的指导意见》(1999年)。而在2005年这场虽败犹荣的中国医药商业经济联盟活动中，他也是主要的发起人和推动者。

中国药品代理商联盟的崛起

药品代理商是一个庞大的群体。从20世纪八九十年代以来，他们就一直活动在“地下”。2004年3月14日，由中国卫生生产企业管理协会、北京睿智源管理咨询有限公司和药商联盟在线发起成立了中国药品代理商联盟(简称SDAF)。时值第38界新特药药品交易会在安徽合肥召开，5万药商云集于此，有近500家代理商参加了这个联盟。

首届SDAF的成立大会在卫生部全国卫生企业产业管理协会的指导下举办的，共有7个企业理事单位的产品进行信息发布。据当时组织会议的王占英描述，在能容纳200人的国际会议厅里，座无虚席，而且很多的来宾还坐在走廊的台阶上，进出的人流络绎不断。组委会为参会人员准备了参加产品发布的厂家的资料，会议开幕后1小时就告缺，未有预料到参与人数众多而显得资料准备不够，这也同时说明这个“新生事物”受到了大家的认同和完成了初步考验。

中国药品代理商联盟由程雪翔担任秘书长，睿智源管理咨询有限公司执行总经理王占英负责具体的操作运作。按照程雪翔、王占英的设计，众多区域市场一线的企业营销人士和代理商，被发展成这个区域的秘书长和省区的秘书，然后借助每次药交会前或重点的区域药交会，选择不同的主题，邀请行业专家、政策专家、医药企业和优秀代理商共同参与联盟主题沙龙。仅在2004年代理商联盟正式成立的前后，他们就在成都、北京、合肥、长沙、青岛、上海举办了多届联盟沙龙。在随后的两年里，中国药品代理商联盟又分别在厦门、河南、上海、沈阳、山东、南京、武汉、重庆、西安、广州等地频繁开展联盟区域沙龙活动，在全国范围内造成极大的影响。从2004年到2006年间，中国药品代理商联盟共有5 000多位代理商参加了活动，收集了200 000个代理商的信息，并对80 000个代理商的信息进行了分类核实和动态沟通，还通过这个联盟建立了全国性的区域化代理商垂直沟通体系。

2006年的年底，按照王占英的叙述，由于宏观政策的调控，反商业贿赂法实施，各地纠风办成立，代理商的公开活动空间受到挤压，大多数代理商进入调整和修养沉寂阶段。先前的代理商联盟活动又开始从“地上”转入“地下”。

但是，中国药品代理商大联盟也的确可以视为当今医药商业联盟运动的重要奠基者。现在比较活跃的以浙江为诚医药为主体的中药盟，其前身也是一个代理商联盟，甚至包括山东永大联盟在内，也都肯定是受到了当时中国药品代理商联盟的影响。与此同时，这个联盟从时间上来看，也直接启发了2006年前后北京的大包会、商机会等——这后两者依托代理商资源，通过论坛会议和各地的沙龙活动直接推动代理商和药店系统（也包括中小工业和商业企业）的对接，使与药店有关的商业性联盟，能够在联盟组织内沿袭和创新招商代理体制，以及使全国范围内推广贴牌产品成为可能，而这恰恰是当今医药商业性联盟进行总代和贴牌产品销售的重要起源。

沉淀(2006～2008年)

PTO与美信

PTO实际上放慢了对外发展的步伐，把主要精力放在了建立PTO内部管控体系上，并且准备着手解决物流问题。但到了在2007年3月PTO会员的一次发展人会上，其常务副总经理李兴乾给当时的会员报告说，PTO现有会员66家，从2007年开始，PTO将对外快速发展会员，重点是在广东、湖北、湖南、江苏、山东等省，会员总数将达到110家。PTO总经理兼舒普玛(中国)CEO王春雷也在会上宣布，PTO将调整股东结构，外资舒普玛将注资PTO，PTO的总部也将由深圳搬迁至上海。

尽管PTO在此间仍然在业内高调宣传，并宣称有外资注入和因此引进国外的药妆店业态，但总的来说，PTO的发展势头整体上是放缓了，也可以说是进入了沉淀期。

(1) 2005～2006年的门店改造和药房托管已走出一个高潮后，合适对象的选择比较困难。

（2）王春雷立足引进外资和新业态，股东结构发生变化的同时，其董事会和战略决策层需要一段时间来统一意见。

（3）联盟会员放大之后超过100家，物流配送成为一个大问题，而且合作之初承诺的一些服务条款也面临考验。

当2008年，PTO总部从深圳移至上海时，李兴乾离开PTO，这是一个重要标志。

而美信从2006年以后，它的发展步伐还在加快。2007年这一年，美信顺势发展：

· 1月1日荣获“21世纪药店”评定为2006年市场竞争10大连锁强店之一。

· 1月15日“21世纪药店”杂志公布的“连锁扩张力排行榜”，美信以59.3%的门店扩张率排行第3位；并以在国内率先推出针对慢性疾病之“专业健康照顾案”，荣登“经营创新力排行榜”。

· 4月首次美信全国加盟商大会在海南省三亚市召开，全国各地超过140位加盟商与区域代理商热烈参加大会，美国Medicine Shoppe总公司国际部门副总裁Bruce Burnett前来主持会议，并作“关键价值与系统力量”之演讲。

· 推出“共同采购方案”，强化加盟店商品组合，集中采购力，以及产品成本优势。

· 在山东与河南推出“药店托管方案”，接受4家药店之委托代为经营管理，测试新的经营模式。

· 签约店数超过200家，开业门店数超过180家，遍及国内20个省，50个主要城市。

2008年是美信发展的停滞年。一是张国芳总经理的突然离职。之后相续有公司的骨干陆续离职。其间传闻朱丹将回来接管美信，原来的大股东海王星辰出让全部股份，2008年的前3季度都处在交割的状态，加盟商对于美信的未来表示担忧，在合作上出现了一些不和谐的音符，如推迟缴交权利金等。开发工作几乎停止。据熟悉美信公司的人士透露，在此期间全面掌管美信工作的是原来担任全国营运开发经理的李瑞琴。当时的美信处在内忧外患中，一方面是内部核心员工的流失，一方面是加盟商的不顺从，公司未来前景不明朗。李瑞琴在公司股份交割清楚后也黯然离职。

但也就在2006～2008年的这段时间里，曾加盟美信并作为其区域代理的山东燕喜堂、甘肃德顺堂、石家庄乐仁堂、石家庄新兴药房（多店合作模式）、吉林永新大药房、宜兴佳禾健康药房、本溪康源、抚顺建联医药连锁、佛山正方大药房、哈尔滨天一同心等，都在竭力消化美信体系里面的精髓，后来大都发展为当地诸侯，并在以后的医药商业性联盟过程中发挥了积极作用。

挂网招标政策下的商业公司谋变

2006年，各地酝酿中的招标采购政策变化是促使商业批发公司，尤其是中小商业公司谋求转型的主因。先有四川的挂网采购，后有广东的网上限价竞价阳光采购，这使得曾经依靠多级代理、走票、居间贿赂为其主要生存方式的中小商业茫然无措，甚至惶惶不可终日。此时，商业联盟似乎成了一颗救命稻草。而从积极的意义看，商业联盟可以增强中小商业的话语权和生存机会，甚至能够分享招标品种的分销配送资格——在中国，有的时候这就是一种代理权益的表现，那些靠代理起家，并且还在依靠医院药品代理维持生存的中小商业，也包括那些能够获得全国总代或者区域代理的大小商业公司，试图从先前的竞争关系转变成为合作关系，以应对集中招标采购所导致药品代理利润空间越来越狭小的未来事实。而结成联盟，就是试图找到医药商业企业在未来能够成活的路径和方法，尽管这种联盟一开始就取决于政策的变化，很大程度上是受到了政府政策这只“无形之手”的牵引和搅动。而在全国范围内，表现得最为活跃的两个地方，就是四川和广东。

曾参与四川的医药联盟组建并担任重要职务的一位资深人士回忆道：

改革开放以后，四川的医药经济由传统的高度计划逐步走向几乎完全无序的市场化。20世纪末达到高峰，在1996年、1997年左右，自然形成的四川成都五块石医药市场、内江、南充、达州医药市场乱到几乎不需要任何准入门坝和资金保障，只要有意向和胆子就可入场经销药品。低门坝和无序化的结果，是大量的伪冒伪劣充赤，大量的非专业个体经营者涌入，正规经营利润几乎为零，进而造成大批的传统国有医药企业破产，倒闭或改制拍卖。百年老字号的内江梓潼宫药厂以总价一元卖给深圳三九，泸州宝光制药也以极低的价格完成民营化、四川制药成都制药一厂、成都制药二厂、绵阳药厂、南充药厂以及达州天泰、遂宁全泰堂、南充药业等一大批老的国有医药生产批发企业当地政府都是当包袱强制民营化改制。21世纪初，四川医药工商企业改制基本完成。当初的国有医药企业经营者几乎都就地衍变成了私营药企老板，加之前期无序化中发展起来的大的私营医药业主，形成了21世纪初四川医药市场新兴的主力军。经过波澜起伏的市场洗礼的他们，痛定思痛，都在思考，未来发展之路。刚刚跨入21世纪，就有几位先声在四川发函邀约组建医药生产经营联盟，重整四川的医药秩序。但由于认识的深刻度的差异，迟迟没有成军。大约在2005年，成都五块石周围的西部医药、科伦医贸、天奇医药、本草堂等8家民营医药批发企业组建了四川第一个医药物流联盟，四川天奇医药的夏时元总经理任会长，丁仕任秘书长。该联盟基本上没有进行业务操作，主要是联谊性质的务虚。

2006年，四川诞生了两个新的医药联盟。一个是以四川科伦医贸牵头，全省各地主流医药批发企业参与的四川医药物流协作联盟(即后来的蓝海联盟)；再一个是由四川遂宁华通医药牵头发起的四川医药行业协会商业分会(即俗称的二级联盟)，由部分地市医药公司和主要是县级公司参与，两个联盟成立之初成员都在30家左右。前者发展至高峰时成员达120余家，后者高峰时也达50余家。

四川医药物流协作联盟(蓝海联盟)成立的背景是：科伦集团在工业成长基础上，2003年成立了四川科伦医药贸易有限公司，进军医药商贸板块。至2006年，四川科伦医贸先后与广安蜀宗医药、南充顺康原药业、资中医药公司等合资合作，设立广安科伦医贸公司、南充科伦、绵阳科伦以及广元、泸州、资中等分支机构。南充顺康原药业公司与科伦合资以后，其总经理罗雍成于2006年出任四川科伦医贸副总经理，基于对四川一级、二级市场的理解，在其力主下，由刘亚蜀总经理牵头，邀集四川二级城市主流医药公司30余家，共同组建了四川医药物流协作联盟。刘亚蜀任主席，罗雍成任秘书长，近10家主流公司老总任常务理事。初期设想主要是进行总代理、总经销和买断品种的封闭运行，深度合作；后期发展到争取联合采购，资源共享。2007年成立四川蓝海医药营销咨询有限公司，力图将联盟公司化运作，思路很好，但是由于多方面的原因，具体运行之中，不够缜密，致使联盟逐步虚化，以至于当初的向供应商要资源，向终端经销者求利润的设想无法实现，主要靠科伦向联盟成员让利来维持。不过科伦向成员让利同时也大大强化了联盟成员对其的依赖,进而推动了科伦医贸经营规模的大幅发展。

为推动该联盟的发展和转型,2008 年又成立了四川蓝海医药 A 联盟(即供应商联盟)。旨在加强与供应商的联结。

四川医药行业协会商业分会(二级联盟)、成立的背景是:四川遂宁华通药业有限公司、四川美达康药业等发起。该"联盟"依托四川省经委下属的四川医药行业协会,并经正式社团备案注册。一开始就定位品种运作,由蒲光辉任会长,主要成员包括乐山海索医药、广安金山药业、南充华康、遂宁华通、成都美达康,中江神龙医药等。该联盟的特点是从一开始就一个品种一个品种地与厂方谈判贴牌或区域总经销联盟成员强制摊销,利益共享。曾经一度发展势头很强劲,单一品种分销一个月达 100 件以上。后由于内部利益分享以及外部原因影响,也一度走入低谷,现处于半停滞状态。

广东的医药商业联盟也颇为引人瞩目。2006 年 10 月和 11 月,差不多在同一时间段,在《广东省医疗机构药品网上限价竞价阳光采购实施方案(试行)》公布后,广东省有两个医药商业联盟高调宣布成立。

一个是广东省医药商会商业联盟。

2006 年 10 月,紧随《广东省医疗机构药品网上限价竞价阳光采购实施方案(试行)》启动,全省 18 家地市级医药商业企业组建广东省医药商会商业联盟。来自省主管部门的领导和全国各地 200 多家上游工业企业共计六百余人出席了联盟的开幕仪式。

广东省医药商会商业联盟声称是一个以服务于广东省医疗机构和广大药品生产厂家为己任的非营利性组织,前期由 9 家理事单位和 9 家会员单位组成,隶属于广东省医药商会。

联盟主要负责人包括理事长戴伟生(东莞市振东医药有限公司总经理);秘书长谢嘉松(广东大翔药业有限公司销售中心总经理);副秘书长陈凤霞(珠海市健雄药业有限公司总经理)业务部长陈建军(广东大翔药业有限公司采购中心总经理)。

这个联盟不仅明确了自己的基本准则和主要精神,而且还对工商共赢、在挂网采购过程中的行为方式、利益协调、区域区隔、品种共享等方面做了许多具体的规定。

附：广东省医药商会商业联盟会员名单

广东大翔药业有限公司(广州)	广东省湛江正德医药有限公司
深圳市合丹医药有限公司	广东韶关市美丹药业有限公司
东莞市振东医药有限公司	茂名市绿恒药业有限公司
佛山市大翔药业有限公	广东省梅县医药有限公司
惠州市卫康中西药业有限公司	广东省揭阳市粤东医药有限公司
汕头国瑞新特药批发站	潮州市天诚医药有限公司
中山市昌健药业有限公司	清远市品心药业有限公司
江门市新会医药有限公司	广东远生药业有限公司(云浮)
珠海市健雄医药有限公司	广东省阳东县康之林医药有限公司

(参见《中国医药报》)

另一个是广东医药流通联合体。

2006年11月,深圳市深业医药发展有限公司、广州市番卫药业有限公司、东莞市医药有限公司等10家分布在珠三角地区的医药商业公司联合发表声明：为了配合明年1月起实施的广东省医疗机构“药品阳光采购”,10个城市的药业公司和生产企业将成立广东医药流通联合体,进行资源整合,实施统一采购、统一结算,迎领流通领域大变革。

广东医药流通联合体发起人为深圳市深业医药发展有限公司董事长刘晓勇。他告诉记者,广东省现在每年有200多亿元的医院药品采购额,在全国排行第二,但是目前存在的各自为政,分散采购、差异定价、分散经营、相互竞争形式,使得各企业在终端网络、品种资源、仓储运输、货物调拨等方面出现严重分离和浪费。广东医药流通联合体的出现就是要形成一个大的平台,利用大规模的统一采购来降低药品流通成本,使得广大消费者从中得益。这便是实施药品阳关采购的目的。

据专业人士分析,该联合体与目前医药经营企业分散经营最大的区别在于联合体内实现资源共享。目前,联合体的十成员以珠三角为中心,分布在广州、深圳、东莞等十个地区,与全国80%以上的药品生产商都建立了长期密切的联系,并在当地终端客户覆盖率达95%以上,具有全面的销售网络及强大的配送能力,并配备专业的销售队伍,在阳光机制下将能为医疗机构提供优质药品与良好服务。(参见金羊网)

虽然现在我们不知道这些个商业联盟的后期运作情况，但他们当时提出的联盟主张，除了有较重的应对政策痕迹，但仍然不乏一些闪光的联盟思想，如通过联盟规范流通渠道，区域市场格局下的代理分销制建设，阳光利润，联盟体内专业化推广和大物流的双途径增长等，这些思想积淀下来，可以为今后的医药商业性联盟的真正运作和纵深发展，提供思想和实践的基石。当然，这些联盟成立以后大都不能很好地维系与发展，也为后来的联盟提供了不少经验教训，如组织化程度不高，盟主单位与成员单位的发展战略目标难以吻合，机会主义严重，志同道合者寡，等等，这些问题需要任何一个联盟体都得认真面对，花大力气才能加以解决。

猛然爆发的联盟运动(2008 年至今)

2008 年对中国零售药店来讲，是一个非常重要的年份。由于海王星辰在 2007 年 11 月份在美国纽交所的上市，刺激了国内零售药店加快上市融资扩张的步伐。2008 年，江西开心人、湖南老百姓、湖南益丰等，相继宣布引入风投，准备以并购和自行开店的模式步入上市之路。而也就在这一年的下半年，当美国的次贷危机开始演变为全球的金融危机的时候，此时海王星辰高奏资本并购凯歌在经历了杭州武林大药房“诈并”风波之后，却戛然而止。中国零售药店的发展之路，到底路在何方？同时，上万家医药商业公司在广东准备实行两票制和通过医药物流建设、配送资格限制等政策紧缩环境下，面临着能否领取新医改“门票”与资格准入的困惑，整个医药流通业突然显得有些迷茫。国家发改委于 2008 年 10 月 14 日向社会公开出台了《关于深化医药卫生体制改革的意见(征求意见稿)》，这个意见稿连同第二年官方更高级别的正式文件，提倡大力发展药品现代物流和连锁经营，但也对零售药店在新医改政策推进过程中的地位和作用未置可否，许多中小医药商业的出路也让人担忧。抱团取暖，联盟求存，成了 2008 年开始的冬天里的各个药店论坛和媒体文章报道的主题；而大多数中小商业公司则积极谋求转型，特别是缺乏大型医药物流中心和配送体系的代理批发公司与地市县商业公司，靠大联强，结成联盟，一时成为中小商业公司试图突破政策困境的一个方向。

2008 年 9 月 19～21 日，南方所连同其他社会组织在东莞举办全国药店博览会暨第五届药店经理高峰论坛召开，在这个会上药店联盟成了最热门的话题。

广东金百合、PTO、特格尔等高调出击，掀起一道药店联盟的波澜。这些药店联盟的盟主和操盘手，都得到了与会代表的追捧，一直到这年的 11 月，全国药交会在成都召开，药店联盟不仅在展会和论坛上成为焦点和亮点，而且也正像一道道波澜扩散到药店人的心中。

广东单体药店联盟也就在这个时候萌生了用中国百合谷的名义在全国范围内发展单体药店联盟的构想，试图复制广东金百合的模式；特格尔在“只放一只羊”的口号下，加紧在其会员单位中推进贴牌战略；而药通则在成都药交会期间，举起了“品牌高毛利”的大旗，试图把品牌企业的二线产品推广引入到联盟之中——从此以后，联盟里的贴牌产品不再排斥品牌企业和其产品了。

武汉天元联盟的总经理张亚华在参加了这些会议以后，决定把仅限于武汉的药店联盟发展到湖北全省。一年以后，天元联盟的销售额就从每年 3 000 万元增加到 6 000 万元。重庆万和的唐先伟则在这些会议上与周口同和堂的刘钦文、兰州惠仁堂的张虎、湖南双舟的易军、洛阳好医生的史铁军、安徽百姓缘的周双才、哈尔滨宝丰的周立等加强了联系和沟通，也就是在这个基础上，2009 年的 7 月份，唐先伟与以上同道等在重庆组建了信息联盟，再以后，他们成立了中盟。

2008 年 10 月，也就在东莞药店博览会之后的一个月，广东大参林的柯云峰先是向媒体非常慎重的透露了他的“上市大联盟”概括，之后的一个月，他又在成都出人意料的高调力推广东大参林“上市大联盟”详细方案。

创建于 1993 年的广东大参林连锁药店在此之前一直非常低调，是连锁药店中的一只隐形大鳄，而在 2008 年，他的销售排名已经名列全国三甲，此时一反常态抛出上市大联盟，不仅是自身战略的一次大转型，而且也给国内药店联盟吹来一股清新之风，结合当时的形式和联盟以后的发展(资本导向)，应该是掀起了一道更大的波澜。曾在广东大参林任职，后又到 PTO 担任常务副总经理的谢高峰对此写道：

当医药行业的联盟组织从号称数百亿的大联盟到各省各地的中小联盟百花齐放，上市大联盟在一众联盟“产品联采”、“管理输出”的喧嚣中独守“上市大联盟”的口号低调前行，都说成功绝非偶然，上市大联盟的奥妙之处当然值得探寻。

上市大联盟必然赢略之一：形势所趋。

企业的发展必须与国家的发展同步，目前国内呈现一种快速发展的态势，医药行业的集约化发展是不可逆转的趋势，并且在新医改新政的实施中，零售药店一直处于不被重视的边缘位置，随着全民医保的全方位推进，零售药店已经面临市场过度竞争的态势，因此连锁药店必须做强做大才能占据市场的一席之地不被淘汰，做强做大最快捷的方法是联合更多更大的力量，事实证明抱团取暖是最有效的办法，因此上市大联盟的发展初衷与行业发展初衷的契合，奠定了上市大联盟成功运作的根基。

其次，医药零售领域早已有资本运作的成功先例，全国连锁排行前两位的海王已经成功上市，老百姓大药房亦获得数千万美金的融资，排行第三的大参林在这次资本战中必然不甘落后。

上市大联盟必然赢略之二：发展所需。

所有的企业在发展中都会面临同样的问题，发展到一定的时期将会面临瓶颈状态，当自身的资源已经最大限度运用后，企业必须以扩张作为新的发展目标和利润源，因此，对于一个已经进入全国前三强的大连锁来说，正是扩张的最佳时机。对于国内的中小连锁来说，在面临外资巨头、国内大腕、新医改和市场竞争的重重挤压之下举步维艰，如果没有雄厚的实力做大做强雄踞一方，又不愿意坐以待毙的话，与大参林的牵手几乎就是最完美的选择。同样，大参林是在尝试了省外扩张的艰辛后，提出了“上市大联盟”的构想。

上市大联盟的股权式合作模式完全打破传统联盟的局限，紧密的股权合作将使得这些连锁药店与大参林迅速融为一体，以最快的速度嫁接大参林先进的药店运营技术，在当地建立品牌效应和经济效应。具体操作方法是：在每个省寻找一到两家连锁药店进行股权合作，通常以并购并控股在当地初具规模并具有一定成长性的连锁药店，利用现有的零售平台和成熟的地政关系，并通过资金输出、管理输出、产品输出等全方位的技术改造这些共同股权的连锁药店，不断复制大举扩展当地市场。

上市大联盟必然赢略之三：人之所欲，施之于人。

“人之所欲，施之于人”是商战中的必胜秘籍，通常对于中小连锁来说，最大的追求莫过于持久而丰厚的利润，而上市大联盟所回报的却远不只这些。资本市场已经创造了无数个财富神话，无数个企业已经从资本市场获得了巨额的回报，这种巨额回报的丰厚程度并不是普通中小连锁所能企及的，上市大联盟正是以此为共同的目标和愿景，既能帮助中小连锁实现走向资本市场的梦想，又能获得大参林沉甸十余年的连锁药店标准化运作模式，这种回报足以吸引众多有远见的中小连锁共结连理。

时间进入2009年4月份，《中共中央、国务院关于深化医药卫生体制改革的意见》和《医药卫生体制改革近期重点实施方案(2009～2011)》两份文件正式向全社会公布，中国的医改新政正式拉开帷幕。同年的8月份，《关于建立国家基本药物制度的实施意见》正式颁布，这在很大程度上将直接影响和触及许多中小商业公司的生存状态。

2009年上半年，在广东，为应对医改新政，尤其是医疗机构药品采购政策，已经成了目前商业公司生存发展的决定性因素。在国家倡导医药流通业物流化、集中化、规模化的政策导向下，中小商业公司备受煎熬。主要由广东省各地中小商业公司联合推出的代理配送商业模式浮出水面，引起业界广泛关注。其中的深圳中康福是一家以省代或省管新特药为主营业务的专业代理型医药商业公司，虽然成立时间不长，但由于全面整合了先前众多广东省内的个代资源，非常注重对医改政策的研究，倡导整合营销、品牌经营，提出了打造广东地区医院市场"川药代理第一品牌"、"南方高端代理第一品牌"等口号。最近，中康福董事长唐贤敏代表省内各地中小医药商业企业发出了创新商业模式、实行"代理配送一体化"的呼吁。

按照唐贤敏等的构想，主营医院代理品种的中小医药商业，应该审时度势，要想不被国家政策"集中"掉，就必须寻找适合自身发展阶段的新模式。当前，许多中小医药商业企业囿于自身实力和规模尚不能完成向现代医药物流商的转型，因此，作为区域内的新型代理商，在国家强调和强化医药物流配送功能之际，就应当顺势而为延伸或完善已有的医药代理业务。此时，借助第三方医药物流和已有现代医药物流企业(如深圳深业医药、广东九州通等)，或与其他医药商业企业结成联盟体搞自有物流体系建设，都将是中小医药商业突破政策瓶颈、借势发展自身的必然选择。

2009年11月，由浙江省内多家医药商业企业加盟成立的浙江省最大的医药商业联合体——浙江社区医药服务共同体在杭州成立并正式开始运行。

这家共同体由浙江省 11 个市、45 个县(市、区)的医药经营企业分批加盟成立。加盟的首批成员单位均为所在市、县(市、区)的医药流通龙头企业，年销售收入总和达 50 亿元，占浙江省医药市场份额的四分之一，从而成为目前浙江省最大的医药商业联合体。据一些媒体称，这个社区医药服务共同体的成立，标志着一个面向全省、从三甲医院到社区卫生服务机构(乡镇卫生院和村卫生室)实现全覆盖的新型药品流通渠道已经形成，这实际上是中小商业公司获得基药在全省范围内的配送资格、减少转配送的额外成本、切实降低药价的一次有益探索。

2009 年 11 月 24 日到 25 日，河南圣光集团组织战略联盟单位参加了在成都举行的第十五届中国医药企业营销经理高峰论坛，向与会的国内知名厂商介绍了圣光医药战略联盟的运作模式，引起了国内医药企业或行业媒体的极大关注。其实，圣光联盟已经正式运行一年多，战略联盟会长单位发展到 19 家，联盟会员单位达到 108 家，销售网络覆盖的乡镇以上医疗机构达到 1 718 家，覆盖诊所 22 800 家，涉及的零售终端客户 3 784 家，集中采购的联盟产品达到 6 337 个，覆盖了河南市场，整个联盟组织月均销售收入已经达到 11 280 万元。他们还于近期成立了河南圣光官渡医药有限公司，作为运作和扩大联盟体的实体经营公司，以便构建以河南省为市场范围、覆盖全流域渠道和终端客户第三终端配送联盟。

中国医药企业成长型论坛则在此期间借助全国工商业联合会医药业商会和中国医药物资协会的组织力量，大力推动药店联盟的成立，从 2009 年开始，江苏药店联盟、陕西药店联盟、辽宁药店联盟、山东药店联盟、浙江药店联盟、广西药店联盟、北京药店联盟等不断涌现；而一些借助原有公司市场网络和商业模式开始发力的医药商业性联盟则有药芝林 998、广西工商联盟、大西北医药联盟、中药盟、开元联盟、中百、中盟、山东永大、山东鲁和、四川蓉合、重庆恩康等。这些医药商业性联盟成为目前中国医药型商业联盟的一道景观，它们与先前已经取得成功的其他一些联盟体，如金百合、特格尔、天元等，共同构成了中国医药性商业联盟的主体。

广西工商联盟借助于各地联盟之势，也在 2009 年 10 月宣告成立。其中，各地盟主在其成立大会上签署推出的药店联盟宣言，很能代表当时各地盟主的一些想法。现予以录存。

附录 1

2009 年 10 月广西工商联盟成立大会上发表的《药店联盟宣言》

中国医药企业之间的合作联盟，在当今这个并不确定的商业环境下，比以往任何时候都显得更为重要和迫切。为寻求联盟与联盟之间的合作，为使各联盟更加自律的发展和融合，我们今天聚首于广西来宾，借 2009 医药工商发展论坛之际，本着自愿、有好、公平、开放的原则，联合发表《盟主宣言》，以期推动中国各医药联盟的深度交流和有效合作。

我们郑重宣示：

一、鼓足勇气，抖擞精神，脚踏实地，把握基于，面对挑战，团结一致，排除困难，致力于推动中国医药产业的健康发展。

二、汇聚各方力量，促进中国医药产业资源的大整合。

三、致力于推动形成新的中国医药产业交易市场及制度规则。

四、致力于各种医药联盟的有序发展，鼓励各区域型联盟做专做强。

五、致力于共同为客户提供质量优先、价格合理的产品体系，以及贴身的支持和服务。

六、致力于各联盟的资源共享、信息沟通、人力资源培训等，在行业中发挥桥梁和纽带作用。

七、致力于商业模式的创新，均衡各方利益，在广泛的市场条件下于合作伙伴优势互补，最大限度地满足甚至超越客户的期望，在不断提高顾客满意度的前提下，发掘更多的商机，共享市场。

八、致力于各联盟的智慧资源组成，向政府建言献策，为医药产业的自律和良性竞争环境的形成，身体力行。

作为中国医药联盟的发起者和参与者，我们将竭尽全力，各尽其能，与所有联盟成员和合作伙伴分享我们最珍贵的市场资源，为中国医药联盟的成长发展贡献我们的才智。

特此陈述和宣读本宣言。

金百合单体药店联盟，PTO 中国药店采购联盟，药通深度分销联盟，广西医药工商联盟，四川大蓉合药店联盟，中医世家医药联盟，药芝林 998 医药联盟，江苏药店联盟。

2009 年 10 月 12 日

（曹　迁　罗少球　宋鸿雁等起草）

附录 2

联　盟　势

今年是联盟年，各地联盟做得都风生水起；对于联盟的见解，可谓是仁者见仁、智者见智，总体来讲：联盟的前途是光明的，但是道路是曲折的。

势：势力、趋势、方向也。成语里面也有“审时度势、势在必行、势如破竹”之说。《老子》里面也有“势大天下从”的论述。联盟潮汹涌而来，势不可挡，是成长论坛的推动，更是医药行业的需求！在下一轮的经济浪潮中，我们如何能够把握住机遇，成就我们这个行业的高速发展呢？我们如何从一个弱小的行业成长成为一个有良好社会形象和地位的行业呢？唯一的出路就是联合起来，在一个大平台上，成长出一大批有战略眼光行业精英，参与到行业和国家的事务中来，从而赢得美好的明天。

联盟在形式上大体分两类：一类是以产品为主线，通过共同采购来降低成本，使联盟体内每一个成员获利；另一类是以资金为纽带，形成更紧密的联盟，共同向上游供应商争取利益，来获得利益的最大化。

联盟在形态上大致分三类：单体药店联盟；连锁药店联盟；混业联盟（单体和连锁之间的联盟，联盟和单体、连锁之间的联盟，联盟之间的联盟）。

联盟从地域上大致分三类：省级联盟；跨区域联盟；全国性的联盟。

我想作为联盟，共同的文化理念和价值观更为重要。优良的联盟文化，可以和供应商共同打造一条优质的供应链系统，实现上下游的共赢。反之，只能成为打家劫舍的团伙。所以我认为，未来具有生命力的联盟不但要以资金为纽带，以产品为主线，更重要的还要共同的文化理念为支撑，以共同发展为目标。这样，才能为联盟体内的每一个成员和利益相关者带来更长久的利益，这样的联盟才更会有生命力，才能走的更长远。

那么先进文化的联盟应该具备什么样的特性呢？

（1）共赢性：从上游的供应商，到下游联盟体内的每一个成员乃至到消费者，每一个利益相关者一定都要有收益。如果一个环节的利益得到伤害，这个链条就会断裂，联盟也就失去了意义。

（2）包容性：联盟是资源的整合，是为了每一个成员利益的提升。但不是垄断，是兼容并蓄，是竞合。是每一棵参天大树组合成的森林，但是要包容小的灌木和其他动植物的存在，否则，只会变成沙漠。

（3）前瞻性：凡事预则立不预则废，合作是必然的。要看到联盟的未来，联盟的初期可能会有这样那样的不足，但是只有参与进来，才能够了解和掌握联盟运行的规律，才能够练就合作的胸怀和胆识，从而在未来的整合中游刃有余。

（4）责任性：强大实力的联盟，要和政府的价值观保持一致，不能因为实力强大和监管部门对抗。要考虑到自身承载的使命，要倡导行业自律、规范经营。打造政府放心、群众满意、质优价廉、方便快捷的医药服务系统，树立良好的行业形象，从而为下一步争取政策、把握发展机遇奠定良好的基础。

（5）创新性：联盟不是公司。大家是为了共同的目标走到一起的。所以对联盟的把控，就需要比运作实体公司更高的智慧和胸怀，需要更多的管理创新。创新的联盟管理是没有刚性的管理，只有柔性的付出；没有冗长的形式，只有高效的结果；没有制裁和处罚，只有协调和奖励——总之，这些新的管理问题都需要我们去创新解决。

（龙　岩撰文）

附录 3

当媒体成为联盟的有力武器

2005 年，在山城贵阳，当我作为《21 世纪药店报》副总编和 PTO 的发起者王春雷深夜交流时，他似乎永不疲惫的激情感染了我。药店联盟，在当时还是一个新鲜事物，要让利润仍然可观的药店接受，刚刚起步的 PTO 似乎比较艰难，前途未卜。因此，我称王春雷为布道者，做外贸出身的他把国外药店经营的先进理念传播到国内，虽然有点早，但仍引起了一批对新鲜事物有着天生敏锐的药店老总们的认可，那天，50 多岁的无锡山禾董事长蒋经天，还特意带了好几个核心骨干赴贵阳学习。

媒体对新鲜事物同样有着异常的敏锐和热情。对于药店联盟这个新生事物的诞生，我意识到这是药店的一支有生力量，很符合中国药店散和小的极力支持，作为药店主流媒体的《21 世纪药店报》不吝版面，对 PTO 的活动进行了大量的宣传报道，在全国药店圈迅速引起轰动，许多药店看到报道后，慕名加盟，使 PTO 的会员数量成几何级增长，媒体传播的力量有力地推动了 PTO 快速成长。

多年后，在火车上与大参林总经理柯康保聊天，柯康保很中肯地跟我说，业界应该感谢 PTO 和王春雷，是他让中国药店有了联合起来向上游要利润的意识。的确，王春雷和 PTO 的布道，给还在襁褓中的中国药店进行了启蒙。

2007 年，在北京九华山庄的一个药店论坛上，我第一次见到特格尔的理事长刘丰盛，他正在推销他的联盟理念。当时的特格尔还鲜为人知。现场众多嘉宾听不太懂刘丰盛的湖南普通话，但刘丰盛却不管别人是否听得懂，在上面讲得非常投入，神采飞扬，信心爆棚。因为同是湖南老乡，我的普通话也一般般，令我有惺惺相惜、相见恨晚之感。当晚上我到他房间拜访时，发现他的房间里已满满地围坐了一群药店老板，刘丰盛坐在正中，挥舞着手、面泛红光，兴奋地向大家灌输着他的联盟经，而周围的药店老板们眼睛发亮，很有兴趣地听着刘丰盛讲天书一般。看着那场景，我不由联想到革命年代，共产党员们在窑洞里，挥舞着双臂向团团围坐的人民群众宣传共产主义理想时的场景。那天晚上，我们聊到深夜，刘丰盛的旺盛精力和孜孜不倦同样给了我深刻的印象。

刘丰盛的特格尔联盟以提供贴牌产品为主的做法，区别于 PTO 的管理输出，我把 PTO 和特格尔当时的主要特点总结为“授之以渔和授之以鱼”。对于当时深受价格战所累的中小连锁药店来说，特格尔能提供高毛利商品这条可直接饱肚子的“鱼”，似乎更受药店欢迎。

和刘丰盛长谈后，我对特格尔的理念和刘丰盛的执著有了全面理解。作为联盟的策划者和推广者，他同样有着王春雷一般的敏锐和激情，以及旺盛的精力和超强的亲和力。并且，我判断特格尔有着很大的发展潜力，其贴牌输出也很当时的药店环境，为中小药店的发展补充了粮食和弹药。回到广州后，我即组织《21世纪药店报》的编辑连续一个月用4个整版的篇幅对特格尔的独特联盟理念进行了全方位的报道。《21世纪药店报》的报道，给鲜有人知的特格尔联盟犹如插上了翅膀，正渴求高毛利产品的药店纷纷专程到长沙取经。刘丰盛后来跟我说，当时电话都接得手软了，接待来参观的人也一拨一拨，门庭若市。“有的药店看完后当场付款几十万进货。”刘丰盛的描述，让我也惊讶于传播的力量。

2008年，南方所旗下的《医药经济报》和《21世纪药店报》联合组织首届中国药店采购交易会(后更名为中国药店博览会)，我是主要策划和组织者。当时，许多因平价而发家的一些大连锁正在深思平价还能走多久的困惑，而被大连锁的平价围攻得喘不过气来的中小连锁，更是对利润求之若渴。在策划会议的时候，我和刘丰盛进行了沟通，同时也为他的联盟传播进行了策划。后来，我酝酿了两个主题，一是针对大连锁的平价时代结束的论题，一个是针对中小连锁的联盟崛起论题。

由于两大主流媒体的强大号召力，加上全国药店需要这样一个专业的采购和交流平台，首届药店会非常成功，全国百强连锁云集，中小连锁也纷纷参会，上游主流企业都在展会上亮相，成了当年医药行业的一大焦点。正是在这么一个强势平台上，我邀请刘丰盛发表了《只放一只羊》的演讲，通过通俗的比喻讲述特格尔联盟的二线产品贴牌理念，在会上引起轰动，刘丰盛和特格尔联盟成为大会的热点，后来媒体以《红色旋风》来形容刘丰盛的风头。当我看到论坛结束后，一群群药店老板争着和刘丰盛换卡片时，我知道，这名片背后就是订单，刘丰盛又一次成功地借用会议传播了他的理念。

2009年，第二届全国药店博览会举办前，我又经人引荐认识了金百合单体药店联盟的理事长翁斯春，第一次见到翁斯春时，我感觉又是一个充满激情的人。他宽大的身材和爽朗的笑声透着一股朴实和亲切。声音洪亮是他的招牌，无论打多久的电话，他始终声调高昂，越说越有劲。以致后来他做喉咙手术时，我都很惊讶他的声道怎么会有问题。

金百合联盟独树一帜，精耕两广(广东、广西)，以区域内的小连锁和单体药店作为联合对象，并且默默地运作了数年，其保姆式的服务理念和深入门店一线的顾问式服务队伍，让我这个全国药店到处跑、四处熟的人都觉得眼前一亮。这个联盟与众不同，并且非常扎实。这是我的第一判断。与翁斯春沟通后，因为区域性的特点，他的苦恼不在于药店加盟，联盟当时已有近5 000家药店会员，但全国上游供货商对联盟理念不够了解，缺乏更多的产品支持。我对默默无闻、埋头苦干的翁斯春一针见血地指出："联盟缺乏传播。"在当前信息时代，酒香也怕巷子深。连在广州的报刊都不知道这个在广东居然做了好几年的单体药店联盟。可见其务实过头了。

我为翁斯春做了深入的策划。一是重新梳理了联盟的理念和思路，并制作成精美的宣传册；二是出版全国第一本联盟内刊《单体药店联盟》，每月出一期，既刊登产品信息，同时刊登联盟动态和药店营销知识；三是扩大对全国的宣传推广。

经过策划，在第一届全国药店会成功推出特格尔联盟后，我在策划第二届全国药店博览会时，把主题定位为联盟，让PTO、特格尔和金百合三大联盟同时登台亮相，各自带团参展，并在洽谈区为三大联盟划分了三块很大的区域，与百强连锁同等重视。随后，我在《医药经济报》和《21世纪药店报》等行业主流媒体撰写了《三大药店联盟同台亮相》的文章，巧妙地把金百合定义为全国三大药店联盟之一。

会议开幕后，当成昆明空运过来的百合花带着扑鼻的香气亮相会场时，金百合这个鲜为人知的联盟突然进入了行业的视野。由于其独特的定位，和在区域内庞大的市场占有率，吸引了一批批上游企业洽谈合作。会后，翁斯春的电话又接不过来了，大大小小的药厂和保健品厂，一直苦于无法直接对接散布全省各地单体药店，都非常赞赏金百合这样的平台。合作自然是双赢后水到渠成的事。而由我主编的联盟内刊《单体药店联盟》，也深受会员药店欢迎，成为联结分散的各地药店的最好纽带。

此后，在一次活动中，我又认识了中国成长型医药企业发展论坛主席刘忠良，这个当时以上游生产企业和批发商业为主的组织，正希望有更多终端药店加入。我在药店圈的人脉被刘忠良看中，受刘忠良的热情和真诚感染，我先后引荐了刘丰盛、翁斯春以及后来山东药店联盟盟主张洪义、江苏药店联盟盟主杨一峰等众多活跃的药店老板加入了成长论坛。现在成长论坛在全国各省一家家地成立省级药店联盟，正是在前几年以PTO、特格尔及金百合等联盟热潮的推动下发展的产物。

联盟作为一个新生事物，其本质就是要联合弱者抱团取暖，形成团结的力量以求共赢。但联盟本身的个体松散决定了其团结的脆弱性。媒体，成为联盟成功必不可少的力量。

一是通过媒体来传播联盟主要发起人的理念和个人魅力，以发动更多会员药店参加。联盟必须通过宣传对联盟进行策划包装，才能让更多药店了解。

二是通过媒体来加强内部交流和联系。这种媒体一般指内部自办的报纸或杂志。因为联盟成员分散各地，平时忙于事务大家很少沟通，必须通过媒体来进行交流，同时展示联盟的力量。

（刘桂春撰文）

附 4

整合两则

谁来整合？

谁都想做一个整合者，一个企业资源和社会资源的整合者。

我的一位朋友，企业老总，近两年来言必称整合，一心想做行业整合的大事，但整来整去，一直未见得他整出什么名堂；另一位朋友，专注于企业内部资源的整合，一直在做首先整合企业内部资源以适应市场变化的事，整得不错，产品销量稳步上升，人才队伍建设很稳妥。

虽然资源无疆界，看似无极限，实则有考究。相对于人的欲望而言，任何资源都是有限的、稀缺的，欲望越大者，看似无疆界、无极限的资源，越是稀缺。对于资源整合者来说，欲望越大、欲求速成者，真正能让他用得上的资源，可能并不会太多，欲望小者、欲求稳妥者，可让他调动的资源，或许会是很多。一家著名的策划公司，这几年一直专注于医药行业的业务，不仅一般性地打通了咨询、策划、央视与各地卫视的广告，而且还与专业会展、公关、专题片拍摄机构等形成一系列自建和联合的服务体系——这使得这家公司的经营在业内有口皆碑；另外一家策划公司，起点很高，似乎眼界很宽，但不是太专注，什么都想搞，似乎什么资源都可以用，到头来也没有形成一个较为精专、紧密的资源利用体系。前者知道自己要什么，也知道怎么去要，最后也能在一个相对稳定和封闭的资源体系里游刃有余；后者似乎什么都想要，但却不知道怎么去要，最后面对散乱和变化的资源，无法整合，也无法利用。因此，我想可为资源整合者定下的第一条铁律就是，不要“人心不足蛇吞象”，一定要清楚自己想要、能要的东西是什么。小想容易，大想不易！

单单只是想，显然不够，还必须做。真正的资源整合者，都明白做才是关键。哪种类型的人能做好呢？是不是那些具有资源禀赋或资源占有者就可以比别人做得更好呢？我看未必。事实却是，那些自恃拥有资源的人却很少能利用好自身的资源。譬如，某人声称他拥有良好的政府关系资源，或本身就是政府资源的象征，但是他却不能做或者根本就不可能做好，道理很简单，他身处其中，对其中的利害关系无法释怀，效率与公平，要兼顾，很难。再譬如，拥有媒体资源，似乎就有了强势的话语权、号召力，但他又无法平衡公正与偏好、公益与商业之间的矛盾。相比较而言，那些游离于资源拥有者利害关系之外的第三方或第三方代言人，即我们所谓真正为大家伙搭建一个能够产生公信力平台的人，他绝不可能单靠拥有资源来整合资源，他一定是靠运作资源来让所有参与者分享资源整合的益处，最终形成资源整合的运行机制——我认为，这是资源整合者的诀窍，同时也是判断大整合与小整合、大家与小家的标准尺度。如中国成长型医药企业发展论坛，第一届为“西湖论剑”，当时应者寥寥无几；第二届出师不利，从上海临时移师北京，但却举办得非常成功；第三届在珠海举办，政府部门及国内医药产、学、研、媒的重量级人物悉数到场，珠海市政府鼎力相助，近千人的正式会议与场外会等，形成相当声势，是中国医药界民间组织力量的一次大爆发。为什么这届会议能有如此规模并能整合起各方资源呢？这当然要归功于资源整合者的阶段性、战略性的运作了。

从这个意义上说，资源整合者必须是战略家，他有满足或提炼所有参与者欲望或需求的崇高理念，他就是愿景，他就是人们心目中普遍向往的那个目标；同时，资源整合者又必须是谋划者和战术规则的制定者、监督者——前期，他还可能是一个坚决的执行者，但随着资源整合渐入佳境，他得从执行层面完全撤离，因为，他必须仰仗他人或组织——一轮大整合过程中的无数小整合，来推动和完成整合过程中的一个个具体的目标。因此，我们就会看到一个较大的整合，实际是由一个又一个的小整合构成的，换句话说，一个大的整合者必须衍生或培育出无数小的整合者，小整合的成功，特别是关键性的小整合，将构成大整合的核心。

当然，鉴于整合过程中的复杂性和不可预知性，特别是当这种整合由虚拟组织来承担时，谁来整合和谁有资格来整合值得每个人都问一问自己。虚拟组织不靠威权和命令来运转，它是由见解、观念、协调能力、胸襟等来推动的，一个人胸襟有多大，见解有多深，协调与妥协的能力有多强，对人性的优点与缺点的把握有多准，将决定这个人在整合过程中的地位、影响力和组织运作的效率。一些人，缺少的不是金钱，也不是人脉，甚至也不乏计谋，但恰恰缺的是胸襟和见解，只能看到和利用人性的弱点，无法理解付出与所得、占有与共享之间的区别，到头来很可能不仅不能成为整合者，反而成为整合的阻力，最终被整合的大潮所淹没，或者成为组织的对立面而被抛弃。现今在医药零售业内风行的 PTO、特格尔等联盟体，实际上也就是通过虚拟组织来整合资源的结果，只不过有些联盟体成功，但更多的却失败了，如果把成功归于资源整合者的见解和胸襟的话，失败则可以归于资源整合者的促狭和贪婪。

整合是整合者的通行证，整合也是整合者的墓志铭。千万要记住，当你言必称整合并准备付出实施时，请问一问自己，也问一问同道，甚至也包括你的竞争者：我能来整合吗？

所有的迹象都表明，这确乎是一个整合的年代，我们都期待整合，但是，我们都有必要来问一问自己或他人：谁来整合？

谁会整合？

古希腊有位哲人说过，人不能两次踏进同一条河里。这是要告诉我们，人不管多么努力，多么想要把握住现在，实际上，大自然以及各种资源所赋予人的机会和命运都会沿着自己的轨迹运行。那些还在窥探整合之窗的人们，就处于这样的境地：面对变化的情境和看似无穷无尽的资源所呈现的机会，却不一定总能抓住。或许看似抓住了，可是转眼即逝。

谁会抓住我们所面临的各种机遇和资源聚合时的灵光呢？那就是那些已经学会了进行资源整合的整合者。因此，如果要问谁会整合的话，那一定是这样一种人：勇敢面对变化，并在变化中寻求机会，抓住机会——就企业发展所需的各种资源而言，促成或配称各种资源要素，并使之在整合时产生巨大的能量，这是所有能够行资源整合者的共性。远的不说，就以最近这些年发展迅速的医药快批企业为例，它们大多抓住了农村第三终端所提供的新的、巨大的商业机会，把现款现货与快批快配相结合，利用人力资源低成本优势开拓“三员”（销售员、开票员、配货员）新业务，从而在其他商业形态发生困顿的时期取得了自身的快速发展。然而，当原有的商业环境开始发生变化，如农村第三终端市场在全民医保政策导向下有从先前的零散性、商业性向供应链的整体性、公益性过渡时，这些先前的快批快配企业中真正的整合者，又将担负起发现新的机会、进行新的资源整合的使命。

已经学会了整合的整合者，大抵有两种情况。一是依靠或沿用已有的资源整合方式和思路进行整合，二是摒弃或打破原有的资源整合方式或思路。第一种情况下的整合者，最多者只能视为“守成者”，第二种情况下的整合者——特别是在商业环境变幻莫测、竞争十分激烈的形势下，将会成为资源整合的真正赢家。但要做这样的赢家十分的困难和具有挑战性，因为它意味着必须战胜自我，必须具备“归零”、“创造性毁灭”的心态和重建能力，他也必须不断与那个已经成功的“我”告别。在医药零售行业，民营企业这些年取得了很大的发展，我们认为其中的佼佼者大都是第二种情况下的资源整合者，他们总是在不断否定自我、不断归零已有业绩的心态下，完成了一轮又一轮新的整合。

会进行资源整合的整合者，大都有举重若轻的本领。因为整合往往意味着重大权益的丧失或者获取，当原有企业的组织机构、市场边界发生重大变化时，整合者如果没有信念或信心对此进行正确的预期和引导，没有深刻的洞察力对此进行把握和调控，他将始终处于重压和焦虑之中，相反，那些具有坚强的信念和深刻洞察力的整合者，却能以其博大的胸襟来化解整合过程中出现的各种矛盾。平衡企业与企业、组织与组织、或者组织与个人之间的矛盾，首先是要平衡好自己内心的矛盾。从这个意义上说，会进行资源整合的整合者必须先把自己平衡好——这样的结果就会给人以举重若轻的感觉，否则就会让人觉得举轻若重、彷徨无措，这样的整合者与其说他将倒在对手的面前，倒不如说他是先倒在了自己的面前。

对于整合过程中突如其来的惊喜或危机，擅长整合的整合者大都会依据自己的直觉或者说是本能反应，对此进行引导或逆转。我观察到这样的一位整合者，对他身边发生每一件事、每一个人，一个动作，一句话，甚至一个表情，只要被他看见或听到，他总能从中看到或听到常人所看不到听不到的东西，他据此做出的判断——尽管我们或许并不知晓这个判断过程，但奇怪的是，他最后做出的决定往往都是正确的或大体正确的。都说细节决定成败，对于那些整合大家而言，如何看待这些细节，洞悉这些细节背后的真相，或许比细节要重要得多。

其实，会不会整合的问题对大多数人而言，是一个很伤面子和自尊的事。谁都不愿意承认自己可能并不是一个合适的整合者，然而，在工作和生活中我们确乎都与整合有关：很多时候我们可能会成为别人的整合对象，但这又有什么不好呢？许多年前我就与朋友争论过“利用”一词。“利用”好像总是带有贬义，但实际上被人利用或利用别人既不可悲，又不可耻，被人利用说明你有价值，而利用别人说明你给了他机会。这就好比整合，能主动整合别人或整个社会资源的整合者，实际上是给了许多被整合者机会；而被别人整合者，其潜能显然将会得到激发，在生活或工作中将会有更多的可能性呈现出来，这又有什么不好呢？

因此，对于那些对整合抱有怀疑态度甚至不会整合的人而言，被人整合或者融入整合的队伍，很可能是人生的一大幸事。想想看，当我们不可避免的卷入这一场整合的洪流中时，要么沉沦——那往往是人性中的惰性在把我们往下拽，要么奔腾向前——我们的潜能被激发、欲求被发现、价值被提升。在后一种情况下，我们会发现自己原来是这么有力量，生活充满可能性，意想不到的惊喜或商业价值在我们眼前呈现，自我实现的需要比在任何时候都要来得更加强烈，而这一切，仅仅是因为我们接受了整合，我们从一个疑惑者、防卫者的角色进入了被动整合的角色，甚至，我们也成了主动整合者，与整合的洪流合为一体，以一种更大的力量奔腾向前。

如果我们现在还在期待整合，那就让我们呼吁让那些会整合、擅长于资源整合的整合者来整合我们吧！我们失去的是疑虑、局限和枷锁，我们得到的将会是一个崭新的世界。

（代　航撰文）

附 5

读“整合两则”有感

发表于 2008 年 10 月中国医药报“整合两则”这篇文章，是代航老师近年来发表诸多文章中最有见地、最有深度的力作之一。它是一篇指导性较强、具有哲理性的文论。

文章首先从两个整合的实例述起，一个失败，另一个成功，着重论述“谁来整合”主题，提出“整合者”必须具备的素质。

(1) 资源整合者必须是战略家、谋划者，即策划者和战术规则制定者、监督者，在前期甚至是执行者。

(2) 整合者必须具有坚定的信念和深刻的洞察力，还要善于提炼、挖掘参与者的欲望目标理念作为自己整合目标，是由小到大整合或由大到小整合。

(3) 整合者必须有宽广的胸襟和常人难以忍受的度量，还要善于平衡自己内心的矛盾，平衡参与者之间、组织与组织、企业与企业的矛盾。

(4) 整合者必须要“知与行”统一，正如文章所述“单单只是想，显然不够，还必须做”，“他一定靠运作资源，来让所有参与者分享资源整合的益处。”

文章第二部分主要论述整合的方式、方法，也就是诀窍，即“谁会整合”。

(1) 抓住机会，要“勇敢面对变化，并在变化中寻求机会”。文中列举医药快批企业怎样抓住农村第三终端机会，进行整合获得巨大商机。

(2) 顺势而行与创新“归零”，即依靠原有资料整合与摒弃、打破原有格局，“归零”进行创新性整合。

(3) 把握整合者自己的心态，一要进行自我控制、净化、提升，要有坚定的信心、博大的胸襟来化解整合过程中包社会、企业、个人之间的各种矛盾。

(4) 跟踪整合过程，随时进行调节，不断寻求新的机遇，从小整合到大整合的轮回。

(5) 正确看待“利用和被利用”的辩证关系。一句话，整合过程中主动整合利用别人，欣然接受被别人的利用。

这是一篇哲理性水平较高、观念新颖的力作。“整合”是近年来业界提出的老词，老词新用，通篇论文虽然以医药及广告策划行业为举例论证，但又超出医药界。大至宇宙，小至个人家庭，事业成功与失败，工作做得好与不好，能否心想事成，其实，都可用整合来指导。

(1) 整合，关键在于“整”，但也必须“合”。所有资源通过“整”而“合”的运作变化过程，才有可能最终改变事物的流向、性质、结果。

整合存在于一切事物发展过程中。整合含义可分为自然整合，即自然组合形成有规律有机协调和谐发展，如月亮、地球、太阳三个天体有机通过外部与内部互相运作协调作用，辐射、周转、自转才形成朝夕、昼夜、光热、生命的变化与发展，这是自然组合或者说是整合。另一种是人类的有意识整合。人与社会与自然界共生共存，有生命的人类发现三者有机共存的规律，并通过按这条规律进行整合，使之顺其和谐发展。所以，整合是一切事物发展的转化器和助推器，是哲学上矛盾论、辩证法的重要组成部分，是事物发展全过程的始点终点，它既存于一切事物中的各种资源、关系、实体、团体之中，就像方形魔方盒游戏进行不同图形颜色有机排列，会得出不同图形结果。比如：一个家庭要想光宗耀祖，财富与能力双丰收，兴旺起来，就必须把夫与妻工作及所处环境、亲戚关系等资源排列分类，按自己目标进行有效组合与整合，有意识做转化，利用工作，把不利因素转化有利因素，从工资晋级得到高收入，利用外部关系做生意赚钱，学习提高水平，晋级提官得到名和利等，要想达到这些目的就得把工作之间、同事之间形成社会关系网，亲戚关系形成的家族网，再加上夫妻从知识、水平、经验方面共同努力提高作为主推力进行有效整合，就能接近达到自己的目标。不过，目前很少有哪个家庭这样有意识“整合”，都是处于无意识或部分有意识的顺其自然组合发展下去罢了。所以，许多家庭不协调甚至婚变就是没有意识到整合家庭资源包括感情资源，才是使家庭兴旺和谐发展之根本。

再比如我国改革开放初期，在确立以经济建设为中心、要人民富起来这一目标，邓小平就开始整合主要资源要素为这个目标服务。如恢复高考，重视人才，公派留学，引进国外人才技术、管理、资金等，还从三分自留地挖潜开始，实行农民包产到户等系列经济政治体制改革，把资源整合形成改革开放的大格局，也是应用了整合这一定律才有中华民族今天的兴旺局面。

所以，一个国家、一个企业、一个家庭、一个人，都应把自身资源和以自身资源相关联外部资源有意识关注、分析、提炼、排列、按自己目标有效整合，把短、中、长发展有计划，有预测排列，就会取得好效果。

(2) 观点新颖，文中有不少论点给人极大震动。

论点一：欲望大者，欲求速成者，真正能运作资源不多，反之，欲望少者，欲求稳妥者，可能资源会很多，这个论点启示不能促狭和贪婪。

论点二：整合者诀窍，不能单靠拥有资源来整合资源，要靠运作资源来组合资源有效整合。同时要懂得大整合与小整合的辩证关系，大的要仰仗他人的大整合，把自己小整合结合进去完成一个个具体目标，而小整合特别关键，也许构成了整合的核心。

论点三：论述整合者，要有大胸襟和大气度，坚定信心，把握细节，这些对整合的成功与失败有举足轻重的作用。"一个人胸襟有多大，见解有多深，协调与妥协的能力有多强，对人性的优点与缺点把握有多准，将决定这个人在整合过程中的地位，影响和组织运作效率。"这个论点启示每个整合者一定平衡好自身矛盾，积累好自己知识、经验，修养好自身的品性，准备好整合条件。所以，不管成功与失败，整合对人的修养、品性、能力的全面提高都有极其重要的作用。

论点四："利用"一词，历来是贬义，不道德没面子耻辱之感觉。但作者反其道用褒义，使人耳目一新，证实黑格尔一句哲理语："凡是合理的都是存在的，凡是存在的都是合理的。"

"被人利用说明你有价值，而利用别人说明你给了他机会。被人整合或者融入整合队伍，很可能是人生的一大幸事。从一个疑惑者、防卫者进入到了被动整合的角色，甚至，我们也成了主动整合者……"论点创新，非常精辟，震耳欲聋，读之得到心灵的洗涤。最起码，本人也因此乐于去给别人整合，只要这个整合有助于自身的提高发展。

（罗少球撰文）

联盟论战

PTO的旗帜还能打多久?

2005年8月份，在国内医药行业媒体对PTO的报道和赞誉之声几乎是一边倒的情况下，有一篇署名文章在业界广为流传。文章的题目是《PTO的旗帜还能打多久?》。

在业内一直看好、支持PTO的时候,笔者根据《中国药店》、《21世纪药店》等公开刊发的连续性深度报道和相关论述,大胆推测PTO这面旗帜恐怕并不能打多久。原因如下:

一、联盟体或拟加入的准联盟体相互间信任度问题及其与之密切相关的威权问题

尽管PTO已经在2005年3月成立了公司,也就是说准备以公司化来运作这个原本是松散的组织联盟,但仍然不能解决PTO成员或准成员之间的信任度问题。众所周知,目前中国的商业信任度是相当低下的,各经营主体会因为暂时的利益(对等性市场交易)而结成各种联盟,也会因而认为市场交易是非对等的,从而迅速解除交易形式或交易组织联盟。作为一个松散型的交易组织联盟,PTO实际上是一个虚拟组织,而且是一个全国性的虚拟组织。要运作此一庞大的虚拟组织,信任是基础,而对各联盟主体协调则是关键。大范围的、事无巨细的持续协调,不仅沟通协调成本巨大,时间成本、人力资源耗费(即所谓内耗、内斗等)也将是难以想象的。反过来说,成立PTO管理公司,把市场行为企业化,虚拟组织科层化,是否就能解决基于信任的协调难题呢?针对PTO而言,笔者认为未必。因为公司运作的特点是威权以及由威权所推动的科层执行,然而,PTO却没有这样的威权。相反,王春雷及其高管人员,肯定会在威权的理解及作用问题上难以取得一致意见——参股与不参股的合作,没有解决好背后的产权问题。没有解决好公司或联盟体的产权问题,就说不上威权。公司没有威权,就无法严格执行PTO的政策主张。退一万步说,即使PTO有形式上的威权并强化这一形式威权,PTO的基础信任就将荡然无存——PTO的性质将会发生根本转变。而这,将是PTO过去、现在和将来的永久性两难问题。这个两难问题积累到一定程度爆发的时候,就是PTO解散之日。

二、PTO三大乌托邦战略目标

(1) 增加OEM品种或代理品种,拉动PTO各联盟体的利润增长和经营优势?

实际上,OEM(委托加工、包销、贴牌等)与品种代理完全是不相容的两件事。要真正开展OEM业务,企业需要配备与此相关的研发、市调、包装设计、市场营销推广等专业团队;品种代理看似简单熟悉,但在目前国内医药市场区域

化、代理个人化、终端拦截泛化的背景下，PTO没有自己的终端促销队伍以及综合性营销手段，仅凭终端店面优势就想做大做强多品种代理，无异于天方夜谭。况且，在目前医药不分家、厂商注重医院系统而普遍忽略或偏废药店系统的市场背景下，PTO显然没有这个实力和条件，独此为大的。再次，OEM品种与PTO所谓代理品种本身是有替代关系的。就算PTO能够双管齐下，同时运作，厂商也会积极干预。当PTO的OEM品种蚕食其被代理品种，厂商采取应对措施——终止或减少与PTO合作时，厂商将明显处于强势。道理很简单，PTO无论在哪一方面，与沃尔玛一类的强势零售终端毫无可比性，也不可能像沃尔玛那样在与供应商谈判中始终处于强势地位。所以，当PTO与厂商发生矛盾冲突时，PTO肯定会败下阵来，OEM与品种代理极有可能两头落空。

(2) 由PTO总部通过终端的实际销售数据的汇总分析，向联盟体内药店系统提供具有排他性的厚利产品，就能让这些厚利产品在PTO药店系统内成为旺销产品？

药店商品的销售或消费，是由其所在的区域市场的消费需求特点决定的。消费需求决定消费结构，消费结构决定其品种结构，品种结构又决定其品种来源(采购)。PTO的程序正好与此相反。表面上看是以销定产(进货)，实际上是完全否定以区域市场的"消费者需求为中心"的现代营销思想，以计划性代替市场化，以固化的过去式(销售记录)取代充满竞争变数的现在式和将来式。况且，PTO这种做法，笔者不认为它能比专业研究机构做的零售药品市场的分析更为精准，对变化着的各区域市场的药店进货、销售以及PTO强调的做代理、做OEM更有指导性。再说，一个地区受消费者青睐的厚利旺销产品到另一个地方就不一定能为消费者接受认可，这当中牵涉太多的区域市场消费特点问题以及厂商的营销战略与市场的操作能力是否匹配等众多复杂问题。因此，笔者认为PTO这一战略目标只能是纸上谈兵，并不具备任何实战意义。

(3) 建立采购信息平台，比价进货？

实际上，由于这几年药品买断代理制盛行而促进招商运动的深化、网上采购的流行以及媒体对药品销售流程的深度介入、曝光，药品的底价、进货不仅在业内不是秘密，社会公众也大都耳熟能详。因此，PTO这一战略目标明显没有多大意义。除了平价大药房，中国药店系统(尤其是连锁)进价偏高、毛利率低的病根，不在于零售企业有没有采购信息平台，会不会比价进货，而在于要不要多收进场费(多收进场费厂商只好把此费用分摊到供应价)赚取短期利益而放弃长期收益,能否摆脱体制性障碍减少流通环节,能否打破医药物流"小而全"的格局,能否甘冒风险做真正市场意义上的代理业务——包括店企联合、联合代理、联合开发市场——进而享受风险投入换回的高额回报。若连锁系统一旦开始着手改进或消除上述病根,PTO比价进货的优势将不复存在。

三、PTO目前作为一个管理公司,其战略目标的提出程序受到质疑

以上对其三大乌托邦战略目标的分析,归于一点,其战略目标的提出或形成程序肯定存在问题。

譬如说,深圳PTO总部的战略目标与上海第一医药进入PTO的战略目标肯定不相一致,扬州大德生与PTO、上海第一医药业也不会相同,这不仅仅是说王春雷、冯德祥、李彤、邵松歧、曾海东的个人目标之不同,他们所代表的公司甚至其控股集团公司(董事会)的战略目标及其背景也肯定有很大的差异,甚至交集的部分会很少。在这种情况下,如何提出整个PTO的战略目标,通过何种程序提出才能保证其有效性、合法性并能予以贯彻,笔者认为,这有相当难度,需要相当时日。PTO的战略目标或许永远不可能提出,就是提出了,也未必能得到PTO成员单位的认可。最有可能的是,当PTO提出成员单位都普遍认可的战略构想和目标时,PTO联盟已不复存在。

导致PTO快速瓦解的情况还有:PTO无法形成其价格体系的威权,PTO成员单位越过PTO管理公司与厂商单独签约进货,PTO的大宗代理品种(含OEM品种)无法满足厂商销量的合同约束而产生激烈的店企矛盾,PTO盟主地位的变换,PTO的信息分析系统失误……凡此种种,都会使我们对PTO的旗帜能打多久产生疑问。 (代 航撰文,略有删减)

据说这篇文章受到当时王春雷和他的经营团队的高度重视,曾在内部广为传阅,并就此进行过认真研判。而在2005年那场著名的、发生在无锡市民大药房SPTO与无锡山禾南禅寺PTO店之间的"贴身肉搏"战之前,当时无锡市民的营销顾问滕学新和其总经理潘宪民收集了近百篇有关PTO的公开报道进行战前研究,据称,这篇文章是唯一的质疑声音。

也许是对上述文章的回应和归总,2005年10月,一篇题为《PTO联盟的现状和发展趋势》、至今也流传很广的有关PTO联盟的文章公开刊登出来。

一、PTO发展

2003年下半年，贵州一树连锁药业有限公司倡导，提出了一个名为PTO的药店商业联盟建议，其实质就是成员单位采购资源共享。虽然一树方面付出很大努力，但总体上联盟成效甚微。

2004年10月28日，由丰原药业主办，丰原大药房连锁有限公司、贵州一树药业承办的首届连锁药店PTO联盟发起人大会在丰原药业总部隆重召开。

2005年1月，在深圳，分别由贵州一树、甘肃众友、安徽丰原、上海雷允上、湖北隆泰、湖南民生堂、扬州大德生、上海第一医药商店等八家知名零售连锁药店发起，每一个发起者出资20万元，每家占百分之十几的股份(其中甘肃众友和贵州一树的股份比例相对大一点)，正式成立以公司制运作的采购联盟公司。这就是深圳市匹特欧药店管理有限公司(简称PTO药店贸易联盟)。该公司旨在建立联合采购平台，降低运营成本，实现厂商共赢共利。董事长冯得祥，总经理王春雷。PTO中的每个会员得到的药品进购价格都一样，都是最低价。但为维护自主性和独立性，会员之间不知道目前享受最低药价的企业是谁。PTO主要为会员提供一种服务。

此前区域性的类似组织有武汉天元医药代理公司。该公司是由湖北德仁堂、正和大药房、天和堂、武汉江瀚大药房、湖北隆泰、武汉汉深大药房等8家连锁大药房共同出资组建，于2005年3月正式开业。目前，匹特欧(PTO)药店管理有限公司盈利主要来自药店的服务佣金，即来自药店利润的返点，一般为药店降价后所获利润的3%。

二、PTO目前面临的问题

1. 低价竞争的压力

在现阶段，PTO在各地的主要竞争手段还是低价或者超低价药店的运作与推广，随着时间推移和平价药品超市的增多，低价作为卖点、看点、热点的作用和优势将越来越弱。尽管求廉是老百姓永远的消费心理，但低价是最容易模仿的策略。PTO作为企业，赢利才是第一位的，如何能在低价的同时保持赢利，才是根本需求之所在，也是PTO必须下工夫解决的难题之一。

2. 供应商封杀和同行告状

事件之一：由于PTO登陆各地的新闻点是低价。一树药业宣布贵阳的50余家连锁药店全部实施PTO超低药价仅半个月时间，共有7 000余种药品价格在原有基础上下降了10%左右，一些药品的零售价格甚至低于批发价。6月6日，扬子江药业集团、巨能钙公司、广东太阳神、吉林修正药业等近20家药品供货商代表“突袭”一树药业向总部施压。要求其提高价格。但PTO总经理王春雷表示：“我们坚决不提价！以后或许还会降价销售！”

事件之二：江阴市开泰大药房申诉PTO成员低价倾销。

6月28日江苏江阴市开泰大药房徐董事长手拿申诉书来到市物价局，要求江阴市物价局查处并维护药价秩序。称“江阴市快康大药房打着PTO旗号(注：快康大药房于2005年6月18日成为深圳PTO会员店)，在店堂内大搞低价倾销”。而快康大药房是江苏大众医药连锁有限公司下属的江阴最大的连锁店，在江阴药品市场上占有举足轻重的地位。但据有关部门深入细致的调查、取证(包括公司药品进价、验收价、供应价、零售价以及进货单位、数量、供货合同等)，其零售价不低于进价，未发现有低价倾销行为。

以上事例，站在供应商的角度，笔者以为：首先，PTO直接大幅降价绝不是一般商家以几种低价药品为噱头的促销活动，而是让利于民的竞争与管理的必然。因为PTO规模采购，在部分品种上统一价格目前全国30家PTO采购联盟内的连锁企业实施规模药品采购，年采购量将达到80亿元，这么巨大的采购量不但可以让联盟企业享受到最低的采购价格，而且与药品生产企业直接建立了业务关系，减少了流通环节，从而有效地降低了采购成本，使终端药价直接出现大幅下降。此外厂家直供终端还减少了回款风险和压力。低价低得有道理，并不是恶性亏本竞争。其次，PTO的低价只是砸了一些顽固不化的个体代理商的饭碗。以前很多普药都是个体代理商挂靠在一个医药公司，以20扣(批价的20%)以内的价格从厂家现款进货，然后再以厂家代理的名义，把产品70扣～80扣(批发价的70%～80%)的价格卖给连锁药店。连锁药店承担着高价药的恶名。现在连锁药店通过PTO把价格降低，没有什么不好。

对于供应商来说，PTO确实把一些产品价格放得超低。另外一地一家进入PTO的操作模式，可能使另外一些非PTO会员的连锁药店也会从PTO会员处获得PTO最低价格信息，从而向供应商和厂家要求降价，这样确实令一些厂家为难。我国太大，各地经济发展水平和零售竞争程度不一致，因此不同地方给当地连锁药店和商业公司的供应价格确实会不一致。加上厂家的分区域管理，有低价窜货问题。因此，供应商的所谓逼宫也情有可原。

这里笔者提醒供应商，观念应该快点改变。商业流通大区域、联合采购已经成为必然，价格透明度也将越来越高，做好自己内部的区域，重新划分管理，才是正确的应对低价串货的方法。

3. 低价后的竞争问题

PTO的运作模式，相信很快有一些连锁药店企业跟着学习，等大家都把价格拉下来了，甚至一些大型连锁药店自己独立都可以这样运作，这会使PTO的优势很快不复存在。到那时PTO凭什么和对手竞争？这也是PTO的发展方向问题。

4. 赢利模式普及问题

PTO的最终取胜，笔者认为还得靠一系列长期的赢利模式作为依托，低价采购能高价卖出，才是真正的高利润，才有发展后劲，才不是单赢之举。尽管从来就没有双赢这回事，但也不能一味靠压低厂家或者供应商的价格来自己获利。当厂家无利可图时，产品也就寿终正寝了，到头来不是多赢，而是多输，吃亏的还是老百姓，就像医院招标使低价药退出市场一样。而赢利模式的推进涉及信息化、管理能力、经营体制、资金能力、品类管理等一系列问题，目前很多连锁药店这些方面正好都是弱势。PTO要推进赢利模式还有很长的路要走，不可能指望靠单一引入低价产品就能毕其功于一役。

5. 品牌供应商的合作问题

不管PTO怎样发展，你都不太可能把大多数主流连锁药店全部纳入旗下，而连锁药店要招揽顾客，是离不开品牌药的。就像FMCG商超离不开可口可乐和P&G的产品一样，这样就始终存在与品牌产品的合作问题。而品牌产品的价格被一降再降，大家都拿品牌药品来做吸引眼球的标杆产品。这样导致品牌厂商对PTO只能是敬而远之。

6. 单批采购量小的问题

由于是松散自愿采购联盟，而且加盟的连锁药店都是中小连锁药店，具体到一个区域的采购量就很有限，这样不同区域的会员采购量小，采购批次多的问题，会使供应商觉得麻烦且发货成本增加。加上中国物流发展的滞后和费用的居高不下，可能挤压了本来较有竞争力的价格体系。还有，一旦一些会员企业出现不付款的情况，“采购联盟”就会深受其累。对“采购联盟”而言，如何定位，如何引导会员单位建立起诚信，如何在诚信的前提下扩大规模，都是急需解决的问题。

7. PTO本身的定位问题

从PTO现在所强调的种种服务来看，其主要的定位方向还有待于在实际运作中不断明确与强化。因为定位不清就会使核心竞争力不强，这会影响联盟成员对PTO的信任。到底定位为众多连锁药店采购代理商，还是连锁药店赢利模式提供商，即管理连锁药店策划、培训、管理、PB产品以及信息化服务的提供商，目前还无法清晰。首先要借助采购低价品种赢得成员加盟进来，继而形成规模，然后才能根据成员需求提供系列配套服务，笔者以为，采购低价产品只可暂时列为最主要的经营活动，以后必然是其他服务占主导地位。

国外的自愿连锁组织一般都是一个信息服务公司，可以做咨询，做服务，做顾问或帮人谈判。而PTO既做商人又做中间者，变成了一个分销公司。而自愿连锁组织要做采购联盟难度是很大的，因为会涉及资金、采购、分销等诸多问题，但做信息、咨询、管理等服务则比较可行。

三、PTO发展趋势

1. 规模发展是必然趋势

由于药品采购联盟在国内早有人试水，但无人真正把它作为一个事业来运作，因此，当王春雷把它当成事业来做，成立真正的独立公司时，必然是一呼百应。所以我们看到PTO每到一地，都在当地引起轰动。更为可喜的是在不主动扩张的情况下，PTO已经快速发展到30多个会员单位了，旗下的产品也有300多种，这充分说明了其符合市场需求。

王春雷表示，今年，“采购联盟”会员企业总数将达100家，会员单店数超过5 000家，年销售总额逾50亿元。至于联盟的最终走向，王春雷认为肯定会走向更紧密的特许加盟。

2. 与品牌药品供应商合作，对旗下连锁药店进行品类管理服务

品类管理尽管这两年才提到议事日程上，但是在快速消费品行业中的应用已经比较广泛，业内一致药店、北京金象大药房、上海益丰大药房等都在积极探索。品类管理是连锁药店提高货位、货架使用率和效率、减少库存、提高品类赢利能力、减少各项管理成本的必由之路。而我国绝大多数连锁药店本身是没有进行品类管理的能力的，但靠PTO来做品类管理在资金、费用、管理人员、能力等方面都不够成熟。

3. 大力拓展自有品牌

PB是Private Brand的缩写。自有品牌在西方、在快速消费品商超中只有20%～30%的市场份额，利润却占到近一半。商家主要是靠着自有品牌来赢利的。

在国际药品市场上，药店自有品牌的OTC药品令制药企业头痛。在连锁药店比较发达的OTC市场中，无论哪个领域，都受到了来自药店自有品牌产品的强烈冲击。美国几乎所有的连锁药店都有自有品牌产品，有的大型药店所售商品的30%都是PB。例如，著名的Walgreens连锁药店销售的大部分PB品牌药品的价格只相当于NB(国际)品牌药品的一半。美国大型连锁药店如RiteAid、Bartell等也都有自己的自有品牌。一般情况下，药店拿到这类价格低于同类品牌商品20%左右、其质量又可控制的产品，再冠以自己的品牌，其毛利率就有很大的上行空间，一般可达40%～50%。

在国内，连锁药店碍于药品平价超市的压力，有些干脆直接注册多个商标，授权厂家使用，委托厂家加工自有品牌的产品。或者开发或购买一个产品，贴上自己的牌子，委托生产企业进行OEM，生产销售所谓的自有品牌产品。2003年10月，一种同时标有海王星辰和美信商标的电动牙刷出现在各自的连锁店里，其销量很快进入了排行榜。"海王星辰"(小柴胡颗粒、"海王"牌西洋参等20个品种)下一步的目标是，贴牌产品品种达到200个，销售比占到5%。此外还有包括抗生素(如阿莫西林)、维生素制剂(如VB)等常用药以及一些日用品在内，海王星辰和美信的贴牌产品已经达到26个。贴牌产品的价格比知名厂家和品牌的商品便宜20%～30%，而其毛利却达50%以上。

最近深圳一些连锁药店大大加快了自有品牌化产品上市的进程，某连锁药店准备在今年下半年生产自有品牌产品200余种，在国内广泛寻求生产厂家进行OEM。

要作PB品牌产品，零售量必须到一定规模，否则厂家不会与你合作。作为区域性中小连锁药店，你的规模不可能让哪个厂家愿意专门为你生产一种规格的产品，这一任务自然而然就落到了PTO联盟身上。

我们从供应链理论看看PB品牌产品。管理好供应链是近年来适应新的竞争环境而出现的一种新的管理理念和运作模式，众多企业通过实施供应链管理带来了竞争优势。在资源有限的条件下，企业通过构建供应链整合利用外部资源，可以提高对市场需求的反应速度，提升企业的核心竞争能力，这正是PTO保持长久低价竞争优势的必由之路。因为从供应链的角度来看，PB品牌才能真正垄断低价产品，可以通过PB产品应对供应商提高供货价和顾客要求零售价下降的双重压力，而不是一味压低厂家的供应价。现在马上行动，以后必然有丰厚的利润来源。

4. 寻求总代理品种，进行发包式经营

据悉，自去年10月底至今，天元公司已经争取到了100多家单位的200多个品种的湖北或武汉地区的总代理。东阿阿胶有一个新品种也是找天元公司作湖北总代理。现在不少厂家不停地有新产品推出，他们也在考虑选择合适的合作伙伴。如果分别找8家谈费用、陈列等，花费的时间和精力都比较大。现在有了天元，他们不约而同地找到天元，至少从铺货速度而言，会快很多。

PTO要获得更大的价格竞争优势，又要保证产品品质的话，就应该主动走出去，寻求全国独家总代理品种。一般来说，总代理品种一定能拿到最低的价格，这样PTO才能有基本的利润水平，哪怕只加上2～3个百分点的利润也会有一定的优势。

5. 开始做管理咨询和营销企划服务

我个人认为，目前我国连锁药店的发展水平低于医药商业公司，医药商业公司又低于较好的生产厂家。平价药品超市其所以能异军突起就是其企划水平较高，一般都有专业的企划部和人力资源部。擅长炒作基本应做到：月月有主题、周周有活动、天天有促销。而一般的连锁药店这方面则较差，没有能力在经营管理上、营销企划上形成优势，对赢利能力把握也不到位，这都急需PTO来指导实施。

(李从选撰文，有删减)

其实，像医药联盟这样的新生事物，就是在现今中国医药行业恐怕也很难见到业已成型的商业模式、联盟组织或运行机构。因此，在联盟或类似组织的发展过程中，就其具体组织形式、战略构想，甚至与之相关的事件、市场行为等，业内能从不同的角度、不同的立场对此进行观察思考，乃至公开评论或批评，很多时候，无论是其作为一个预言也好，批判也好，揭幕真相也好，这或许对实践中的联盟运动并不一定全是坏事。都说批评或警醒能让人进步，行业媒体、研究机构等的一些记者或专家等，都应该有自己对同一事件甚至是不同的观点和声音。能有不同的声音说话，或许是我们这个行业真正有所进步的体现，也是中国医药商业型联盟得以持续发展的一个重要推动力量。当然，正面的、严肃认真的思考与褒扬，更是理所应当、也是非常值得提倡的。

大参林“上市大联盟”还能走多远？

2009 年 12 月，当广东大参林的上市大联盟高调召开一年的论坛总结会之际，一篇标题为《大参林“上市大联盟”还能走多远？》文章，突然在网上蹿红。

“上市大联盟”这个让人充满好奇的创新名词，是广东大参林 2008 年 12 月在第 61 届全国药品交易会举行期间在成都提出的。一经发布，立即吸引了全国药品零售界的关注。

2008 年 12 月 8 日，广东大参林董事长柯云峰因“上市大联盟”而上榜“2008 年药店圈十大人物”中，并与药店圈大佬级人物阮鸿献、谢子龙和朱丹关注度同时达到五星级。

上榜理由写道：不得不承认，把一个二级城市的小连锁带到中国药店销售前十强，柯云峰和被誉为“黑马”的大参林“黑”得有道理，而一贯的低调又使其“黑”得有几分神秘感。原来，这几年的低调都是为了等待这一刻：当大参林跨进中国药店销售榜前十强后，大参林的领军人物柯云峰和他的企业都不再低调。柯云峰率领他的管理团队，用了短短几年时间，把大参林的旗帜插遍广东全省，终于向全体员工发出了进军全国的号召。

有跨省扩张的失败案例在前，同行难免会向柯云峰和他的企业投来怀疑的目光。在尝试了省外扩张的艰辛后，柯云峰提出了一个大胆而又有新意的举措：上市联盟。这一次，由柯云峰驾驶的大参林战车还能无往而不利吗？

在一年的期盼和质疑中，“上市联盟”进展如何？

11 月 27 日，当笔者获释，广东大参林将有相关详情于第 62 届全国药品交易会举行期间在成都发布《大参林上市大联盟 2009 年情况报告》时，笔者如约前往了解详情。

良好开局，成功一半？

在《广东大参林上市大联盟 2009 年度情况报告》中，广东大参林总经理柯康保宣布，到目前已成功并购了 4 家连锁药店，实现股份合作，分别是河南健康人、河南漯河广惠和、温州三余堂和广东美康。

让我们看一下2009年这4家连锁并购成功的路线图：

2月6日，大参林与韶关第二大连锁美康药业签订了并购协议。“上市大联盟”开花结果，走出了成功的第一步。美康有20多家门店，年销售额为5 000万元，是韶关当地的第二大连锁企业。美康在当地有较高的知名度，将会暂时在一段时间内使用“大参林”和“美康”双品牌。大参林并购美康花了1 000万元。

7月10日，大参林与河南漯河广惠和医药有限公司签订并购协议，把该公司的10家门店收至旗下。该店名不见经传，甚至在网上都找不到该店的介绍。但对于大参林来说，这次收购的意义重大，似乎意味着大参林一下子就能把版图从南方扩展到中原。

10月初，健康人与大参林就达成了合作意向。健康人大药房是郑州第一家平价药店，总店经三店创办于2003年4月6日，总投资1 500万元，经营面积为1 800平方米，品种达6 000多个，开业当天的营业额突破20万元。从2003年至今，健康人的门店总数发展到9家，除了经三店外，另一家较大的门店陇海店不赚不亏，其他门店的经营情况都不理想。据知情者透露，健康人2008年销售7 000万元左右。

而对于温州三余堂的并购没有相关报道，不知具体细节。

上述四家店分别在广东、河南和浙江，不难看出广东大参林借道河南挺进中原和占据浙江沿海而上的扩张路线图。

去年年底，大参林董事长柯云峰表示：“上市大联盟计划在每个省寻找一到两家合作连锁药店加盟，由这家药店继续扩展当地市场。按照这个计划，我们只需要在未来两年内引入10个合作伙伴，再在接下来的两到三年内在每个省开设500家店！”

从第一年的合作进度看，大参林基本按进度进行，开局良好，成果不错。

这四家联盟的加盟，再加上新开店的销售增长，今年大参林的销售有可能增长达4～5亿元。总销售量可能达25亿元。可以说今年的良好开局或许已为大参林的全盘计划打下了较好的基础。

大参林，明年布点哪里？

被喻为“平价黑马”的大参林的进驻，都会引发当地市场一场逐鹿市场的较量。因此当大参林把明年上市大联盟的目标计划定为4～6个联盟单位，将立即引起各地的关注。大参林，明年布点哪里？

笔者分析，大参林极有可能明年将把旗帜插向江苏、山东和河北等地。因为这三个省份是药品零售必争之地，当大参林占领以上市场后，基本可以完成第一阶段的快速圈地计划，达成上市所需的销售额要求。同时进入内部管理二次提升阶段，以获取规模化效益。当大参林真正上市获取大量资金后将进入下一阶段的整合。

大参林明年如能现实的4～6家目标，按每家增加1亿销售额测算，将可能增加5亿的销售额。再加上新开店的销售增长，大参林明年的销售总额将可能突破30亿元大关，从而达到上市大联盟融资上市销售总量基本门槛。

新医改＋资本运作，上市大联盟走上快车道？

新医改，零售药店成了最大的伤害者，拉开了大变局的序幕。随着全民医保的深入推广，加上药店覆盖人数降低，将出现市场过度竞争，药店集中度将进一步提高。药店只有应变以应对。这能否给上市大联盟走上快车道提供了很好的机会？

答案是肯定的。

起源于90年代的医药改革，让民营资本在药品领域大放光彩，基本占领了零售的半壁江山。在新医改的条件下，以国药控股股份有限公司和上海医药股份有限公司等龙头的国有资本正在开始准备收复市场份额，而老百姓、开心人等外资背景的民营企业也在抢城掠夺地盘。

在大参林之前，湖南老百姓大药房先行一步，引入北欧私募基金，成立合资公司。老百姓大药房自去年获得殷拓公司8 200万美元融资，老百姓大药房董事长谢子龙曾宣布，8 200多万美元的60%用于收购，以此来完善全国网点；另外40%还是用于开店，只是自行开店。

2009年年初开心人获得药店圈的第一笔融资——花旗银行旗下的日本日兴集团1亿元人民币注资。开心人6周年时把总部迁入北京，表明了向药品零售制高点进军的决心。

柯云峰曾透露，目前"上市大联盟"由一家香港投资公司提供收购资金，下一步"上市大联盟"计划引入国际著名的基金。

柯云峰对大参林的"联盟"解释为，即在各省区并购并控股(51%)已初具规模的连锁药店，利用其已有的零售平台、成熟的地缘关系和部分资金(49%)，输出大参林的管理经验、品牌优势及资金，将其打造成当地的行业龙头企业，然后复制、扩大。

国内各区域的中小型药品零售企业正在遭遇外资零巨头与国内大腕的竞争和市场挤压下，生存艰难。国内药品零售连锁企业何去何从？国内药品零售连锁企业可选的道路有三条：一是寻求并购与大参林等企业一起做大做强；二是自行寻找方式做大做强，做地头蛇；三是等待市场的判决自行淘汰。国内的中小药品零售企业与外资零售巨头和本土大型企业零售企业相比，虽然很弱小，但在各自区域都具有明显的规模优势，这种优势又为中小企业通过上市在联盟的方式走到一起奠定了基础。行业形势决定了上市场大联盟迎来了一个新的机会，加上资本的运作将力推大参林加快了进军全国的步伐。

上市大联盟前进中可能面对的挑战。

面对计划中的快速扩张，大参林却可能面临以下几大挑战：

首先是人才，包专业管理人才和外部专家人才。企业在增长的过程中，遇到了很大的发展瓶颈问题：一是管理；二是人才。这是一个永恒的命题，有了人才就会有好的管理，人是第一位的。随着向全国扩张，原有团队成员不足，急需引进人才，特别是了解各地药品零售情况的经营管理人才。另外，如能聘请行业专家顾问，不但能了解更多信息，充分利行业专家多年的关系，还能快速增加深大参林与各地连锁老板的信任程度。

其次就是并购放弃股权和自有品牌的痛苦。对于地方性药品零售连锁企业来说，大参林的并购控股就意味着自己的放弃。笔者在会议中，分别与山东、东北及山西等连锁人员单独沟通，询问他们与大参林合作的意向，他们普遍反映其中最大的问题还是放弃股权和自有品牌。中国人固有的“宁做鸡头不做凤尾”传统观念影响深远，这将可能大大阻碍合作的进度。

再就是物流配送。随着全国市场的推进，全国性的物流配送将面临挑战。设立合理的物流配送中心，将能有效提高经营水平，增加盈利。合理的方案可降低经营成本，缩短执行周期，加速库存周转，提高客户服务质量，降低总体拥有成本。而物流中心的设立又与未来的市场拓展规划紧密相关。根据未来店面的订货方式，药品零售的配送中心的战略必须考虑：一是尽量选择劳动力便宜、地加低且交通方面的地方；二是总公司策划部门制定五年发展计划，包括今后五年在什么地方、建多少个连锁店，连锁店发展到多少家后在什么地方、建立多大规模的配送中心，服务商圈的人口、半径为多大等。

选用更好的物流解决方案，是大参林上市大联盟未来必须面对的选择，也是未来决胜的重要决策之一。

最后是民营资本间的内斗。根据某机构在会上的预测，未来3～5年国内将有3～5家药品零售企业能上市融资。因此，在资本的推力下，受国外金融危机影响，许多外资借助注资国内民营药品零售老大，加快了在中国的渠道下沉，尤其是各地开药店距离的不受限制，更为其“各个击破”提供了便利。2009年初，老百姓、云南鸿翔等已将二线、三线城市作为2009年开店的重点。

业内专家表示，资本的力量之所以能在医药零售行业大显神通，关键在于各路社会资本的助推和医药零售市场的龙争虎斗。这些龙虎斗，消耗了大量的市场资源，在为资本创造投资机会的同时，也阻碍了资本的快速获利回吐，若能联手上市，或许能在“民进国退”的中国医药零售市场，为嗅觉灵敏的投机资本带来更大的市场利益。

综上所述，大参林能否借助“上市大联盟”的操作理念，为中小连锁撑起一遍森林？值得我们密切关注。（谢荣保撰文，有删改）

这是一篇比较婉转的批评性文章，有肯定，也有质疑，文章也有一定的信息量，在某种程度上，也对大参林上市大联盟的未来表示了担忧。作者本来就在联盟里面干过，他所提到的很多问题，也都是比较客观的。

联盟之殇

但真正引起业内广泛争议的，是2010年2月份首先发表在39健康网上的好似“讨伐联盟”的一篇檄文——《联盟之殇》(作者网名“思行者”)。这篇网上文章后来被中国药店网精心安排，与其反驳文章《拿什么配得上你》，还有大量的跟帖，特别是署有真名的彭勇和网名“浑水摸鱼”等一些网络作者的文章放在一起，点击量上万，立即掀起一场用网络语言表达的针对联盟命运和内幕的“网络大战”。

风风火火的2009年已经过去了，纵观这一年的医药零售的变化，无疑“联盟”一词出现的频率及引起的关注是最多的，这种情况在2009年下半年尤为突出，如若有幸翻遍2009年所有的医药零售行业媒体，就会发现如下的报道：

《2009 年 6 月 PTO 联盟悄然“换将”》,《药房信息联盟成立》,《恒爱东北 OTC 联盟股东发起的首家药店成立》,《2009 年 7 月四川蓝海医药供应链联盟成立》,《“药芝林 998”成立》,《广东大参林上市大联盟进军河南收购漯河广惠和医药》,《2009 年 8 月特格尔联盟商学院启动》,《2009 年 10 月广西医药工商联盟成立》,《江苏药店联盟成立》,《2009 年 12 月四川大蓉和药店联盟成立》,《山东药店联盟成立》,《开元联盟成立》。

各路联盟的粉墨登场,使国内医药零售市场呈现出了色彩缤纷的局面。人们于是乎在各种会议上、各种论坛上谈论的焦点最多的则是“联盟”,似乎不进入联盟则赶不上时代的变化,不进入联盟适应不了新医改,不进入联盟,跟竞争对手的竞争永远处于下风状态一样。“抱团取暖”、“抱团打天下”一句简单的语言充满了诱惑力,收获了大多数连锁药店经营者的心。在此感召下,拥有不到 10 家门店的某连锁企业负责人告诉笔者,为了防止竞争对手的加入,在 6 个月内他们加入了 5 家联盟。其执行力之高、加入速度之快实在令人叹为观止!

“全国联盟”是福是祸兮?

翻开“联盟”的历史,我们会看到“联盟”发展的艰难脚步,2003 年广州市 6 家药品零售连锁企业签订《联合采购意向书》,要求各企业实现采购信息共享。但遗憾的是,这个意向不久就无疾而终了。2005 年全国出现了首家“联盟”性质的公司——深圳匹特欧(PTO)药店管理有限公司,及从“绿色联盟”转身过来的全国性联盟组织——湖南特格尔。据熟知这 2 家企业的业内人士透露,2 家联盟在成立不久就陷入了波折阶段,会员的抱怨此起彼伏,内部争吵终日不断,毕竟资金问题、产品结构问题、物流保障问题、人员专业性等一系列问题从成立初期就开始困扰着这些“新业态的开拓者”。时至今日,这些问题对这 2 大全国性的联盟而言,依旧没有得到彻底的根治和解决,成为其发展过程中不可逾越的瓶颈。而随后成立的“药通”深度分销联盟和刚刚成立的“开元”联盟,在资金问题上虽暂时得到了解决,其他问题依旧存在。

笔者因工作关系常年奔走在市场,和加入这些联盟的许多经营者做了深度沟通,发现这些连锁经营者和其采购人员抱怨最多的是:产品质量问题(如胶囊漏油、装箱单不符等)、价格问题(联盟协调区域高利润产品价格不利)、疗效问题(高利润的中成药疗效收到消费者的质疑)、物流问题(断货现象时有发生)、品种结构问题(提供的联盟品种或者是其贴牌品种供选择的面单一,没有起到补充作用)……面对这些抱怨，相信联盟的经营者和盟主不会不知晓。但是如何解决呢？就怕心有余而力不足了！毕竟联盟的这些问题，从表面上看人的问题是主因，如其采购人员没有在连锁从业的经历，仅凭工业的角度和经验来提供产品，再如某著名联盟的某人，虽有在连锁短短的不到6个月的从业经历，但是与连锁药店高管沟通的情况反馈看，其实操经验不敢恭维，可以说是根本没有。我们抛开表面因素，分析实质，则可以看到联盟的披着羊皮的“狼道”——即由成立的初衷：抱团打天下已经变成了彻头彻尾的盈利性公司了。

跟风的省级联盟。

与全国性联盟相呼应的是各省级联盟，也许是看到了商机，一些头脑发热的中小型商业公司和中小型连锁开始了成群结队地杀向了本已是红海的“蓝海”。2009年下半年突然在药店会上出现如此多的药店联盟，就是明证！也许这种现象对游离于零售行业的外行人来说，会产生如下疑虑：是当年药店采购联盟遭遇的难题莫非已经“解冻”？还是说如今的市场经济大环境给联盟热提供了温床？但是笔者看“非也！”这是带着长期的“生理”压抑和“内分泌失调”反应的综合征典型表现：“既然没有向PTO、特格尔、药通、开元的实力，那么就搞一个省内联盟吧！既可以吸引眼球，又可以把大量的、根本买不上量的小药企的高利润产品甩给连锁——这不是既得利，又得名的好机会吗?”带着这种心理，省级联盟开始在各省纷纷发力！令人搞笑的是，按此论断一个省有一个联盟就足以，但是在胶东半岛——一个医药大省，居然存在着4个联盟。

各省联盟的成立，按道理应为本省服务，即统一采购药品，集体向工业争夺话语权，但是令人尴尬的事实是：几乎每一个联盟在做这项工作的时，均无疾而终，不了了之了。就其原因则是受各连锁利益的驱使，在品种选择上很难达成一致意见！尽管每次联盟的会议口号“和谐”之声依旧占据主因，但是关键之处则兵戎相见！

呜呼哀哉！省级联盟“殇道”开始呈现！

“殇”在新华字典的含义是未到成年就死亡！

一、漏洞百出的文字游戏

作为“殇道”之一，很多联盟的发起者把联盟的出现归结到市场竞争压力下的产物，“一般药店的成本中30%是商业经营成本，70%是商品采购成本，现在市面上店铺租金、社会保险、人员福利薪水等都在增加，成本提高自然影响利润额。”特格尔联盟理事长刘丰盛如是说，“要想控制成本最好的方法是从商品采购入手。要降低采购成本，首先从量上来解决，但中小型药店与大型连锁不同，消化不了大批量的货，而且大厂家也不认识他们，合作无从谈起。但如果通过采购联盟，集合多家药店的需求，找上厂家一次性下单要大批的货，自然就可以减少成本。”每当刘总在不同场合说出这番话时，总是博得不少中小型药店经营者的认可。的确，我们承认，控制成本的最好方法是从采购成本入手，但是现实性的问题是无论是特格尔也好，还是PTO、药通、金百合也好，跟联盟内会员单位供应的商品不约而同的加了20%～30%左右的毛利，其最终结果和从生产厂商与商业渠道拿货价格相差无几，有的个别品种比商业渠道价格贵了很多，那么请问联盟是如何降低采购成本的呢？“加入PTO，有贴牌品种的保护，且与科伦合作……”PTO某高管在2009年8月上海药店会议上如是向会员介绍到。也许看起来这个理由非常美丽，但是说出此番言论时，其供应商——湖北百科药业的贴牌品种堂而皇之的出现在安徽华源药市时，并以低于PTO供货价格20%左右进行着批发。真不知这位只说不练者作何感想？其次，与科伦合作，其提供的470多个品牌企业的优势品种，但对于PTO的会员单位，这些品种既没有价格优势，也没有市场保护，难以形成实质上的帮助，相反却是失去了联盟的价值（联盟的价值在于这个商品除了我能进，别人都进不了）。在外界看来，PTO与四川科伦合作为就是一场“□□□婚礼”（科伦是商业公司、PTO在某种程度上也是商业公司，只是规模大小不同而已）。

文字上的游戏，对未加入联盟的连锁药店非常具有诱惑力，但是在加入后，经历过，其失望大于期望，这也是这两大主要联盟每年的年会，其老会员逐年递减的主因。究其然，能成为连锁药店老板的人毕竟不是弱智，当他们感受到被文字游戏玩了一次后，其“兴趣点”一定会发生转移！

二、经营导向上的“卖拐”效应

带着不约而同的商业目的，几乎所有联盟都在给会员提供高利润产品，纷纷向各连锁会员倾销带有明显商业色彩的品类结构改善方案。

“PTO将开发更多性价比较好的贴牌产品，同时置换自营品种，优化会员单位的产品结构，提升会员单位的长期盈利能力。”——PTO执行副总谢高峰如是语；

“金百合大联盟的服务对象全国的单体药店和中小连锁，大联盟的宗旨是建立一个全国范围内的对接上游和服务终端的平台，产品由大联盟采购中心进行全国联合采购，共同贴牌，再由各二级联盟单位按分销能力实行区域独家销售”——金百合董事长翁斯春也如是说道；

“现阶段特格尔联盟能保证供应的联合贴牌品种200多个，待出厂的贴牌品种100余个，品种涉及8个大类，98个中类，538个小类，涵盖了药品的各个品类，拥有贴牌品种数量居同行业前列。”——特格尔联盟董事长刘丰盛语；

“药芝林998定位更富于包容性，既能满足中小药店的采购需求，也能满足各地区域性医药公司的合作需求，同时与上游厂家和各类联盟进行战略联合，打造一个多方优势互补，整合医药产业链的合作平台。”——联盟理事长刘洪亮介绍道；

“专营一线品牌企业的二线品种(甚至一线品种)，强势上市。吸引三精制药、仁和药业等个国内知名制药企业依托药通联盟借力分销，最大限度将产品利润空间让利给连锁会员。”——药通董事长张俊峰如是语；

听到这些话，笔者要说，真是想抱着肩膀痛哭一顿，这年代还真有“活雷锋”呀！在医改新政逐渐被边缘化的今天，还能有这么些人能为药店着想的确不易！但是接下来的话再听着，就会有“相逢何必曾相识”的感觉！

“我们核心会员，每个月从我们这里进了20多万的药，按能提供70%毛利空间，他们每个月毛利额就会增加了10多万。如果你的药店进的多，你会比这家连锁赚的还多。有了钱，你就可以大张旗鼓的圈地了，也有了资本与竞争对手进行‘血战’！……”相信大多数的中小型药店的老总都听过各联盟盟主的这种类似话语，会由开始的心潮澎湃转到疑虑顿生的感觉。咦？而这些话似乎以前听过，对了是在国家打击传销前听道过，“如果你发展10个下线，而这10个人每个人再发展10个下线，你就可以高枕无忧了……”——哦！只不过，话语被专业的医药行业用语转换了一下罢了。

其实，身为药店的管理者都知道，店员推荐高利润产品的难度越来越大，高利润产品好进，但是难卖呀！如何帮助药店最大限度地售卖高利润产品才是问题的关键。但是遗憾的是，没有一个联盟的盟主提出过这种口号！更不用谈解决方案了。这种做法对药店而言无疑是杀鸡取卵，药店的老总要是听了这些盟主的话，与挥剑自宫，作茧自缚的做法有何不同？哈哈，到了这一步真是一地鸡毛了，呜呼哀哉！

三、"价格战"暗战

众多的联盟成立，提供的产品同出一辙，如果我们仔细的研究一下各联盟提供的商品目录，就会发现：其提供的商品如同现阶段连锁药店经营的商品一样，同质化严重，产品以中小型工业企业提供的居多。

而在这背后，各联盟为了扩大自己的影响力和盈利能力，开始都热衷于炒作，在各种会议或者会前会上，我们时常能见到他们的身影，也能听到他们大放厥词的说道：请加入我的联盟，联合起来更好地与药企供应商进行讨价还价，为会员单位增强盈利能力。

打着招募会员的旗号，提供同质化的高利润产品，其结果则形成了联盟间的一种新的博弈：品种之间的争斗。但会员单位对各联盟产品进行相互比较后，价格问题则成为衡量其加入联盟的唯一标准。这如同现阶段药店间竞争的手段价格战一样，用价格作为利器争夺消费者。于是乎，我们可以预言到一场轰轰烈烈的价格战将在联盟之间展开，原始手段伴随着激情高昂的联盟奏歌，一路上演，究竟鹿死谁手，还是我们将拭目以待吧！

四、四大结症引起的"生化危机"

业内某记者在2010年1月13日出版的报道中总结道："尽管'联盟'已成为大势所趋，但综观业内联盟，普遍存在4个短板——'没有专业管理团队、没有稳定物流保障、产品缺乏竞争力、缺乏长效激励机制'。这4种弊端，导致成员对联盟忠诚度不稳定，其规模优势往往停留在口号上，无法落实在采购中。"在笔者看来，这个总结一语道出了各个联盟的死穴。

没有专业的管理团队——的确现阶段还没有哪个联盟的领军人物具备高素质的专业能力。要么是从没有在连锁药店做过，要么即使做过的，自身的管理能力和运作能力也十分有限。而其领导的管理团队，对连锁药店日常运作流程了解十分有限。以药通深度分销联盟为例，其领军者与其领导管理团队中没有一个人具有连锁药店运营背景，对连锁药店日常管理和运作方式毫无经验可谈，但极为搞笑的是，其为连锁会员提供的培训竟也涉及了店面日常管理和营销，这颇让笔者想起了一个经典的描述词语：蒙古大夫。试问其为连锁药店的提供的方法究竟有多少实用的东西呢？真是贻笑大方！

稳定物流保障——从某个角度来讲，各个联盟实际上就是物流批发公司，是典型的披着羊皮的狼。那么既然是物流公司就得有自己的物流中心，但是实际的情况呢？相信各联盟的会员比笔者更清楚。以国内最有影响力的PTO为例，2005年从PTO成立到2009年年底，短短的不到5年的时间里，其物流中心先后从衡阳到兰州，再到江阴，再到武汉，最后至现在的成都，走马灯式的换了五个物流中心，而现在的物流速度依然不尽如人意，据内部人员反应在最近一次PTO会议上，辽宁的会员反应从成都发货到东北的居然用了45天的时间。可见，联盟的物流保障度十分有限！

产品缺乏竞争力——几乎药店的经营者都知道，在药店里最好卖的就是品牌品种，其竞争力和消费者的认知度非常强。但是遗憾的是卖品牌品种利润低，且往往因竞争的因素价格倒挂。因而对连锁药店的经营来讲，品牌企业的二线品种往往是倾慕对象。但是纵观各联盟的产品目录，特别是全国性的联盟，品牌企业的品种则基本上榜上无名。各路中小型药企生产的产品充斥其中，更为搞笑的是，这些产品中很大一部分被进行了“贴牌”，以特格尔采购联盟为例，贴牌的商品达到了200多种，大量的贴牌产品看似保护了连锁药店的利益，实则对连锁药店而言，药店的经营风险在逐渐加大，笔者在特格尔的核心会员——浙江台州瑞人堂的药店看到，同一时刻，其门店的客流量寥寥无几，其集客能力竟赶不上一个单体药店。毕竟你卖的产品对消费者来说，他们不知道，他们在品牌品种广告力度的感召下，对品牌产品情有独钟。如果你的药店没有品牌产品，他们是不会光临你的药店的。

缺乏长效激励机制——对联盟而言，联盟与会员的合力是联盟成功与否的关键，而长效的激励机制则是这种合力的基石。如何创立这种长效的激励机制，笔者相信各联盟的盟主并不是十分清晰。仅靠产品就能把大家捆在一起吗？显然，答案是否定的。各中小型连锁药店之所以加入连锁是期望通过沟通交流，提升自己的核心竞争力，从而做大做强。但现实的情况是，除了在“换帅”前的PTO勉强尚能提供管理输出外，其余的各联盟均没有此能力。这也是造成了越来越多的会员脚踏几只船的局面。“如果联盟不能给会员带来管理水平的提升，不能给会员提供更多有价值的产品和服务，会员就没有凝聚力。”一位业内资深的人士如是评论。

“哪里有利益，哪里就有联盟”。从5年前平价药店的盛行催生PTO(药店贸易联盟)，到今天新医改再次强化了药品零售业的危机感，联合采购、工商博弈、多元化战略……零售药店不断寻求突围之路，也许在突围的路上越来越多药店的加入联盟，但是联盟之殇客观性的存在使得这条突围之路成为不归之路。笔者衷心地希望各位联盟的盟主仔细的思考，在赚钱的同时，是否能为行业的健康的发展作出一些贡献？是否在给会员药店提供商品时，服务链进一步延伸到品类优化、管理输出、终端营销、药学服务等各个环节？同时也恳请已经加入联盟的和即将加入联盟的各连锁药店的负责人思考，你加入联盟后，能否在核心竞争力上有所突破？能否在品牌建设上有所建树，如果都没有，请你们三思而后行！

（思行者撰文）

很快，一篇针锋相对的文章发表在网络媒体上。起因是《联盟之殇》这篇文章提到了浙江药通，说它的培训是蒙古大夫。负责培训的季军是浙江药通深度分销联盟秘书长，他认为这个说法有问题，所以专门为此写了一篇反对的文章《拿什么配得上你》。

前几天打开39健康网的网页，看到了一篇文字，也没怎么刻意却牢牢的上心了。说的是现在医药零售业的联盟现象，此位仁兄就医药零售的变化像一位智者一样进行了点评，彻底而深刻地进行了一番批驳。我突然发现“思行者”同志的要求不只是进步，更青睐于有系统思想有成熟理论有完善操作实践而又不需要利润的雷锋同志。换句说法就是不要以为你们进步了一点他就会认同，那还得分档次，如果你是在基础岗位做的时间不长，只是在把一些企业的先进经验进行归纳汇总，放在联盟的平台上进行传播而没有自己把这些都做上10年20年，除了让连锁药房在品类上进行了一些差异化，提高了一点竞争力而不能为连锁在核心竞争力上有所突破。那不好意思你这个联盟不符合该同志的起步标准。

看了该同志在文章中对联盟主们言语的理解，使我马上联想到了鲁迅先生在他的(小杂感)一文中写道：一见短袖子，立刻想到白胳膊，立刻想到全裸体，立刻想到□□，立刻想到杂交，立刻想到私生子。思行者同志的想象力唯在这一层能够如此跃进。马克思主义告诉我们世界上的万事万物都存在联系，而且联系是普遍存在的，初中的政治课老师告诉我们世界上的联系是这样普遍存在的：每一种事物都必然有发展的过程。任何较完善的业态不是一点一滴的总结积累完善而来的？

都说言路的开放可以看到社会的发展，那么很庆幸我们的社会发展得如此之好，思行者同志抓住了国家相关政策调整医药零售业尝试业态调整摸索的恰当契机，运用网络、资讯、媒体，猛击发展探索进程中该同志看不惯的业态、人物。以期其阻击对命中的对象产生强大的杀伤力，使行业中人为之所叹服。其实我一直都在思考该同志为连锁药房所制定的择偶标准。我想，如果哪个联盟能够达到这些标准谁能不动心呢？可是你有没有想过，整个行业对如何发展还在争论尝试的时候，不要讲联盟这些才发展几年的业态单位，整个行业谁又能真正的一路凯歌高唱不走弯路呢？

我们有权利去追求自己想要的。行业整体水平的提高，使人们不再满足于简单的盈利层面，而是向更高一层的目标追求。这也就是所谓的基础决定结果。于是，整个行业的管理盈利水平越来越高，学习分析能力也越来越强。我们也都喜欢无私的行业雷锋，但我们也总应该为这些所谓的目标付出一点时间和努力吧！

思行者仁兄对联盟的要求，在这个中国医药零售业才真正起步的今天，我认为等同于意淫。（季　军撰文）

中国药店网发现这两篇文章后，很快就把它编辑成一组专栏刊发出来，没想到这立即引来无数的拍砖，圈内圈外的人那些天都在自己的QQ群、各种论坛上下，甚至在媒体上公开论战，匿名的、隐蔽的、情绪化的各种发泄甚至相互间的辱骂，不绝于耳。其中，一个看似当事人的网络作者发表了《逃离PTO》的博文：

我伤，我悲，我无语泪先流……

兄弟终于安全逃离PTO了，感觉天更蓝了，水更绿了，心里更有安全感了！非常感谢各位亲朋好友一直以来对兄弟的关爱，从去年以来一直有各地的朋友都在问兄弟一个同样的问题：PTO到底在干吗？前几天开始PTO已经卷进了网络大战，兄弟心里看得痒痒的，其实这里面的水深得很，今天兄弟再来添把火、报点料，彻底满足所有关注者的好奇，杀一只肥猫给大家美食一餐！近两年来俺们PTO确实比综艺大观还精彩呢！我今天就做一期揭秘号外，将PTO那一干风流人物洗尽铅华送到台前，任由各位看官一睹风采，跟大家一起来痛快地说一回！

第一任何离开PTO？

“因为长年与老婆分居，影响家庭生活……”这是××在公开场合的说辞。

各位兄弟，这年头已经没几个傻瓜了，剩下那几个全关在疯人院呢！别墅和金钱的诱惑力是凡人都挡不住的，你追求别墅和金钱也是可以理解的，有啥事你直说不就完了吗？大家都能理解。最讨厌的就是既要做婊子又想立牌坊，你累不累啊？

最可怕的还在后头呢！既然你谋求富贵远走高飞了，可也得给自己留点最后的尊严啊！何必做得背弃信义到一塌糊涂呢？重新搞一个联盟也就算了，却又把原来PTO做的70多产品以超低价供货，硬是把PTO往死里打……

第二任为何离开PTO?

第二任绝对是PTO有史以来最受大家欢迎的一位老总哦！是他把兄弟们带到了繁花似锦的上海大都市，是他让PTO上上下下普天同庆，工资翻翻，有钱大家花，花完再想法！散财才能聚财，还是这任老总懂得做人，懂得什么叫做皆大欢喜！

谁知道好景不长，理论一堆，实战瞎吹的第二任连续触礁，把本来就在水深火热中的PTO推向了九死一生。和一群不务正业的油子搞什么大健康项目，结果不但收取的会员费用全额退还不说，连产品都被工商查缴。更让人不可思议的是第二任因一时之气把PTO的物流迁到了处处受制的湖北隆泰，货款不能结、税票开不出，货物不能发，一堆物流中转的产品破破烂烂，所有业务几乎呈现瘫痪状态，虽然工资还可以照样拿，但是说真格的作为PTO的员工那一刻我的心真的疼了。从此，兄弟不再把老总当神看了。

第三任如何登上舞台?

公司内部一直有个趣闻，说第二任走是天意。这中间可是有典故的，说是第二任的名字没叫好，为啥呢？“从选”不就是“重选”的意思吗？呵呵，当然这是好事者的编排。事实上第二任和第三任据说还是兄弟的关系，第三任是第二任亲自推荐的。可是兄弟不明白的是，既然是兄弟怎么还把自己的兄弟往火坑里推呢？走到这一步的时候，兄弟已经觉得没眼看了，想走，但是好奇硬是把兄弟留下来了，左右都是死看看戏也好，反正浑水好摸鱼。

虽然是老药人但是对零售的经验很短，人说新官上任三把火，这位却是三颗原子弹，完全不是按理出牌的主。他强拉硬拽把物流折腾到了成都，所有员工大举搬迁到成都，是他激起的第一次公愤，从繁华都市到一个郊区小镇，这是比知青下乡还残忍的事，这个损人不利己的家伙更是持续扮演屠夫的角色，大幅下调员工工资，说是与当地工资标准接轨，说是要对股东有个交代，可你又不是股东与你何干？也没见你自己能有多少好处啊?！一个订单员原来4 500元，可是在这荒郊野岭1 500元就被他给打发了，不服从新薪资体制的坚决大换血，在瞬间把兄弟姐妹们的财富梦想给灭了，让兄弟明白成本永远是架在脖子上的一把刀。

不过PTO内部也确实流传着这样的一种传言，这家伙运气确实不错。找了科伦合作后，不但资金方面有底气了，人家科伦立马还要上市了，虽然不算是直接效应，但是至少也有点品牌效应，因为这层关系PTO还真是拿到了一批不错的大厂品种，在物流速度上也有些担当了，有些承诺了，PTO也似乎真的有了点起死回生的迹象了。

看PTO那帮吃里爬外的家伙。

第三任越搞越厉害，又是严格管理又是绩效考核，兄弟算是彻底知道好日子到头了，要做的事是越来越多，油水是越来越少，兄弟决定不玩了。

可是走之前一定要把PTO那帮吃里爬外的家伙给揪出来，PTO就是被这帮鸟人搞得乌烟瘴气，有几个家伙遇上铁手屠夫也惨烈牺牲了，挺解气的。说句良心话在兄弟来看，这是第三任做得最快人心的事。

最后，让我们为兄弟的胜利大逃亡干杯!!!　　　　(浑水摸鱼撰文，有删减)

正当大家隐藏真实身份和名字在网络上注水争论之际——到现在为止，思行者到底是谁，业内都猜测了许久，至今也仍然是个谜(浑水摸鱼者也是如此)。一位曾在PTO联盟干过、名叫彭勇的人，也写了一篇相对公允和较为理性的分析文章《我看PTO》。文章掷地有声，专门讨论了那些匿名的网络写手对于PTO的非议。

陈凯歌导演用一个馒头引发了一场血案，思行者同志用一篇文章招来了一片板砖，居然还上了《中国药店》的网站头条。本来也就是路过随便逛逛，没想到发表评论的兄弟姐妹们个个都挺激愤，夹枪带棒，指名道姓的。呵呵，究竟怎么了？联盟也好，PTO也好，究竟招谁惹谁了？

于是乎，俺的手也痒痒了，但是俺不想躲在犄角旮旯里面写黑材料，俺想署上真名凑上两句。兄弟们，大家都是曾经在这个行业中奔波过，操劳过，奉献过，付出过，曾经在一个战壕里摸爬滚打出来的弟兄，何必呢——就事论事地谈问题，大可不必酸溜溜地攻击个人嘛！

我个人的感觉：思行者的那篇《联盟之"殇"》，如果能去掉点潦倒文人的酸腐味，少一点落魄书生看破红尘般的悲观和极端，兴许能是一盘用红彤彤的炉火烧制出来的可以鞭策行业发展的好菜；方凌的那篇《联盟在鞭策中前行》大体上写的还算中肯，但多少还是有点在唱赞歌之嫌；无名氏的那篇《拿什么配得上你》不知是否正是思行者同志盼望已久的一块分量十足的板砖？最后，浑水摸鱼同志的那篇《逃离 PTO》，真的有点太赤裸裸的人身攻击了，字里行间看得出你如浮萍般地掠过 PTO，甚至连 PTO 的历史和曾经有过几任经理人都没有弄清楚，更别说与你的攻击对象有深层次的交流了。在这样的基础上，对他人进行指指点点，妄自菲薄，这样做确实不太仗义喔……

其实，大千世界，我们哪个人，哪个企业，哪个行业能在成长和发展的过程中毫无瑕疵，一路凯歌？人生和社会一样，有时候理想与现实常常是有很大差距的。但是倘若我们用唯物主义的辩证观来一分为二的去看待联盟，看待 PTO，想必时间会对联盟的功过是非给出个定论。正如评论中几位仁兄所言：任何事物的存在，必然有他存在的道理，存在即合理嘛。联盟不过是企业存在的一种业态，他行与不行，不是靠文章写出来的，是看有无市场空间能够生存下来的。

呵呵，这年头，干点事情容易嘛，老板也好，职业经理人也罢，人前风光的他们，在背后的付出有时候是旁人难以想象的。在大家伙都对他们戳戳点点，说三道四的时候，俺想在这给他们正正名，也给大家报报料，给大家伙分享分享 PTO 的历史：

俺曾经也算是个老 PTO 了，2004 年底，PTO 刚刚开始在深圳注册，还没有一个员工的时候，俺就坐着南下的火车去应聘了。先从 PTO 第一任常务副总童伟毅说起，童总和当时的副总李兴乾、李彤、胡隆梅一起，带着一班小兄弟，在王春雷的带领下，把江苏市场搞的热火朝天。思行者兄弟，你满怀自信的在《"殇"》文中"翻开联盟的历史"，但可悲的是，你连第一页都没看，就开始质问起："全国联盟"是福是祸兮？也就是从 2005 年开始的两年间，你问问江苏大众、苏州雷允上、无锡山禾、常州恒泰、常熟建发、宜兴天健、南通健桥等这些江苏的企业老板们，PTO 对他们是福是祸？你打听打听，甘肃众友、贵州一树、湖南民生堂、湖北隆泰、扬州大德生等股东单位，全国联盟对他们是福是祸？PTO 是让他们的企业销售下滑了，还是全国联盟把他们的企业给搞垮了？

诚然，PTO 在高歌猛进中遇到了一些问题，但是我们一直在努力调整，童总走后，李兴乾开始执掌PTO，他力挽狂澜，和潘斌、张春为、曾强一班兄弟一起，将PTO从当时的千头万绪中梳理出来。把PTO推向更高的辉煌，山东康源、大同康健、河南宝芝堂、江苏百事佳、厦门鹭燕、平顶山普生、辽宁百盛新药特药、大连奇运生、聊城华泰、沧州狮城百姓……思行者兄弟，你问问这些连锁企业的老板，他们是被你文中所说的：漏洞百出的文字游戏忽悠过来的，还是PTO这样的全国联盟，给他们在经营导向上"卖拐"而产生了一点点效应？浑水摸鱼兄弟，常年漂泊在外，没有家的温暖，没有父女亲情的交流，没有粗茶淡饭，只有整天酒肉穿肠的生活，想必你今生是很难体会那种痛楚和酸涩了。人，谁都希望物质生活会更好，谁都不会跟钱过不去，但是除此之外，还需要一个根，懂吗？所以啊，浑水摸鱼兄弟啊，当你还没弄明白全国联盟是咋回事的时候，当你选择"逃离PTO"之时，背信弃义这顶帽子你觉得究竟给谁戴着更合适呢？

李总走后，工业出生的李从选执掌PTO，对他工作上的思路和做法，暂且不表。但是，浑水摸鱼兄弟啊，你可曾与他同宿过一屋，你可曾见到过他为了PTO上上下下的琐碎事务，夜不能寐，满嘴起泡的焦虑？你可曾亲历过他日行千里，劳碌奔波的旅程？你怎知PTO的物流搬迁，仅是他一时之气的举动？呵呵，幼稚啊，这其中的辛酸和后面的故事，许是只有他自己才最清楚。老总也是人，老总不是神。不懂得将心比心的人，才是真正的"空心萝卜"。

俺曾经作为以上三任的助手，俺可以在这里负责任地说，他们在职的日子，无一不是兢兢业业，忠于操守的。

俺现在作为PTO、开元联盟的客户，俺也可以负责任地说，这些联盟的产品，特别是PTO的贴牌产品，为我效力的企业和我的员工带来了可观的效益。虽然PTO的个别贴牌品种出现了一些小问题，但是比起大部分贴牌品种为企业带来的收益，究竟是找芝麻的碴，还是要西瓜的瓤，谁做企业谁知道。

至于第三任谢总，俺和他的交流有限，不敢妄自菲薄，但是俺相信，他之所以去扮演浑水摸鱼兄弟文中所说的"铁手屠夫"的角色，也是企业发展到一定时期，不得不下的重手，不得不用的猛药。这其中的无奈，恐怕不是他一个人所能左右得了的事情。

蛀虫1也罢，蛀虫2也罢，每个人的存在，都有其存在的需要。他们身上的闪光之处，恐怕是浑水摸鱼兄弟你永远也学不到，赶不上的。

看看这几年，PTO这样的全国性联盟为行业的发展做了些什么样的贡献吧？童伟毅、李兴乾、李从选、胡隆梅、张春为、曾强、张宗盛、唐丽萍……这些曾经在PTO熔炉中熔炼出的耳熟能详的名字，现在正在为业内企业的发展开疆拓土，扬帆领航。

奉劝总是怨天尤人的同志们，别总是得了便宜还卖乖，吃不到奶水就骂娘。大城市待久了，人的心胸也会变小的，找个有海，有戈壁或者有草原的地方看看，相信我们躁动的心也会平和许多。人嘛，这辈子不就是个过程嘛。

俺的手艺有限，就写这么多吧，俺不藏起来说话，俺的名字叫彭勇。

（彭 勇撰文）

当时，我兼职负责39健康网有关药店方面的文章汇总，针对上述争论，也试图用《文体的匮乏》一文来总结和平息这场争论。

长期以来，“写什么”和“怎么写”的问题，在医药媒体写作者看来，似乎并不是一个问题，但我们如果稍加分析，是不是就会有这么一个印象：我们的文章格式化文本比较多，“歌德”式的居多，批评式的很少，更不用说暴露式的、揭示内幕真相的。

前段时间，一篇未署真名的文章《联盟之殇》，由于专业网站的转载以及围绕这篇文章突然冒出的大量跟帖和笔战，引发了一轮近年来少见的网络笔墨口舌大战。这篇文章所带来的影响大大超出了笔者所料。

我不想对这篇文章及其论战者的观点发表评论。我想谈的问题是，这篇文章的“蹿红”到底说明了什么？我想，首先显示了医药网络新媒体的力量，让我们切实看到了网络文章与报刊文章的文体是有很大不同的。这篇文章最早是在39健康网上刊发的，不久，该网站刊发了另外一篇针锋相对的文章——《拿什么配得上你——联盟之殇读感》；然后，国内权威的专业报纸又刊登了另一篇争鸣文章。此时，中国药店网站在首页特地精心组织编发了这3篇文章。一时间跟帖如云，反对声、赞同声，甚至辱骂声不绝于耳，许多当事人、相关者，甚至旁观者都认真或不认真地卷入其中。对于这一现象，从传播学的角度看，它是电子媒体语境下的一次难得的众声喧哗，以直接、迅速、口语化的网络文字传播方式，冲击了缜密的报刊文字写作规范，以匿名、隐蔽、情绪化的语言冒犯了格式化的文风。正襟危坐惯了的文人、编辑、当事人及其相关方，都突然发现在网络时代我们不得不面临的一个新语境——严肃与散漫、规范与破坏、公开与隐秘、控制与发泄、逻辑与混乱、理想与现实的相互交织，纠缠不清。由《联盟之殇》这篇文章始，写作者与阅读者、当事人与旁观者都获得了一次基于网络传播所赋予的众多自由个体言论的“狂欢派对”。很显然，之所以会有“狂欢派对”的感觉，就在于网络传播的这种方式，在于网络文章(特别是匿名跟帖文字等)的文体的特点，即口语化的表述、大胆的比喻、当下的体验、情绪化的反应，甚至有些出格的意气用事。

如果纯粹从文体的角度看，我还想说，这轮网络大战还让我们或许会反思，我们医药行业所出现的文体是不是还显得有些单一，有些匮乏呢？长期以来，“写什么”和“怎么写”的问题，在医药媒体写作者看来，似乎并不是一个问题，但我们如果稍加分析，是不是就会有这么一个印象：我们的文章格式化文本比较多，“歌德”式的居多，批评式的很少，更不用说暴露式的、揭示内幕真相的。文章能不能对一些具体的人或事进行反面的隐喻或者讥讽？时评一类的文章能否具有匕首式的刺痛感和鲁迅式的战斗精神呢？说实话，这类文章在医药媒体上还真不多见。文学作品分类中有所谓“黑色幽默”文体，但我们几乎没有人能读到医药撰稿人写的类似文章，这是不是一个遗憾呢？不过从这次网络大战起，真希望我们医药行业的文章，文体越来越多、越来越有可看性，有极尽讽刺挖苦式的文章，也有轻松幽默或者冷幽默，甚至自我解构式的文章。如此，在我们医药写作者的文字世界里，那个真实的世界、那些真实的人物和事件，一定会在我们面前显得更加丰富多彩，饶有兴致。

（代　航撰文）

第三篇　启发与借鉴

美国药房联盟与特许加盟体系对国内商业性联盟的启发与借鉴

美国药房联盟与特许加盟体系及其发展

1. 联盟与特许加盟体系

在美国，零售商的各种联盟组织实际上都是或者统称所谓的“特许加盟”体系（Franchise System），都是上游厂商或供货商与下游零售商的一种合作关系。“特许加盟”体系是上游厂商或供货商的一种产品与服务的配销方式；也是一种市场营销方式。由盟主（厂商或供货商）在一个特定商圈或区域授权一个零售商独家的商品销售权、商标使用权或者技术使用权。被授权的零售商共同遵守盟主的一定规范；采取共同的经营模式在特定的商圈或区域进行商业活动。

2. 传统的产品供应买卖体系

传统的产品与服务配销体系只是一种上游厂商或供货商与下游零售商的买卖关系（Supplier-dealer Relationship）。特许加盟体系与传统的“买方”与“卖方”关系有很大的不同：

（1）特许加盟体系在一个特定商圈或区域只独家授权一个零售商；传统买卖关系则只要价格合适，任何零售商皆可向厂商或供货商购买产品与服务。

（2）特许加盟体系规定零售商必须依照共同的一定准则来进行活动。买卖关系则无此规定，买方购买东西后，可以任意变更使用。例如：买方购买汽车之后，可以任意变更汽车的颜色，或者任意改装。

（3）买卖关系很脆弱，一旦竞争者采取低价竞争，两者关系可能就终止，买方转向另一卖方购买。特许加盟关系则为一种紧密的伙伴关系，比较不受价格竞争的影响。

3. 直营连锁体系

特许加盟体系与零售商的直营连锁体系(Chain Store)亦有很大的不同：

(1) 特许加盟体系的被授权者是一独立法人个体，拥有零售店的100%利润分配权，负担零售店的亏损，也负责零售店的所有资金投入。直营连锁分店的经营者是总公司的员工，不享有利润分配权，不负担亏损，也不负责资金的投入。

(2) 特许加盟体系的被授权人在盟主的一定规范下，仍然有自行决策的弹性。直营连锁的分店经营者则必须完全接受总公司的指挥。

(3) 在特许加盟体系下，盟主拓展业务的方式是在一个特定商圈或区域遴选一个合作的零售商伙伴。直营连锁拓展业务的方式是自行投资开设与经营零售店。

4. 联合采购体系

联合采购组织(Buying Group)与特许加盟体系也不同，差异在于：

(1) 联合采购组织是由零售商与零售商，或中间商与中间商共同组成的团体，其目的是联合向上游厂商或供货商采购以及开发产品，借由团队规模获取谈判力量。特许加盟体系则是厂商或供货商与零售商的一种授权关系，厂商或供货商事先生产或采购一定规模经济数量的产品，然后借由遴选合作伙伴来进行产品的配销。

(2) 联合采购组织是一种零售商或中间商同业之间的共同协作关系，特许加盟体系则是一种厂商或供货商的一种商业合作关系。

(3) 联合采购组织的盟主是由组织成员推选或摊派产生；特许加盟体系的盟主则是拥有独特产品或经营技术的厂商或供货商。

5. 联盟与特许加盟体系的分类

不同的特许加盟体系，其盟主(厂商与供货商)所提供的授权项目以及提供的支持程度各有不同，大致可分成两类：

(1) 产品暨商标特许加盟体系(Product & Trade Mark Franchise System)。

产品暨商品特许加盟体系主要提供独特或独有的产品、市场营销、店内促销以及店员教育训练等支持，部分体系要求共同挂置小灯箱或小招牌，在美国亦称为“挂牌组织”(Banner Program)，意谓共同挂置招牌但无统一的经营制度；在日本称为“自愿连锁”，意为自愿加入组织但无强迫性的统一经营规范。产品暨商品特许加盟体系在各行各业中相当多，例如：品牌服饰店、自行车专卖店、汽车轮胎专卖店、茶叶专卖店、汽车代理商、化妆品店、药品专卖店等。

（2）企业制度特许加盟体系（Business Format Franchise System）。

企业制度特许加盟体系提供“全套”的经营支持，包括统一的店招、店面规划与装修、产品、品牌、市场营销、店内促销、教育训练、顾客服务、会员管理、价格策略、毛利策略、人事制度、财务与会计制度等；并且有统一的经营方式、计算机系统与经营制度；还有专人的辅导、经营分析与经营计划支持。企业制度特许加盟体系不只提供产品支持，最重要的是提供经营技术、完整的操作系统以及系列的作业工具。同时，也要求被授权者比较严谨的遵从规范。市面上的企业制度加盟体系例如：快餐店、咖啡店、西餐厅、药房、牙科诊所等。

严格说起来，“产品暨商标特许加盟”体系（Product & Trade Mark Franchise System）是一种比较松散的组织，成员之间只有少许的共同规范，例如：统一零售价格、不窜货，共同执行营销活动等，各自仍然自行采取自己的经营模式，我们或可称为“联盟”，就好像国内药房市场目前兴起的各式各样“联盟”。

过去由于政策因素，连锁药房跑马圈地式地招募了许多加盟店，这些加盟店基本上仅挂置统一的招牌，并无统一的经营制度与经营模式，这就是所谓的“挂牌组织”（Banner Program），也是一种“产品暨商标特许加盟”体系，或者只能称为是联盟组织而已。

国内药房市场首例所谓的“企业制度特许加盟”体系（Business Format Franchise System），即“美信医药国际连锁”，它是由美国目前排名第二大的药房特许加盟体系 Medicine Shoppe 授权国内企业所推出。其成员遵行比较严谨的统一经营制度与经营模式，以及统一的店招与店面形象。

“企业制度特许加盟”体系提供全套的经营支持，加入的药房必须缴交权利金。在美国，此权利金大约在每月 300～500 美元左右。权利金的意义是“商标与经营技术的授权与使用费”。

6. 系统标准与一致性

我们可以组织的系统标准与一致性来进一步说明各种联盟与特许加盟体系：

（1）系统标准指该组织是否有详尽的操作系统以及严谨的经营制度，以供组织成员共同执行，共同遵守。

（2）一致性指该组织成员的经营活动与系统执行度的一致性高不高，共同性明不明显。

我们可用下表明确区分各种联盟或特许加盟体系：

	其他名称	系统标准	一致性
联合采购组织(Buying Group)	采购联盟	无	低
产品暨商标特许加盟体系(Product & Trade Mark Franchise System)	联盟、挂牌组织	少许	低
企业制度特许加盟体系(Business Format Franchise System)	加盟连锁	详尽	高

7. 美国前三大医药批发商与主要的药房特许加盟体系

美国主要的药房联盟或特许加盟组织都是医药批发商下属与发展出来的。美国医药商业市场十分集中，前三大医药批发商即占了91%的市场份额如下图所示。

	市场占有率	旗下“产品暨商标特许加盟”体系(联盟)	旗下“企业制度加盟”体系
美国第一大医药批发商	39%	Valu-Rite(威陆来)	Health Mart(健康药房)
Mckesson(麦肯森)			Health Mart PHARMACY
McKESSON Empowering Healthcare			
美国第二大医药批发商	31%	Valu Rite Leader(立达尔)	Medicine Shoppe(美信)
Cardinal(卡迪纳) CardinalHealth		Leader PHARMACIES	The Medicine Shoppe PHARMACY
美国第三大医药批发商	21%	Good Neighbor(好邻居)	
ABC(艾比西) AmerisourceBergen		GOOD NEIGHBOR PHARMACY	

在早期，这些医药批商并无联盟或特许加盟的组织，基本上所进行的仅是一种"买卖"行为，与客户的关系仅是一种"买卖"关系。直到1980年代末期才开始采取联盟或特许加盟的模式进行业务的拓展。

美国前三大医药批发商成功的历程都是从传统的"产品供应配送商"转型为"客户解决方案的提供商"。借由持续发展产品与服务的领先优势，透过"联盟"与"特许加盟"的合作模式，提供药房客户各种增值服务，与客户建立紧密的伙伴关系(如下图所示)。

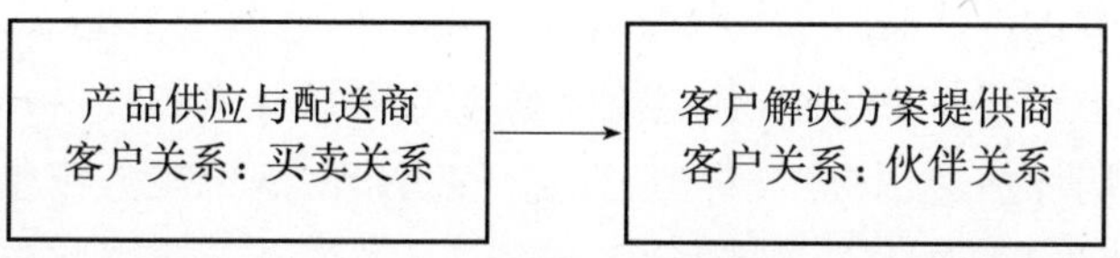

目前，美国总共约有52 000家药房，美国三大医药批发商配送涵盖的药房约为33 000家，其下属的"产品暨商标特许加盟"体系(联盟)：Valu-Rite(威陆来)、Leader(立达尔)以及Good Neighbor(好邻居)，三方势均力敌，各自拥有约3 000多家会员药房。

美国第一大药房"企业制度特许加盟"体系：Health Mart(健康药房)，拥有约3 000家加盟药房；第二大药房"企业制度特许加盟"体系：Medicine Shoppe(美信)，拥有约1 100家加盟药房。Health Mart(健康药房)于2006年下半年推出新的加盟方式，取消加盟金，降低每月权利金，改变制度让加盟商更有自主性与弹性，强化对加盟药房提供个别需求的支持，在过去4年内加盟店数急速成长，跃升为领先地位。

美国前三大医药批发商从传统的"产品供应配送商"转型为"客户解决方案的提供商"的过程，透过自行投入研发、累积经验转化或者并购而取得药房的经营技术与操作系统，提供药房客户各种解决方案的支持。有些解决方案是免费提供，极力引导药房采用与实施而形成团队共同的经营制度与模式；另外的解决方案则需收费，药房可依据自身的个别需求付费取得这些解决方案的支持。

因此，对医药批发商来说，这些收费的解决方案也创造了可观的服务费收入与利润。以美国第二大医药批发商Cardinal(卡迪纳)为例：其主要的利润贡献有约1/3来自这些权利金与服务费(如下表所示)。

美国第二大医药批发商 Cardinal(卡迪纳)利润来源

	营业额%	利润贡献%
产品配送	72.8	38.0
医药服务	8.4	33.1
医疗器械	18.8	28.7
合　　计	100.0	100.0

今天,美国医药批发商除了对药房客户提供全方位的解决方案之外,也对医院客户提供了一系列的解决方案,例如：医院管理计算机软件、药品调配自动化设备、药品使用评估、疾病疗效管理、医院行政管理、病患服务作业、医院人力招聘等。增加这些医院的解决方案之后,美国三大医药批发商又将自己提升为“医疗供应链解决方案提供商”。

8. 美国药房联盟与特许加盟体系提供的解决方案

美国三大医药批发商下属的药房联盟与特许加盟体系提供药房客户一列的解决方案,包括自有品牌产品、OTC产品采购、处方药采购、店内促销、广告与市场营销、计算机系统、经营管理、人员招聘、药房拓展等的支持与服务。

药房可依自己的情况与需求,选择加入医药批发商的联盟或特许加盟体系,享受不同的免费服务项目;部分项目则于有需要时付费取得这些服务。美国三大医药批发商所提供的药房解决方案非常全面,包括：

(1) 自有品牌产品。

美国三大医药批发商都发展系列的自有品牌产品,给予其下属的联盟与特许加盟体系的会员药房区域独家销售权。麦肯森(Mckesson)自有品牌Summark;卡迪纳(Cardinal)自有品牌 Leader;艾比西(ABC)自有品牌 Good Neighbor Pharmacy,各自拥有约500种产品。

(2) OTC产品采购。

· 每月(季)的产品进货优惠。提供药房每月(季)的产品进货折扣、买赠、返利等优惠,帮助药房降低成本,提升利润。

· 家庭医护产品。提供药房完整的家庭医护产品,包括纱布、胶布、绊创贴、消毒液等创伤急救护理产品;检测仪、体温计以及大型医疗器械。帮助药房抓住逐渐增加的消费者居家护理需求。

· 特殊品类专区。提供药房客户各种特殊品类的完整商品线，例如营养保健食品、维生素矿物质、糖尿病产品、哮喘产品、口腔护理产品、减重产品、戒烟产品等；并且提供药房设置这些品类专区的指导。

· 新产品。提供药房新产品推出上市的及时信息以及新品自动配销的服务，帮助药房及时满足顾客对新产品的需求。

(3) 处方药采购。

· 低价的全系列处方药。透过大量采购或厂商竞价降低处方药的价格，提供药房完整全系列的医疗保险目录类的普药，帮助药房提升利润，满足保险客户与处方的需求。

· 定期返利。与上游厂商合作，提供给药房团队当进货达成一定量时的返利，帮助药房在医疗保险降低的情况下，使其给附药品价格下降，从而进一步降低成本，提升利润。

· 新产品。提供药房新产品推出上市的及时信息以及新品自动配销的服务，帮助药房及时满足顾客与医师对新产品处方的需求。

· 特殊处方药小包装。在符合政府规范的流程下，将肿瘤药、移植药品、肾脏病药品、血液制剂、生物制剂等特殊需求的处方药分装成小包装，帮助药房降低这些产品的存货，满足病患需求频率低产品的少量采购需求。

(4) 店内促销。提供药房各种店内产品陈列、标志的工具与指导，帮助药房强化店内的促销力，包括：

· 产品陈列指引与陈列图。

· 季节性需求产品的特殊陈列架、标示卡、POP。

· 店内产品类别指示牌、小灯箱、指引标示。

(5) 广告与市场营销。提供药房各种广告与市场营销指引与工具，帮助药房推广健康服务与品牌形象，包括：

· 音乐带与品牌信息录音带。

· 定期季节健康信息刊物。

· 各种电视广告、报纸广告、杂志广告、收音机广告、手机短信、宣传单的样本与设计模板。

· 各种健康检测的作业指引与作业工具。

· 药房网站与网页的建立与支持。

· 季节与节日市场营销活动指引与作业工具。

(6) 计算机系统。提供药房各种计算机系统与支持平台，帮助药房提升自动化能力，提高经营效率，包括：

· 药房 POS 计算机软件。

· 处方药调配与药学服务软件。

· 慢性病患追踪与健康照顾系统。

· 电子订货系统与 PDA 手携式订货系统。

· 商品组合、价格与毛利分析系统。

· 药房经营管理分析报表系统。

· 会员管理与会员分析系统。

· 手机短信发送系统。

(7) 经营管理。针对加入“企业制度特许加盟”体系的药房，提供一系列的经营管理辅导与支持，包括：

· 店招与店面规划。

· 门店管理作业制度。

· 顾客服务作业制度。

· 会员管理作业制度。

· 市场营销与店内促销作业。

· 商品组合策略。

· 价格与毛利策略。

· 人事管理作业制度。

· 财务与会计管理制度。

· 医药专业知识与经营管理培训。

· 专人定期现场拜访指导。

(8) 人员招聘。提供药房人员招聘服务，包括：

· 临时雇员人力的提供。

· 专业药师与店长短期驻店服务。

· 正式员工招聘。

· 员工流动诊断分析。

· 连锁总部员工排班方案。

(9) 药房拓展。提供药房开设、顶让、收购、转型改造的指导与服务,包括:

· 商圈调查与选址评估。

· 店面规划与装修指导。

· 新店开幕作业。

· 老店转型改造作业。

· 药房迁移作业。

· 药房顶让作业。

· 药房收购作业。

· 药房托管承包作业。

9. 凝聚联盟与加盟成员的向心力

美国药房联盟与特许加盟体系为了凝聚成员的向心力,皆成立了各种"咨询委员会"(Advisory Council),包括经营咨询委员会、商品采购咨询委员会、市场营销咨询委员会等。这些委员会的委员由分区域成员自行选举或推举产生,任期三年,委员的角色与功能如下:

· 收集区域内联盟或特许加盟成员的问题和意见,提供给总部作为改进或引进服务和支持体系的参考。

· 定期(通常为每季)参与咨询委员会议,向总部提出政策、方案、支持项目的咨询与建议。

· 于区域内传达总部的政策与要求,以求系统标准执行的一致性。

咨询委员会议是十分重要的会议,各区域委员参加会议的交通与食宿费由总部负担,公司总裁(CEO)一定亲自出席,总部各部门主管也必须出席,并在会议中提出季度计划报告,以及过去会议决议事项执行进度的报告。借由这些咨询委员会的组织,美国药房联盟与特许加盟体系持续听取成员的意见与建议,持续改进与提升支持与服务方案,持续满足成员的需求,持续强化成员的凝聚力与向心力。

10. 总结

联盟组织在美国皆通称为"特许加盟体系"。"特许加盟体系"是上游厂商或供货商的一种产品与服务的配销方式,也是一种市场营销方式。由盟主(厂商或供货商)在一个特定商圈或区域授权一个零售商独家的商品销售权、商标使用权或者技术使用权。被授权的零售商共同遵守盟主的一定规范;采取共同的经营模式在特定的商圈或区域进行商业活动。

联盟与特许加盟体系依据其系统标准的完整性以及成员执行系统标准一致性的高低，可以区分类别，由松散的“产品暨商标特许加盟”体系，亦即联盟体系，到规范严谨的“企业制度特许加盟”体系。

美国药房联盟与特许加盟体系的发展从1980年末期开始，至今约不到30年，但所提供给药房成员的支持与服务方案包罗万象，十分全面。美国三大医药批发商借由采取此种联盟与特许加盟策略，发展产品与服务领先优势，并与药房客户建立了紧密的伙伴关系。观其过去成长历程，此策略将美国三大医药批发商从传统的“产品供应配送商”转型提升为“客户解决方案的提供商”，也是三大医药批发商能够取得成功的重要因素。

国内药店联盟体系的借鉴比较

国内药房联盟体系在过去三四年来蓬勃发展，到处开发。依照美国药房联盟与特加盟体系的模式，可以将国内联盟分成下列几种形态：

1. 联合采购组织(Buying Group)

由各省连锁企业与主要多店经营者自行组成的联盟。严格说来它不是一种特许加盟体系，因为它并没有产品、经营技术或商标授权使用的过程。它只是零售商之间的共同协作团体。

2. 产品暨商标特许加盟体系(Product & Trade Mark Franchise System)

由厂商或供货商推动组成的联盟。厂商或供货商于特定区域只授权一家药房独家销售其产品；被授权的药房按照规定的零售价销售，并执行厂商或供货商的营销活动。

过去由于政策导向，跑马圈地而形成的加盟连锁，加盟店仅统一挂置招牌，向总公司进货，亦为产品暨商标特许加盟体系，主要是授权商标的使用，其他并无统一的经营规范与模式。

3. 企业制度特许加盟体系

由美国 Medicine Shoppe 授权国内企业而推出的美信医药国际连锁，是国内第一个企业制度特许加盟体系。加盟的药房必须缴交高额的加盟金与月权利金，但可获得全套的经营支持。

综观目前国内联盟与特许加盟体系的情况，与美国经验比较，都还在萌芽的初期。主要的问题是没有一个盟主企业拥有完整与强大的市场营销技术、零售经营技术、管理操作系统以及全系列的独特产品。而在美国，美信医药国际连锁由于企业股东的分歧，近几年来已呈现停滞状态。

另外，目前国内所有的盟主企业还未真正脱离“产品供应配送商”的角色，所提供给成员的支持还仅停留在短期的买卖关系，例如：累计一定进货金额给予规划一次促销活动；或者举办一次店员教育训练会议等。或者，一年举办一二次客户会议或经营讲座，提供客户一定名额参加会议，负担客户交通与食宿费用，其目的，还是传统的建立客情关系而已。一些会议还兼有现场订购会的角色，无非也是卖产品而已。

还有，目前国内所有的盟主企业都是说得多，做得少。在会员招募说明书上列了琳琅满目的支持与服务项目，实际上能力不足，无法实践承诺。

依据美国的经验，国内企业发展联盟或特许加盟体系，应该采取下列行动：

(1) 系列独特或独有的产品，例如自有品牌产品、全国总代理产品。

(2) 舍弃过去传统的底价分销(给予客户一个低底价，其他就不管了)行为，应该以经营终端的方式来提供药房更多的支持。

(3) 舍弃过去传统的客情至上观念，应多投入于对药房客户的营销与店内促销支持，以实际帮助客户提升销售与利润来证明其价值。

(4) 舍弃过去传统的只注重产品卖进，而应改为以帮助药房卖出产品为重，业务人员的角色也应做如此的调整。

(5) 除了产品与配送支持之外，应发展长期持续、有计划、有效的市场营销、店内促销、教育训练、经营管理等全方位的支持方案，以因应不同客户的不同需求。总部成员的专精度、经营管理水平以及组织发展十分重要。

(6) 严格慎选加入联盟或特许加盟的成员，不要浮滥。以招聘具有共同理念成员的心态去遴选，而非以将产品卖给他的心态去买卖。以销售解决方案的授权去招募成员，而非以卖产品的心态去找客户。

(7) 业务人员的角色功能与技巧必须转变，不能只懂得销售与人际关系技巧：① 必须懂得市场营销、店内促销、经营管理等。② 必须懂得训练、咨商与辅导的技巧。③ 必须懂得激励与领导技巧。

(8) 依据企业的资源与能力，明确订定对成员的支持与服务项目，并且具体实现，兑现承诺。

(9) 建立明确的系统标准，持续地沟通、培训、要求，以建立一致性。

(10) 建立咨询委员会制度，强化成员的凝聚力与向心力。

未来国内联盟与特许加盟发展的优胜者，一定属于少数拥有强大、全方位药房解决方案的盟主企业。这些盟主企业拥有领先的产品与服务，以及懂得特许经营模式的高水平团队。

自愿连锁模式的国际化借鉴

国际知名自愿连锁企业简介

1. IGA

IGA 为 International Grocers Alliance 的缩写，即国际食品商联盟，创立于 1926 年，总部设在美国芝加哥。它是目前世界上最大、最早的一家自愿连锁体系，至今已有 80 年的历史。IGA 是一个非营利性组织，其加盟形式和操作方法的特点之一就是要维护成员的独立性，即保障各加盟成员在经营商品、财务和资产上的独立性。所加盟的成员，只需要在自己的品牌下方标注 IGA 的标志即可。

自 1980 年着手向海外拓展以来，IGA 已经拥有近 4 400 多家门店和 80 个配送中心，分布在美国、澳大利亚、巴西、加拿大、印度尼西亚、日本、韩国、中国等 48 个国家和地区。现任董事长及首席执行官为海盖(Haggai)博士，他是第一位非零售批发背景的 IGA 董事，对 IGA 全球拓展起了极大作用。截至 2003 年，IGA 已拥有高达 210 亿美元的销售和采购能力。同时，IGA 还与可口可乐、卡夫食品、雀巢等国际大型供应商建立了长期战略合作关系。在各大国际公司的协助下，IGA 建立了世界上目前唯一一家耗资 6 000 万美元的网上零售学院——IGA。

自 2004 年正式进入中国以来，IGA 在短短时间里，已经吸纳了深圳有荣配销有限公司、宁波三江购物俱乐部有限公司、湖南步步高投资集团有限公司、大庆庆客隆连锁商贸有限公司、武汉中百连锁仓储超市有限公司 5 家成员单位，网点遍布东北、华中、长江三角洲、珠江三角洲等地区，2009年门店总数已达到200家，整体销售额逾百亿元。

目前，IGA在中国境内管理和运作实体为（IGA中国）爱家爱商贸有限公司，成立于2005年11月，是由IGA中国5家加盟商共同出资设立。具体负责IGA中国加盟商的开发、IGA知识产权的经营管理、IGA项目的设计开发、开展对外进出口贸易、开展联合采购及供应链整合等事宜。

2. SPAR

SPAR公司于1932年由Adriaan van Well在荷兰创立，是一个在“De Spar”名义下的零售店的自愿连锁，目的是确保在欧洲的独立零售商和批发商与零售店的自愿连锁合作。

“De Spar”是荷兰语“Door Eendrachtig Samenwerken Profiteren Allen Regelmatig”的缩写，意思是：“联手合作，大家获益”。Van Well用杉树和荷兰语中SPAR来做SPAR组织的符号，后来成为SPAR的公司标志。

20世纪40年代末，SPAR开始了荷兰之外的扩张，1947年比利时成为第二个SPAR国家。20世纪50年代是SPAR在欧洲迅速扩张的时期，因此在1953年成立了SPAR国际，Van Well先生当选第一任总裁。接下来的20年里，SAPR继续在欧洲的扩张战略，同时也进入了另外两个新的大陆。1963年SPAR南非成立，1977年SPAR日本成立。

过去的20年是SPAR发展最迅速的一个时期，SPAR进入了东欧国家，随着SPAR阿根廷和SPAR澳大利亚的建立，SPAR又进入了两个新的大洲。

在20世纪40年代末SPAR公司的概念从荷兰开始扩张，直到今天的34个国家15 160家店，2002年来自欧洲、非洲、亚洲、拉丁美洲和澳大利亚的销售额达到260亿欧元，莫斯科的第一家大卖场的开业非常明显地反映出了SPAR商业模式的经验性和灵活性，这些模式和多年的调研，都成功地刺激了SPAR进入俄罗斯市场并成为第一家国际食品零售商。进入新国家和成为全球最国际化的零售商证明了SPAR始终处于国际食品零售业的前沿。

(1) SPAR商业模式。SPAR不仅是个跨国公司，同时也是一个使独立零售商和批发商团结协作的组织。

SPAR的原始理念是每个国家都独立运作，这一独特的伙伴关系使SPAR

公司可以本地化经营，给顾客提供由全球业务利益支持的个性化服务。这在SPAR实力之一的持续的经验和知识交换中得到了充分证明。

(2) SPAR网络。SPAR是有4个级别世界范围的公司网络：① SPAR四个业态的零售店，每一种业态都是迎合顾客需求的独特设置，大多数店铺都是由加盟商独立拥有。② SPAR分销商（批发商）在一个区域或者国家向他们的得到许可区域的零售店提供货物和服务（公司所有和特许经营店）。③ SPAR中央办公室是为每个国家的批发商提供协调和服务中心。④ SPAR国际是为每个国家的SPAR组织负责统筹的总办事处和服务中心。

在SPAR所有权被分散到很多利益相关者那里，像加盟商、大零售集团、跨国供应商和家族式的批发公司，一个许可和特许的合同体系充分保证了这种形式的绑定。地位、忠诚和团队精神形成了合作的基础。

零售业的发展是SPAR国际的一个发展重点。SPAR是第一家扩大为四个业态的零售连锁，每一种业态都精心设计来满足不同顾客的期望。所有业态都具有高度灵活性来满足处于每个地区的零售商和顾客的需求，在产品供应方面更便利的多样化也使各种业态的转化成可能。

· **INTERSPAR**大卖场业态在中欧和东欧是最普遍的，50%的营业面积是非食品，并且是"一站购物满足全家使用"。

· **EUROSPAR**是大型超市，目的是满足家庭每周购物需求。重点是生鲜食品、餐饮服务以及食物的深度和广度的搭配，其目的是使消费者得到更多生活外的价值。

· **SPAR**是最普遍的业态形式，作为当地超市或者社区店来迎合当地最基本的需求。

· **SPAR Express**是最小的、初始目标为提供便利机会的业态，也是一个独特的、适应现代顾客生活方式的方便需求的零售业态。

这四种业态完全迎合了顾客全天每个时间的、一周每一天的全面需求。随着变化趋势和顾客的期望，SPAR国际和SPAR成员国家共同努力，以产品供应、店内交流，设计和布局的方式不断更新这四种业态，SPAR国际还在运作一个与SPAR成员共同合作的强大旗舰店计划。

3. EXPERT

EXPERT国际有限公司成立于瑞士的苏黎世。是1967年10月16日由

6 个国家的零售组织发起成立的。1971 年 3 月 30 日，该公司更名为 EXPERT 国际公司和组织，来自其他国家的企业开始加入。商标开始在国际注册。1999 年，在加拿大的蒙特利尔和美国洛杉矶签署了有关公司的批量采购协议，从而导致建立 EXPERT 全球公司在 2000 年正式成立。2001 年，澳大利亚/新西兰的 Better Store 有限公司加入 EXPERT 全球公司。

今天，EXPERT 组织有超过 7 400 个商店在全球 22 个国家和地区的销售（税前）超过 160 亿欧元，如消费类电子产品（褐色货物），家用电器（白色家电）和安装，而且还在个人通讯设备，个人计算机和软件，照片设备和家具方面。

在国内和国际上，EXPERT 将世界各地独立零售商的力量、创造力和想象力与现代管理技术凝聚在一起，专家已成为全球最强大、最全面的综合自愿连锁组织。

随着很多潜在的 EXPERT 商店的加入，EXPERT 为满足消费者的需求和愿望进行诚实和专业的咨询，并提供全方位的产品和服务的价格竞争力给消费者。

4. AJD

1970 年诞生了的 AJD，作为一个由风险投资运作的跨越全国的日本最大的药妆零售网络。按照“凝聚大家的力量，一人不能完成的事业”的理念。以追求成员之间的团结和持续支持的热情为纽带，按照如何能保持增长，并不去迫使人们的原则组建而成。

AJD 的诞生，是在面临即将迎来人口减少，老龄化社会的到来，市场的缩小和市场竞争的加剧这一背景下，建立的一个新的商业模式。

与此同时，国民医疗费用继续增加，2006 年修订的日本卫生保健法规，要求一直参与日本药妆零售的各个公司，在未来发挥更大的作用。AJD 不仅销售商品，还从向消费者提供医疗保健，使消费者满意，作为 AJD 的使命和对社会的贡献。

AJD 目前开发并拥有自营医药品种 613 个，医疗用品材料、育儿用品 273 个，化妆品 236 个，普通杂货 223 个，保健食品 321 个，共计 1 666 个品种的专用商标商品，通过 AJD 的加盟公司广泛地向生活者提供。同时，为适应时代和生活者的需要，AJD 将会在商品开发的同时，以医学专家的集体为力量，在未来努力前行。

自愿连锁模式本身的优缺点

82岁的美国杂货商自愿连锁组织IGA，76岁的欧洲快速消费品自愿连锁组织SPAR，41岁的欧洲家电自愿连锁组织EXPERT和38岁的日本药品自愿连锁组织AJD，与这些叔伯辈的自愿连锁组织相比，国内的自愿连锁企业还只能算是懵懂初开的年龄。2004年9月27日，宁波三江超市加盟IGA；2004年11月9日，山东家家悦签约SPAR，国际自愿连锁组织的中国式扩张的帷幕缓缓拉开。与此同时，作为快速消费品行业的分支，药品零售行业对自愿连锁组织的态度，已由"能否做成"的质疑转变为"如何做好"的思考。可见，这种模式的方向是毋庸置疑的，那么如何在操作上克服模式本身的缺陷，最大限度地发挥出模式自身的优点，是当下诸多联盟和自愿连锁组织所关心的问题。

其实，从国际自愿连锁组织走过的历程来看，不论是家电、食品还是药品，这种模式最终将在以下三方面使参与的会员企业共同受益：一是自有品牌开发；二是信息分享；三是商品采购。从国内资源连锁近几年的实践来看，要让上述三个优势真正发挥出作用，除了联盟成员采购规模效应要有体现外，还有很多误区是在体现联盟优势之前所必须注意的：比如盲目引进品种、先找品种后找市场、先大量贴牌后找会员消化库存、不加筛选地吸纳会员等，这些都是操作自愿连锁组织的大忌。

当然，自愿连锁模式相对其他连锁经营形态也有一些先天的劣势：一是自愿连锁组织强调自愿联合，加盟合同有时对连锁企业缺乏约束力，因而组织上不太稳定，有的成员企业在积累了经验和能力后便退出连锁组织；二是由于各成员企业以自有资金独立经营，且经营管理水平不一，给总部对成员企业的经营指导增加了难度，总部只能说"最好如何去做"，而不能说"一定要如何去做"，使成员企业的经营难以进一步统一和规范化；三是成员企业的加盟心态。对于自愿连锁的操作，其实是有别于特许经营的，自愿连锁组织在更大程度上是与成员共同分享自有品牌、进行采购资源和统一配送服务整合的组织，在零售管理技术上，以经验交流和信息分享为主。很多成员抱着加入联盟，能包治百病的简单想法，在加入后发现与实际期望相去甚远而导致的心理落差。

然而，与国外的自愿连锁不同，在中国，由于加盟自愿连锁组织并非单纯意义上的中小企业，而是在某一区域具有领先地位的连锁零售企业。这些企业在当地经营了十多年时间，建立了自己完善的商品供应链，它们有很多渠道获得商品资源。因此，本土零售企业对自由连锁组织的依赖程度就不会太高，这也是IGA在国内发展缓慢的主要原因之一。

而在国外，由于加入自愿连锁组织的零售商缺乏独立的进货渠道和议价能力，因此它们迫切需要抱团，对自愿连锁组织的依赖性更强。

以澳大利亚为例，IGA是澳大利亚除了Woolworth、Coles之外的第三大零售商，“由于澳大利亚很多零售商都是散布在各地的夫妻店铺，为保证这些中小企业能赚到钱，IGA先进的配销系统能够集中供应商的优势资源来帮助这些零售商获得相应进货价格的优惠及有优势的自由品牌；对于那些中小零售商来说他们迫切需要联合起来，共同对付几大零售商的挤压”。

几点启发与借鉴

自2005年起，在过去的5年中，我国的家电、食品、医药等零售业都在各自的领域发展、扩张、整合、加盟、并购……就医药零售行业本身，在过去的这几年中，PTO、TGR、广东金百合以及各省联盟等一大批中国药品零售行业中的自愿连锁企业和采购联盟都如雨后春笋般在大江南北绽放。那么，尚处在自有品牌摸索初期、仍以会员数量多寡为衡量指标的大小联盟，在未来如何由量变发生质变，2011年自愿连锁的路在何方？下面是我们的一些分析，供大家学习参考。

1. 加盟模式的借鉴

SPAR进入中国市场4年，仅发展了6个合作伙伴，选择合作伙伴的步伐异常谨慎。他们对旗下会员收取6万欧元/年的会员费和60万人民币/年的SPAR(中国)公司的运营分摊费用，并且一个省仅选择一家合作伙伴。

IGA(中国)现有超过10家合作伙伴220家以上的门店。他们要求旗下成员企业向IGA总部一次性缴纳3～4万美元的加盟费，同时每年每个门店还需缴纳30～40美元。如果是一个100家门店的连锁企业计算，加盟IGA的费用在6.6万美元左右。

EXPERT虽然尚未进入国内，但是其在全球拥有7 400间家电零售商店，他们在吸纳成员企业加盟时，在不同的国家，也有不同的加盟标准，以法国和德国为例，EXPERT的加盟费用在5万欧元/年左右。

AJD作为日本药品零售行业最大的自愿连锁组织，2005年的加盟企业数已经达到182家公司，4 642个店铺。其具体的加盟费用尚不清楚，但其区域合作伙伴的选择却是唯一的。

不难看出，筛选合作伙伴，设置加盟门槛，收取加盟费用，执行稳健的加盟策略是以上自愿连锁组织在选择合作伙伴过程中普遍遵循的惯例。

2. 管理输出和营销手段的借鉴

从国际自愿连锁对管理技术和信息分享的做法来看，自愿连锁总部对成员的支持主要体现在以下几个方面：统一开展联合营销活动、以会议交流为主的信息分享和技术交流、"边做边学"思路下的系统培训。

SPAR 主要通过：① 在各国市场推荐"旗舰店计划"实施零售策略，提供店铺概念和设计手册来学习和交流国际零售业的最佳做法。② SPAR 国际已经开发出一个"销售规划动力七步成功法"的方针，这不仅创建了用店内刺激来取悦和吸引顾客的先河，同时也帮助零售商提高了每平方米的更高生产力。③ 为了努力引导全球消费者战胜肥胖问题，SPAR 国际制作了一份题为"健康生活方式零售商指导"的报告，其中详细介绍了产品范围、交流体系和产品销售，以便为寻求更健康产品的顾客提供产品供应。

IGA 主要通过：① 与可口可乐、卡夫食品、雀巢等国际大型供应商建立长期战略合作关系，在各大公司的协助下，IGA 建立了世界上目前唯一一家耗资6 000万美元的网上零售学院。② IGA 曾发起的"故乡的骄傲"为主题的全球性营销活动，持续至今。③ IGA 通过设立"五星评价程序"，要求授权分销商和零售商必须执行其自有品牌产品 SKU 的进货量。

EXPERT 主要通过：① 媒介支持：制作电视广告、广播广告、推销材料、广告、文件夹和小册子并提供技术支持的方案。② 信息技术支持：从中央订货系统及中央结算系统，可控制成员的完整收银及业务管理流程。在一些国家，旗下成员都直接"在线"与中央机构使用自动订货系统。③ 金融支持：EXPERT 为旗下大多数国家的成员，协助其提供房屋设备租赁和租金的解决方案，并通过保险服务和信用卡系统保障成员利益。

AJD 主要通过：① 每年春季及秋季举行的"商品交易会"来推荐和集体订购商品。② 同时，"商品交易会"也担当着培训会的任务，并在会上进行会员交流与执行培训。③ 组建活动小组。目前已在全国举办了 7 个小组，每个小组代表总部参加各项成员活动、交换信息和收集资料，以及各种商业活动。

不难看出，国际自愿连锁组织所采取的：通过打造旗舰店、开展主题营销活动、与大型供应商合作、设立培训学院、制定评价体系、利用媒体宣传、进行信息技术支持、金融手段支持、商品交易会交流、区域小组计划等一系列的手段，来为成员企业进行管理技术的输出和营销活动的开展提供便利。

3. 自有品牌操作方法的借鉴

SPAR早在1995年就已推出了首个国际SPAR的品牌，即SPAR美式可乐。该产品的销售至今持续稳步增长。多年来，多种口味的饮料，例如SPAR美式橙汁、SPAR美式柠爽和SPAR美式葡萄柚也已加入这一系列。目前SPAR的自有品牌系列已经发展到：美式系列、蓝熊系列、饼干系列、早餐系列、灌装系列等17个系列上千个品种，SPAR(中国)目前在国内开发的自有品牌数量已经超过200种。

IGA第一个自有品牌产品——IGA面粉于1927年上市销售。至今为止，IGA拥有超过2 000多个自有品牌产品。除了时尚的包装外，这些产品同样具有高品质，IGA对自有品牌商品的质量标准要求是要等于或超过美国农业部和FDA标准。

EXPERT制定了自己独有的品牌商品是以棕色为标志的消费类电子产品，以白色为标志的家用电器，以示与竞争对手的区别和竞争。

AJD目前提供给成员的商品涉及药品、医疗卫生材料、化妆品、保健食品、杂货和家庭用品5大类3 845个商品，其中PB商品近500种。

不难看出，经过几十年的发展和积累。这些国际自愿连锁组织在自有品牌运营方面，都取得了巨大的成功，这些产品优秀的表现，令其成员企业受益匪浅。同样，在自有品牌开发的原则上，质量永远是所有自愿连锁组织进行商品采购时奉行的第一标准。在引进原则上，他们所坚持的"二高二低"原则，即顾客购买频率较高，毛利较高；商品单价较低，消费者对此商品品牌意识较低的原则。以上是值得我们国内自愿连锁组织在开发自有品牌过程中借鉴和学习的。

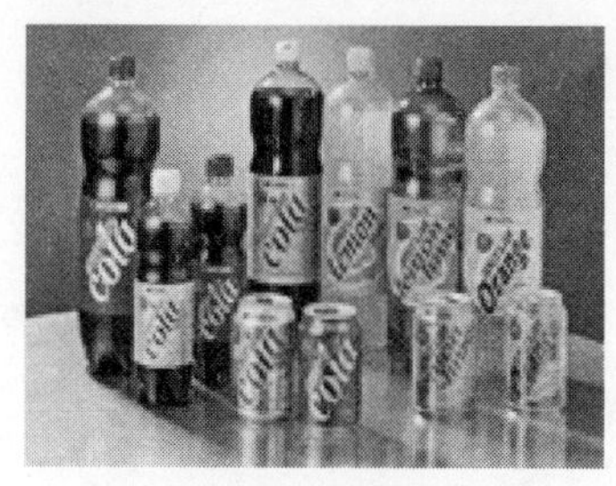

SPAR自有品牌

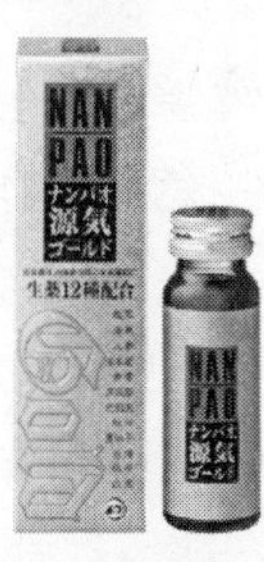

AJD自有品牌

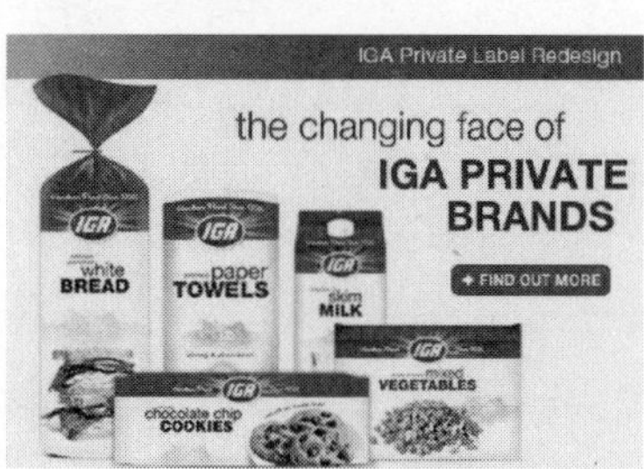

IGA自有品牌

4. 物流供应链整合的借鉴

在国际成熟的自愿连锁组织中，统一配送的比例都很高，SPAR 在欧洲的共同配送的比例达到 90%，IGA 在美国也达到 70%以上，AJD 将近 50%。而目前国内药品零售行业中，包括 PTO 在内的各大自愿连锁组织，对成员的联合采购比例还不足 5%。所以，国内自愿连锁的共同配送之路任重而道远。然而，由于中国商流物流分离，地理环境的影响，企业密度等因素制约了共同配送。另外，国内相关的法律制度建设滞后，自愿连锁至今尚缺乏法制的保障。

SPAR 在物流和信息通信技术方面的做法是：通过学习和实践最佳物流和信息通信技术来促进生产力的提高。SPAR 旗下的卓越物流网络的运作是 SPAR 成功的因素之一。要保证物流网络实现低成本、高效的运作，有效的信息技术应用程序是根本。SPAR 国际通过物流年会组织譬如门店发展研讨会的特别项目、通过工作小组发布关于技术革新的战略报告来支持物流网络的高效运转。目前 SPAR（中国）因会员和供应商相对集中，仅有 6 家会员，20 余个供应商。因此，尚无筹建中国物流公司的规划，商品流仍以供应商直接发货的形式进行。

AJD 长期以来，始终致力于积极改善自己的物流管理信息系统。力求实现快速的物流响应和有效的库存管理。先后历经“AJD・平和岛合作物流中心”和“AJD 物流中心”两次变迁。目前 AJD 使用的信息网络系统，可以帮助 AJD 建立从发票到产品的一系列的自动化执行，大大简化了原来各个繁琐的流程，降低了 15%以上的运营成本。

EXPERT 自成立以来，也始终积极致力于开发自己的仓库和分销系统，从而使其成员保持稳定持续的物资供应，以尽可能低的运营成本和高效的运营效率，协助不同国家和区域的成员，使其仓库和配送系统与总部实现完美对接。EXPERT 在 2005 年有 80 家物流仓库在全球建立。

不难看出，以信息技术的不断升级为核心的现代化物流是国际自愿连锁企业发展的长期战略，在快速消费品行业竞争日趋激烈的今天，利用现代化技术降低各个环节的运营成本、管理成本已经成为当务之急。笔者建议国内药品零售行业中的自愿连锁组织在跑马圈地的同时，应尽快树立起以 ECR（Efficient Consumer Response）有效客户反应为指导思想的供应链管理战略并加以实施。

第四篇　国内医药商业性联盟：停留还是奔走

新医改背景下医药商业性联盟的现状与前瞻

当代医药商业性联盟运动最早可追溯到20世纪中后期的上海医药股份及其刚成立的华氏大药房所实施的“走出去战略”：力主进行“中间商革命”成立“销地联合批发公司”和“合资药店”。21世纪初，湖北九州通等快批业态迅速崛起——我们也曾用联盟的观点对此进行过简要剖析。此后，一些区域强势国有商业公司曾经因为主张区域市场的相互渗透(包括相互委托招标、品种互换、市场营销资源共享等原因)和抵制价格竞争等初衷，在全国范围内发起过医药商业联盟。最著名的莫过于总部设在北京的北京、上海、广州、天津、重庆五大国有商业公司在2005年4月成立的中国医药商业经济联盟，和这一年3月在深圳成立的PTO药店联盟体。从2008年10月份新医改征求意见稿向社会公布以来，时至今日，国内医药商业性联盟风起云涌，以各种形式和名义响应或规避新医改政策所带来的机会或风险的各种联盟，蔚为大观却又良莠不齐，构成了鱼龙混杂、泥沙俱下的医药商业性联盟现状。

商业性联盟的现状

首先，我们要对联盟和商业性联盟的概念进行一个梳理。什么是联盟呢?联盟是指“2个或2个以上的企业或组织，因为某种目的而以某种形式联合起来的虚拟组织”。联盟的实质是一个虚拟组织，从最狭义的理解来看，它应该不包含资产关系(虽然广义的联盟，也应该包含资产内容)。既然是虚拟组织，那么，联盟与各种经济实体(企业或公司)有一个根本的不同，就是它不能靠威权、行政指令来行事，也不是科层组织运作的结果，相反，它的成立和运作，需要靠见解、观念、沟通、合作来推进。我们曾把联盟的核心理念总结为8个字：平等、民主、自由、信任。

其次，我们也在不同场合指出，目前医药市场上的各种联盟，指称混乱，如果站在流通企业特别是零售企业的角度(工业企业之间的联盟暂且排除在外)，为研究和辨析的方便，笔者建议可统统归总为商业性联盟，再根据组织形态和相互关系两个纬度，我们可以把目前医药商业性联盟分为供零联盟、商商联盟、商零联盟、零零联盟 4 种类型，如下图所示。

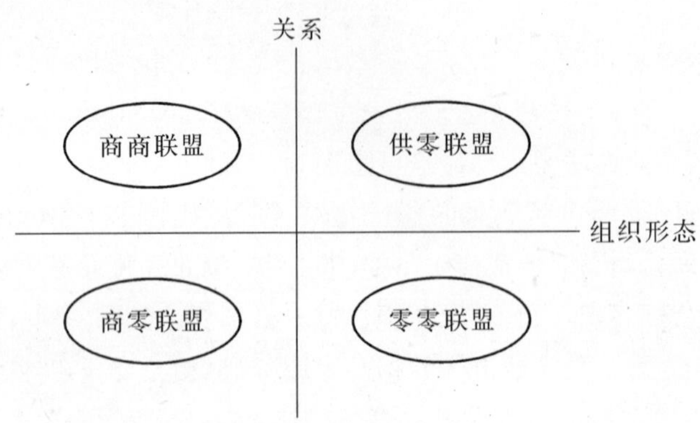

供零联盟，是目前医药商业性联盟最基础、最广泛的联盟类型，同时它也是商业性联盟发展的背景。这类联盟分为现款交易、代理、营销、品牌、OEM 五种最常见的最广泛的联盟形式以及新技术、虚拟组织形式、资产关联等形成的新兴联盟体(共 8 种)，在目前的产业竞争环境下，形式多样的供零联盟在品牌与价格、高效率与低效率之间展开着激烈的竞争。

商商联盟，主要指的是商业批发公司之间的联盟。按照此前的一些初步研究表明，商业公司之间的纵向联盟(甚至包括一些大型公司内部的层级调拨)，这些年来进展顺利，但横向联盟却乏善可陈(2005 年的五大国有商业公司的商业经济联盟成立不久即宣告失败就是一个佐证)。但是在新医改背景下，一些区域内中小型商业公司为争取招标配送资格而争相成立商商联盟，则预示了这类联盟体今后的方向，如 2009 年 8 月嘉兴医药商业联盟和 11 月浙江社区医药共同体的成立，以及早些时候，广东深圳中康福所呼吁的代理配送一体化商商联盟体的出现。

商零联盟，以 2004 年成立的广东思明公司为盟主的金百合药店联盟体为代表，2008 年成立的浙江药通深度分销联盟，以及最近挂牌的四川大蓉合联盟，融入科伦后的 PTO 等，都可以视为商零联盟的典范。

零零联盟，以特格尔、各地省级药店联盟等为代表，最近也有一些新的动向，如除了在联盟体内售卖贴牌产品以外，开始共同开店、进行资产层面的联合等。

考察上述各种类型的商业性联盟，我们如果从联盟构想与市场环境的适应度、盟主的产生与资格、利益结构是否合理、信任与传递、联盟治理结构、进退机制的建立与完善6个方面来评述这些商业性联盟运作的水平和质量，那么我们将会很遗憾的发现，不少联盟体都有这样和那样的问题。这也正好解释了为什么目前这些联盟体规模都不大、没有核心竞争力这两个最大的问题。具体来说，我们在目前这些商业性联盟体身上最容易观察和看到的问题有以下6个。

1. 志不同，道不合

许多联盟体的成立存在“拉郎配”的现象。联盟成员不知道参与联盟的根本诉求是什么，它与盟主和其他成员单位没有理念和价值观的契合，也没有相同的追求和愿景，相反，都说是抱团取暖，都说是应对新医改——除非这些联盟者本来就是抱着为了一时一地的应付和出风头的目的走在一起。

2. 机会主义严重（小联盟尤其如此）

纵观现在最热闹的联盟体，几乎都是一些小企业（盟主亦如此），都知道借用甚至占用他人或社会资源的好处，但都缺乏付出的愿望和实力。有一些联盟体的盟主，也的确具备了能够付出的态度和意愿，但却没有付出的实力和规模。这是许多联盟体做不大的根源，也是让我们感觉到非常惋惜的地方。

3. 利益结构不合理

大多数联盟的利益诉求，也就是一个买卖关系，甚至是一次性的，缺乏长期性的考虑，更缺乏技术和知识产权的支撑。一些联盟体以买贴牌产品为主，但贴牌的品牌权益只归盟主，理事单位难以分享，更别说它的成员单位了。

4. 治理结构弹性不够

虽然大多数联盟都有理事长、副理事长单位，也有秘书处，也确定了经营管理团队，但是所有者虚位、管理者虚位的现象仍旧十分突出。我们知道2005年成立的一家商业性联盟，时至今日发展也不大，主要的原因不在于盟主和主要经营者的思路和理念，而在于联盟治理结构在开始设计时就有问题，弹性不够，出资比例有问题，权利的分享与制约不明晰，委托-代理关系始终难以真正施行。当有新生力量和新兴血液需要重新输入联盟体时，联盟体本身却没有接纳的机制和动力。联盟治理机构弹性不够的问题将长期困扰这些商业性联盟的发展。

5. 联盟的核心能力不突出

目前的商业性联盟，我们看不出它们都有些什么样的核心能力。当一个联盟体的某个口号或某种理念能够为行业带来某些新意时，其实模仿者也在跟进。当思想的力量超出行动时，行动——做，恰恰成了一个懦夫和短板。我们都知道，很多时候，一个组织的核心能力是长时间培育出来的，而不是想出来的。联盟的核心能力不突出的问题，恰恰说明大多数联盟体想得比做得多，说得也比做得多。

6. 交换(易)思想难以真正贯彻

我们在对联盟做调研和与许多盟主交流时，发现交换(易)的思想并未成为联盟的行事法则。有些人竟然天真地认为，因为拥有联盟体的某些权益，或者看重了别人的资源，自己就可以轻易得到！所以，当有人提出联盟应当“以资源换资源”时，笔者非常赞同，但我同时觉得应该补充一句：“以价值换价值”。须知，商业性联盟无非是把市场交易行为进行了内化，它不会也不可能取消交易——相反，它只是使原本繁复和缺乏信任感的外部交易，能够因为联盟体的虚拟内部组织关系，使原来的外部市场交易内部化，因而更值得信任，交易成本更低，从而放大交易双方(多方)的价值。我们认为，目前的大多数的商业性联盟应该在这个问题上好好地补上一课。

对商业性联盟走向产生影响的新医改主要政策因素分析

中国医药市场的走向主要受到国家医改政策的影响。同样，医药商业性联盟的走向也会在很大程度上取决于下述新医改政策影响。

1. 公共产品制度建设

2009年4月份国家公布的《医药卫生体制改革近期重点实施方案(2009～2011)》明确写道：“把基本医疗卫生制度作为公共产品向全民提供，实现人人享有基本医疗卫生服务。”这里的公共产品，是指：“提供给整个社会成员共同享用、消费的特殊商品、设施和服务的总称。一般由政府提供，如国防、福利制度、环保、城市基础设施等。”而基本医疗卫生制度，也应该包括基本公共卫生服务体系、基本医疗服务体系、基本医疗保障体系、基本药物制度四个方面的制度性安排。其中，基本公共卫生服务将使全民免费获得流行性(传染性)疾病防治、免疫规划、健康教育、慢性病或特殊病种和人群的公共健康管理。基本医疗服务体系中，基层医疗等类似公共设施和服务的提供，加上全民医保导向的基本医疗保障体系，以及国家基本药物制度等准公共产品制度的全面建设，都必须要有政府来主导和提供(制定规则、组织、管制或由政府来进行购买、通过财政转移支付来平衡加强中央和地方政府的主导能力等)。凡此种种，都将对市场经营主体产生重大影响。其实，公共产品这个概念来自西方经济学。在市场经济社会中，各个商业组织或经营主体，基于利润最大化原则，而不能或不愿提供公共产品时，政府将出面提供。这也就是说，当一个只讲求效率(益)的商业社会不能顾及社会公平时，政府将主导或提供公共产品来体现公平和正义。在任何一个完善的市场经济社会，效率和公平都是要兼顾的，也就是说公共产品是不可或缺的。如果我们把新医改的制度设计理解为将会更多地向公众提供医疗(药)方面公共产品或准公共产品的话，那么，这势必影响到医药工业、商业、医疗机构、零售药店等市场经营主体和所谓非盈利性机构的生存状态和发展方向。对医药商业性联盟而言，关于商业性的定性，是不是就显得有些促狭了？公益性的联盟是不是会在新医改公共产品制度导向下催生出来，并对原有商业性联盟发生冲击呢？换一个说法，原有的商业性联盟是不是应该在商业性联盟的基础上多增加一些公益色彩呢？笔者以为这一个方向性问题，值得所有的医药商业性联盟认真思考。

以国家基本药物制度建设为例，我们一直坚持，进入基本药物目录里的药品，都不应该是企业用来多赚钱的品种，因为这些药品，将是社会公共产品的重要体现，用来购买或报销的资金来源，是政府、企业、个人等多方筹措并由政府担保支付的，因此就此进行严格的价格管制和廉价经营，应该是这些基本药物最为显著的市场经营特征。商业性联盟曾经对这些药物通过贴牌或高毛利杂牌替换所形成的赢利模式，也必将随着基本药物制度建设的完善而遭到摒弃。

2. 招投标制度与价格管制

依照国际惯例和我国《招投标法》、《政府采购法》等，包括药品在内的一些关系国计民生或适合于集中采购的商品，今后我国政府采购的范围和规模都会相应扩大(按照国际惯例政府每年采购的金额要占 GDP 的 10%或财政支出的30%，近年来我国政府采购金额都相应偏小)。当前，新医改对基本药物和医保目录产品招投标主体、配送商资格、招投标范围等的规定和明确，都将严重影响医药市场经营主体的生存状况。中小型医药工商企业，包括规模不大的零售药店，都会采取兼并、联盟等方式来争取或强化自己在招投标制度建设中的地位，获取市场竞争的资格。如果政府在这方面的力度进一步加大，商业性联盟这种形式也将会随之得以强化和扩展。目前国家对基本药物所设置的标底价与最高限价，以及为减轻老百姓药价负担强制采取的零差率政策措施，也将促使各类商业组织通过联盟的形式降低药品采购价，以应对越来越透明的价格竞争趋势。与此同时，医药流通企业，包括工业企业，也会因为范围经济和逃离价格管制的内在需要，经营非基本药物外的医保产品和非药品以获得生存发展不可缺少的赢利支撑。

3. 医药不分与医药分开

在今年以来的新医改政策实施和讨论中，"十七大"报告所明确的医药分开政策方向已淡出了人们关注的视野。但是，医药不分的现状和医药分开的预期，也将会对商业性联盟的发展产生重大的影响。我们曾经撰文认为，从21世纪初以来，随着九州通等快批医药商业、平价药房业态的出现和确立，全民自我药疗意识的加强，一个可以脱离医（院）的药品外部流通体制已经建立，OTC市场日益完善（一些药店联盟也在这个过程中发挥了这个作用）。但是，医药内部流通体制并没有形成，在医院系统或者在药对医的关系方面，药并未对医形成有效的掣肘，医生处方没有得到药师很好的点评或审核，医院处方甚至不能外流，药店药师在近年来高毛利经营导向下形同虚设。不过我们也可以进行合理的预期，随着我国医药内部流通体制的逐步完善，医药分开的药品流通体制终将会建立起来，那时医与药如何形成一个相互制约而又良性互动的联盟（医院内和医院外医院与药店等），或许将是一个大热点。

商业性联盟前瞻

基于我们对新医改背景下商业性联盟现状的认识，以及对其中政策性主要影响因素的简要分析，对于商业联盟未来的发展，我们有这样几个看法。

1. 供零联盟将获得绝好的发展机遇

从前述我们分析的价格管制政策因素中，由于现在已对基本药物实行了标底价（医保目录产品预计也将随之设置），工业企业很可能赢得市场营销的主导权（政府规定了标底价意味着工业企业的产品价格空间将会更大），同时由于工业企业对招标产品可以指定配送商，因而它们将有条件在供零联盟中发挥更大的作用。

由于商商联盟的横向联盟正在展开，主要与医院终端发生联系的医药商业公司，区域内的中小型商业，很可能加大相互间联盟的力度，以省为单位或范围，争取获得省级配送资格；而一些跨区域的大型商业公司，则可能利用其雄厚的资本实力和政府资源，发展层级联盟，丰富和完善自己的分销体系（联盟）。就目前的趋势来看，商商联盟的深度和广度将取决于国家政策的强制性执行力度，执行得越彻底越严格的地方，商商联盟快速发展的可能性就越大。

商零联盟最近几年崭露头角，因为兼有商业和零售的功能，这类联盟最有希望快速做大（如下图所示）。

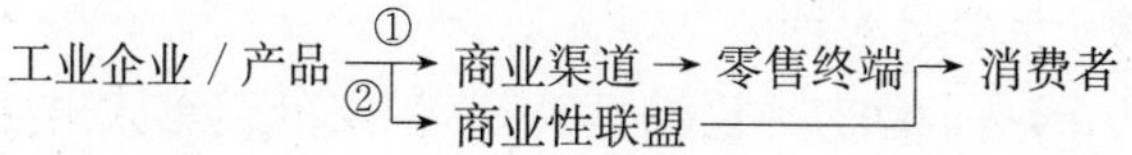

工业企业／产品 —①→ 商业渠道 → 零售终端 → 消费者
　　　　　　　 —②→ 商业性联盟 ——————→ 消费者

在此情形下，商零联盟就工业企业/产品而言，将是一种非常不错的渠道力量。它一方面可以避免工业与零售终端直接对接时的零散和无序，另一方面商零联盟本身也可以选择适合于它的工业企业或产品。譬如，商零联盟可以有选择性地向一些生产保健品等非药品的药厂发展非药品供零联盟，形成可以支撑零售药店长期销售的非药品供应链体系。同时商零联盟也可以进行盟上盟，使联盟与联盟之间发生业务联系，丰富和优化联盟的品种和销售范围等。

零零联盟，由于目前小打小闹的比较多，再加上目标定位有问题，如大多数零零联盟都试图扩大贴牌或总代品种的销售（它们实际上是在干商零联盟的事），药店本身的规模都不大，很难形成具有长效机制的商业模式。但是，如果未来的零零联盟能够靠大联强，能够在自己所擅长的零售扩张方面有独特的商业模式，这些零零联盟中也将出现黑马。

2. 多元联盟将成为主流

现在的联盟大都比较单一，按照一位业内分析人士的说法，大都是“同类型的联盟”。事实也如此。同类型的联盟容易近亲繁殖，扼杀创新，相反，多元联盟将为现在的商业性联盟带来许多新的思路。如把联盟看做网络，实际上今后的联盟将会是联盟的网络，网络的联盟，单一或者单边的联盟将会让位于复杂多边的联盟。占据联盟核心地位的，将会是一些拥有核心资源和核心能力的盟主，这些盟主，将很有可能是一些拥有综合性资源的集团和上市公司。当然，在多元联盟中，联盟体成员之间的互补性、联盟与联盟的互补性，以及动态交换、角色互换等，都将使这样的多元联盟能够全面整合社会资源，带领联盟体成员真正获得发展和壮大。此外，多元联盟将有条件探索公益性联盟的形式和内容，丰富医药联盟未来发展的可能方向和途径。

3. 强＋弱的联盟模式将脱颖而出

就像我们前面已经指出的，现有商业性联盟之所以发展不快、规模不大的主要原因，在于它们大都是小企业之间的联盟。要摆脱这种局面，我们就必须设计强＋弱的联盟模式。只有相对的强者，才能既可能有意愿，也能够有实力付出，为联盟体搭建平台，赢得成员单位的信任和跟随。

4. 资产一体化联盟体的出现和成功（如上市），将对现有联盟的目标取向和流通企业的并购产生重大影响

现有联盟体中，有的联盟体已经是以资产一体化的形式出现了，如广东大参林的上市联盟，新近成立的开元联盟。如果以上市为目标的联盟取得成功的话，将对现有联盟的目标取向产生重大影响，即设计联盟、包装联盟、做大联盟、卖掉联盟、获取巨额回报——这样一来，商业性联盟与资本市场对接，这也不失为联盟的一个发展方向。另外，现有商业性联盟在将来的成功扩张，也将对医药行业现有的并购扩张方式带来重大影响。联盟式的扩张，或者隐身其后的资产一体化的理想设计和内部化进程，将因其成员单位的相互尊重、共存、共赢的人性化联盟资产合作关系，给以消灭对方为己任的单一并购的资本式扩张注入一些新的元素。

联盟对话

以下是本书主编作为主持人，与当今最为活跃的联盟盟主和相关人士，围绕联盟建设和未来走向所进行的坦诚对话。

谁 来 做 盟 主

张　轩　南京医药股份有限公司健康连锁事业部董事总经理。

朱鸿雁　四川大蓉合联盟秘书长。

曹　迁　广东金百合单体药店联盟秘书长。

罗少球　广西工商联盟秘书长。

季　军　浙江药通深度分销联盟副秘书长。

李叙德　药芝林998联盟副理事长。

主持人　目前国内医药商业性联盟体都有些什么特点？在“好，一般，不理想”三个评价态度方面发表看法，并说明为什么？请谈谈你认为最有希望的联盟。

张　轩　目前其他医药商业性联盟的现状，主要是为了追求品种价格优势而结合的松散型联盟，主要特点是围绕品种买卖而建立的关系，有利益时就参加，没有优势时无约束力，容易自生自灭，不能持续发展。最后的结果最有可能成为一个快批性质的批发公司而已。

如果有这样一个联盟，能够从终端连锁网点出发，通过各公司集成订单，与上游生产商结成联盟，分阶段实施品种合作的各种方式，最后达到有自己的品种，形成从研发、生产、联盟内各公司终端网点全面销售，我们认为，这样的联盟将是最有希望的联盟，它将在品种、销售、服务各方面形成自己的核心竞争力。在这样的联盟体内，企业高层通过联盟平台，研讨现阶段医药流通企业，尤其是针对新医改政策影响下的对策，行业的发展趋势等；中层可进行业务研讨，相互交流，提高各自的管理现状；门店在公司的组织下，相互学习、结对，提高销售服务的综合素质。

朱鸿雁　作为四川大蓉合药店联盟的发起人之一，我更赞同区域联盟，因为这样可以更有效地发挥联盟的作用。四川大蓉合药店联盟是由商业公司（成都蓉合医药有限公司）发起的，他同其他省份的联盟不一样的地方就在于，成都蓉合医药有限公司是一家商业公司，是介于零售连锁之外的一个行业旁观者，只是联盟的发起者，而不是理事单位，但是它承担了联盟营运中心的作用，这样我们就可以更有效地发挥自己的优势，以一个行业观察者的身份来发现行业存在的问题，整合上下游资源，更好地为理事单位服务。

目前联盟都不理想。但联盟是大势所趋，目前联盟还是一种新生事物，现阶段还面临着发展的问题，由于没有行业成功者，所以大家都是在摸索。

作为联盟的操作者，我最希望的联盟是一个行业信息和营销水平高度集中的一个平台，对于上游我们能和厂家达成共识，能够承担品牌的区域推动者，对于下游的理事单位，我能够影响我们的理事单位，共同做大做强区域零售的市场，提供专业的管理输出和赢利模式，帮助理事单位成长。

曹　迁　医药界各种联盟体不断地涌现，可以说在新的政策环境和新的竞争环境下，都有各自合理的驱动因素以及美好的愿景，其展现出的特点并无更多的创新性，倒是多了一些理性和务实，这或许是在顺应变革潮流中人们所应追求的本质吧。

现阶段各联盟体从所披露的信息看，应当还处于“联而不盟”的不理想状态。因为在联盟发起者与各加盟者的心态，以及人才、产品、物流和管理等诸方面还存在许许多多的问题和矛盾，而这些问题和矛盾并不是那么容易消弭的。

关于哪种联盟体最有希望，或许历史才能给出答案。不过就金百合单体药店联盟几年的运作而言，我自己认为金百合单体药店联盟是大有希望的。因为，我们只要把“为什么要联盟?”、“跟谁联?”、“怎样盟?”等问题想清楚了，或许对什么样的联盟体最有希望也会得出几分答案。我认为，联盟体应是在旧有医药商业格局下一种商业模式的创新，而不是理念上或形式上的显摆。首先联盟体的各方加入者最终是要逐利的，而且各方还须为实现自身利益最大化、价值最大化而奋斗；其次联盟体必须通过资源的有效整合，真正实现多方共赢，形成其核心竞争力，以抵御联盟体外竞争对手的竞争。而这两方面目标的实现是评价一个联盟体是否有生存价值的唯一指标。

罗少球　现在各种联盟体处于“春秋战国时代”，体现三种形式：第一种为“连横”；第二种为“纵向”；第三种为“连横与纵向相交”的特点。“连横”为三种形式中以药店组合为主是目前占主要联盟体较多，“纵向”则是以工商联合向零售终端(调拨、药店、诊所)推进的联盟体，第三种则是在第一种基础加入工商元素，特别以商业托盘更深更广实施到药店及第三终端的联盟体。

我认为有希望的联盟是以商业为托盘连接工业零售两头的区域性医药商业组成紧密联盟体，这样能把当地做实做好就能产生最大效益。

季　军　目前的联盟可以分为两大类型：以工商合作形式操作在全国的零售企业中发展会员，以品种为纽带；联合采购形式，主要以区域内零售企业合作的联盟。

第一种的联盟中有些联盟只是整合了一些品种资源，而对零售企业的核心竞争力没有任何的帮助；第二种的联盟形式盟友之间资源不对等，权益及责权力不清晰。

最有希望的联盟我认为是应该能够为合作伙伴提供核心竞争力的联盟，而不是浮于表面。

李叙德 目前联盟体的形式多种多样，如分销、采购等联盟，不管是区域性的还是全国性的，最终还是想做大做强，有的是以资产重组，扩大规模实力，去收购或兼并别人，有的是产品和管理的输出——这种联盟首先是把自己的产品卖出去，把钱赚回来，这是一种典型的深度的产品行销。总的来说，目前的联盟是处于一种萌芽状态，看谁能坚持到最后，谁就是成功者、胜利者。而真正能坚持到最后的他必须具备的几点条件，如自己的销售网络、资金实力、管理模式、人才战略、发展方向、勇于创新等条件。但现在很多联盟是自己喊口号，帮别人抬轿子，也就是“山间竹笋头重脚轻根底浅”。我认为未来联盟必须要跟国家的医改政策一起走，它就会越走越宽，如违背了自然发展规律，所有的联盟将功亏一篑，挣点小钱，到头来竹篮打水一场空。

主持人 **以自己的经历谈一谈盟主应该具备什么样的资格和条件。从现象上看，目前我们联盟体的盟主还有些什么样的欠缺？你认为盟主资格中最重要的条件是什么？**

朱鸿雁 我认为联盟主资格至少应包括：① 奉献精神。联盟还在发展阶段，更多的是要付出。② 有整合行业资源的雄心。③ 对行业的发展能有自己独到的看法。

就自身来说，我们还缺乏对零售的管理实践经验，管理输出还是联盟的薄弱点。

奉献精神应该是盟主最重要的条件。就目前来看，联盟还是不是一个盈利性的组织，为联盟平台的搭建者，必须付出金钱和精力，来为行业的发展贡献自己的力量。

曹 迁 作为盟主，无论是公司层面还是个人层面，是大还是小，我认为他必须是一个运作良好的企业实体，具有良好的标杆作用，而且具备更多与时俱进的创新精神，变革精神，务实精神，牺牲精神，有非常强的沟通能力、协调能力以及管理能力等。

现阶段大部分的联盟体，包括盟主本身应该还是弱势群体的聚合，自然就存在种种先天的不足。这些不足是在浮躁中放大呢？还是在韬光养晦中弥补，倒是值得我们深思的。

勇于牺牲，胸怀宽大，目光久远，我认为盟主必须具备这几项修炼。

罗少球 盟主要自有实体，并且效益好，企业文化理念建设很有影响力和感化力，在当地有威望及影响力和凝聚力。

整合与协调决策组织管理能力在当地一流，立志高远而又脚踏实地，胸怀大度而又能"学雷锋，为人民服务"——就是所谓"大公无私，无私奉献"精神，我想这是盟主资格最重要的条件。

季　军 盟主在资格和条件方面，我认为政策的敏感及思考尤为重要。当然上下游和行业内的各种优势资源的整合能力决定了整个联盟的方向和发展格局。目前有的联盟体盟主除了低品种的引进以外，其他的思考相对有限。

李叙德 联盟盟主他首先要有一个实体，如有自己的医药公司、大药房，同时有一支勇于创新的销售团队和能够同甘共苦的团队骨干。他们定位的终端盟友，首先要自己走在别人前面或比别人强大，比如自己药店的经营规模或盈利点，都比盟友胜出一筹，这样的盟主才具有一定的带头作用，然后大家一起共同发展，共同取长补短，集思广益，发展成一支有战斗力、有生命力、有朝气的联盟体，这是联盟的关键所在。

我们目前的联盟体的盟主，主要是缺乏以下几点：太多的去追求个人利益；团队建设不够稳定；务虚的大于务实的；对国家的医改政策认识不够充分；眼光不远，没长远打算；创新意识不够强，学习上缺乏沉思。

我认为目前盟主资格中最重要的条件应该是务实、创新。

主持人 **具有不同背景的盟主将会有不同的联盟体构建的思路，相应的联盟体治理结构也会有不同的特点。请谈谈你的联盟体是如何构建的？你认为自己的联盟治理结构还算是比较完善吗？请就这方面评价一下自己或别人的商业性联盟。就你看到的比较明显的其他联盟的治理结构问题，你认为应该如何改进？要想推进和实行有效的联盟体治理结构，你认为盟主应该具备什么样的胸怀和实力？**

张　轩 我们所设想联盟的组织构架可以是这样的：

(1) 建议采用理事会形式，设常任理事单位、理事单位以及会员单位。

(2) 常任理事单位选举理事长和副理事长，主持日常工作。负责每半年或认为需要时开理事会或全体会员会议议程，并负责对外联络工作。如有必要可设秘书长一职，可考虑设立专题项目组，开展日常业务工作。

朱鸿雁　四川大蓉合药店联盟的联盟体结构搭建是这样的，首先我们在理事单位选择上，选择的是四川的一些中小连锁，因为四川的连锁化程度不好，管理水平相对欠缺，各家都面临着再发的瓶颈，有联合起来的意识；其次我们以产品为纽带，为理事单位提供区域可控品种。而联合采购，是目前联盟的真正意义。通过联盟，扩大采购量，争取更多的上游资源，提供简单的管理培训工作，帮助会员成长，提供交流平台，大家互相取长补短，增加行业的交流机会。其次四川大蓉合药店联盟在第三终端的市场搭建上，我们更多的是鼓励我们的理事单位，建立自己的区域内的分联盟，联合主市场之外的单体店和其他小连锁，建立联合采购体。四川大蓉合药店联盟负责提供管理输出和营运输出，帮助理事单位发展。顺带提一下，目前四川大蓉合药店联盟的二级市场的理事单位都是具有批发资格的。

但说到目前四川大蓉合药店联盟的结构搭建上，还存在不合理的地方。我们作为商业公司，虽然和理事单位不存在竞争问题，但是在实践经验上我们还需要改进。首先我们现目前只能提供一些简单的管理输出。我们已拟定今后的具体解决方案：① 内部培养，首先我们要培养管理输出方面专业的人才。② 吸收一些行业专家加盟，以顾问的方式帮助我们解决管理输出问题。③ 和其他专业联盟合作，进行资源互补。其次，在产品输出方面，由于联盟还在发展阶段，产品的结构还不够合理，今后具体解决方案是：① 加强品种线建设，合理的品种线输入也是理事单位对联盟的期望。② 加强和理事单位的互动，提供更多更具市场价值的产品。

现在很多联盟，面临品种资源短缺问题，其主要原因就是我们不能满足厂家数量上的需求，四川大蓉合药店联盟也存在这样的问题。我们的解决方案是通过联合厂家共享平台的合作方式，赢得厂家对平台的信任，提供上下游对话的平台，目前已得到部分厂家的认同。

曹　迁　在医药产业链中，无论是上游、中游、下游，其实共同的目标都是希望通过提供产品和服务对消费者形成抓力。而这种抓力的大小实际上就犹如人的五指（虽然粗细、长短不一），必须通过通力配合而实现。因此，当某一指或二指发力不足时，仍然要获得同样以及更大的抓力，就必须靠其他手指发力而获得。在产业链中各方只靠一己之力越来越难以获得对消费者的抓力的时候，以某一方主导的通力合作已是必然。所以，金百合单体药店联盟基于对行业的理解，意图通过依托商业公司打造出一个虚实相结合的平台，整合上下游资源，实现资源的最佳配置和各方价值最大化，获取更扎实的消费者市场。金百合通过几年的运作，越来越多的得到许多行内专家和合作伙伴的认同，我想就是对金百合这个联盟体治理结构是否完善的最好评价。

罗少球　“连横”药店联盟体的构建是以连锁药店或经营药店多年有丰富经验的经营者自发组织起来的联盟。通常以联采分销的形式出现，在分销方面是他们长处，但联采托盘物流调控是软肋，所以，构建这类联盟没有商业、工业做市场与物流的经验，整体调控企业经营管理经验，就会操下盘有余，中盘与上盘则力不从心，处于被动局面。所以，借鉴九州通等成熟物流经验及工业做产品市场管理经验，借鉴工业厂家如何组织品种产供销布局是非常必要的。

医药联盟体可分松散型的和紧密型的。就我所在的联盟，总体是松散的，但在我所在区域则是紧密的。因为基层商业、连锁及第三终端是产品实体销售者，作为商业实体医药公司是联盟实体实施者，就必须有章程、有约定，有要求组合联采分销。至于到各工业大厂和大商业已有各自组合，就必须以理念、志向、条件，各取所需进行顺其自然的组合。我们提倡的“联合论道与前瞻，联合采购与分销，联合学习与培训，联合俱进与发展”为原则开展我所在联盟体的工作，同时，在与其他区域的联盟及东盟进出口的组合中也是以此为原则来进行的，这是“整合”理论具体实施原则。现已得到大家认可，组织实施效果反响还好。

要想实行有效的联盟治理，盟主应具备的胸怀还是代航在整合论述中所说的“一个人胸襟有多大，见解有多深，协调与妥协的能力有多强，对人性的优点与缺点把握有多准，将决定在整合过程中的地位、影响和组织运作效率”。

季　军　我们药通在对医药零售行业的发展方向进行了判断后认为：门店的品类大规模的调整已经成为必然。但如何调整呢？我们通过对政策和消费者消费习惯的分析已做出了清晰的判断，那就是大健康预防类及与美有关联的品类品种将发展迅猛。为了更好地服务于会员，我们的内部结构已经相对应地进行了调整，把对会员服务的部门调整放大，成立了健康品类及多元化事业部。这么迅速的内部调整我想已经能够从某一方面说明了我们联盟的一些特点。

李叙德　药芝林998联盟，当时我们集团定位就是一种多方面的联盟体，为什么我们不叫采购，也不叫分销。当时我们就是一种创新。因为当时本身我们就有上百个全国大包产品和贴牌产品，在我们全国400多家芝林大药房销售，我们对大药房的管理和运营在某些方面我们是非常占有优势的，比如人才、管理等我们就一直处全国药店的前几位，不少中小连锁对我们芝林药业集团都是比较认可和信赖的。在这种形式下成立药芝林998联盟，我们的主要思想不仅是靠联盟来挣钱、来维持公司的发展，只是我们需要走出去，一方面向别人学习，争取获得更多的发展新思路、新方法；另一方面是把我们的优势分享给大家，去帮助需要帮助的中小型连锁药房，去认识更多的朋友。我们药芝林998联盟一直坚持先交朋友，再合作、共同发展，把我们物美价廉的贴牌商品提供给我们的盟友，把我们好的管理经验毫无保留地分享给大家，让我们共同的事业久久发，这就是药芝林998联盟的寓意所在。

现在药芝林998联盟已经取得了很好的社会效益，赢得了更多朋友的赞誉，同时我们觉得压力越来越大，如产品库存量的增加，销售队伍的壮大，服务质量的提升。但其中我们有些不足之处，对外宣传太少，让很多连锁对我们的认识不够全面，其次我们跟全国各联盟之间沟通太少，我们在这方面一定要加强上去，得跟所有联盟在管理上和产品上多合作，共同团结起来为我们的盟友提供一流的服务、一流的培训、一流的管理、一流的产品，这是我们所要追求的目标！

关于目前很多联盟存在的一些问题，主要是大力的推广品牌和盲目的增加产品，但其中有很多的误区。在中国这样一个地大物博，人口众多的国家，一个人的力量总是有限的。如果把自己的品牌优势、产品优势多跟当地的区域性联盟加以沟通与合作，这样就可以减少资金上的压力，一心一意把自己的优势发挥出更大的优势，没有必要去挤掉、吞吐别人，这样反而让自己孤注一掷，盟友越来越少，压力越来越大。

此外，我认为作为盟主必须要有军事家的胆略、政治家的眼光、哲学家的思维、经济学家的头脑。

主持人　请用一句话总结你对盟主资格的看法。

朱鸿雁　宽阔豁达的胸怀、舍得放下的心态、有带领一方或整个行业良性发展的宏伟愿景。

曹　迁　“海阔凭鱼跃，天高任鸟飞”。盟主不一定是各种资源的实际占有者，但一定是资源整合的强者！

罗少球　视野决定高度，眼界决定世界。

季　军　能够帮助合作伙伴持续提升竞争力就有作为一个联盟的盟主资格。

李叙德　真正的盟主应该具备敢为人先、勇于创新、一丝不苟、追求奉献的精神。

突破联盟的瓶颈

有人把联盟的瓶颈总结为三个方面：一是人才；二是规模；三是管理。如何突破联盟的这些瓶颈呢？我们将邀请业内专家和联盟的操盘手，分别探讨这三大问题。

突破联盟的瓶颈(一)

李汉辉　广东康美OTC事业部总经理。

胡雪峰　上海复星医药(集团)股份有限公司副总裁兼商业管理委员会主任，现已到国药控股有限公司负责江苏公司业务。

朱鸿雁　四川大蓉合药店联盟秘书长。

刘洪亮　芝林大药房全国管理机构执行总裁，998联盟总经理。

李德宏　泰州市隆泰源医药连锁有限公司总经理。江苏药店联盟秘书长。

杨贵元　甘肃至仁同济大药房连锁有限公司任董事长，现任甘肃西北医药股份有限公司总经理。

主持人　**您对目前药店联盟的现状是如何看待和评价的？**

李汉辉　联盟经过8年的发展，由全国走向区域，现阶段的联盟状况是一种新医改下的必然产物，既有机会，也有挑战。目前，药品的毛利在下降，为了求生存，大家只好抱团取暖。过去，大家都在打价格战，恶性竞争，这样的局面，对每个企业来说，利润都在下降，对企业不是好事，就像人们说的春秋战国的局面。现在，大家从混战走向合作，这也是药企面临惨烈竞争后得到的教训。

胡雪峰　药店联盟目前在各地风起云涌，其产生原因个人认为有三点：一是在医疗体制改革的大背景下，将促使行业集中度不断提升，中小型连锁药店生存空间受到挤压，应对行业革局变化，不得已而为之；二是药品价格不断降低，市场竞争白热化，企业赢利空间不断缩小，只有联合起来，集中采购，共同向上游要利润，自发结成联盟；三是通过联盟寻求更高的目标，走向资本市场。出发点与目标是完全正确的，因为随着市场集中度不断提升，加上国家政策的支持与鼓励，近几年可能会诞生出几家跨地区、全国性的超大型医药零售连锁，这些零售连锁将有强大的资金支持、或将成为行业主流企业，这是大势所趋。而中小型药店连锁必须为自己的未来有所考虑，眼前只有四条路：第一是跑马圈地；第二是联大靠强；第三是抱团取暖；第四是转型创新。中小企业发展与“跑马圈地”无缘，那基本是大型企业的专利，“转型创新”不是短时间内能做成的，那只有第二、第三两条路可选择，从现在来看，大家走的是抱团取暖的路，出发点是好的，但还需要看如何良性运作，并且具有较长较好的生命力，可持续。

朱鸿雁　目前，联盟有多种形态，如有资本的联盟、有资源组合的联盟、有工商媒大型联合的联盟等，这些多形式的联盟也顺应了中小企业的需求，但是，比较成型的联盟并不多。比方，有些所谓的联盟，业界并不知晓，而且联盟也比较肤浅和简单。可以说，目前药店联盟的现状也属鱼龙混杂的场面。而对于一些业界比较认可的、成形的联盟体，现在也不能评判其好还是不好，应该说，只要给会员、理事单位带来利益的，帮助他们解决问题的，那这样的联盟就能够生存，并且有发展的后劲。当前的大多数联盟主要进行产品的输出和管理的输出，这些是会员需要的，而且长久也会使会员获益的。

刘洪亮　联盟是一个新鲜事物，大概是去年下半年开始的，如雨后春笋般，各地区争相成立。有些联盟属于实体，在实实在在地运作，进行产品和管理的输出等。还有些联盟属于跟风型的，没有具体的执行机构。前者有较强的生命力，而后者，不久的将来可能名存实亡，或者只是昙花一现。

李德宏　药店联盟成立的后，有总比没有强。目前，医改出台后，对医药行业是利少弊多，对药店的发展没有太多的支持力度。联盟的诞生，是药店对未来发展趋势在探索过程中产生的，是适应市场运行的产物。过去，药店企业多半自营操盘、闭门造车，相互之间不太交流，过去的沟通平台所获得的信息也是有限的，对外发布的信息是宏观的，仅仅开一两个会议，或是高层面的交流，大多停留在理论上，缺乏深度的沟通和互享。

对待联盟发展的心态要平和，不能期望值太高。联盟提供了管理技术沟通和信息深度的沟通，对于会员来说是有利的。但这种抱团取暖的模式，还是一个慢慢磨合的过程。我们是第一个省级联盟，运行以来，会员们从中得到很大利益，如商品、信息、运营理念、药店结构布置、经营特色方面等，还有待继续沟通。

做联盟大家必须有耐心，必须持之以恒。联盟还是个新鲜事物，我们不能一看到问题就片面地否定它，它的发展有一个步骤，但最终，我相信会有一个成功的案例做出来，必然会有联盟寻找到一条思路出来。

杨贵元 随着我国医药市场的不断变化和新医改制度的不断深化，医药零售终端也随之发生着变化。也就出现了以产品为纽带的药店联盟、以管理为纽带的药店联盟、以资金为纽带的药店联盟、跨区域的药店、同区域的药店联盟等不同的表现形式。但无论是哪种形式的联盟都是为了解决各独立法人企业的生存问题，我认为这仅仅是一种过渡形式，它并不能从根本上解决零售终端在发展过程中遇到的实质问题。以此必须以资金为纽带、以市场化运作前提、以公司化运行为基础在非联盟的运作理念下实现联盟想要达到的目标。

主持人 在各地区联盟争相成立的情况下，原有联盟如何保持领先优势？

李汉辉 原来的联盟，成立的时间比较早，在市场上有一定的知名度和影响力。但是，联盟怎么能够让会员受益，使得药企、药店在营销、管理上有所提升，联盟就该相互学习、信息互通、沟通管理理念等，除了产品交流之外，还应建立一个学习的平台。联盟是否有领先优势，主要是看客户的满意度，联盟应该加强自身品牌的建设，对产品品类的完善，市场管理的提高，以及将信息共享落到实处等。现在有些联盟，仅仅停留在卖产品上，仅仅为了推销而结盟，那么，这对会员的吸引力将不够大，无明显的优势，其生存度将受到影响，有的会员在加入这个联盟的同时，将加入别的联盟，甚至可能退出这个联盟。

胡雪峰 现在联盟可能有不少于三个层次的联盟，一个是成大方圆、老百姓、北京金象等发起的，第二个是百强企业发起的联盟，第三个是以省为单位的药店联盟，牵头组织者参与者也各不相同，个人认为联盟也无所谓领先优势，并不是成立的早就有优势，而是运作得好才有优势，联盟真正运作得好，需要一个或几个核心企业与核心团队的付出，以前“联”而不“盟”的现象证明主要还是心不齐，大家“为了不同的目的走到一起来了”，造成短视或太过趋利，所以一个优秀的管理团队至关重要，最终还需要有资本的推手，没有大的资本的联合，联盟能走多久，确实让人担心。

朱鸿雁 对于联盟来说，也面临着竞争。联盟不能约束会员只加入一个联盟，会员可以随意地加入这个也可以加入那个联盟。所以，联盟必须凸显自己的优势才能吸引会员的加入。比方尝试成立药店管理学院，对会员加强培训工作，以获得他们的认可。前段时间，我们药店联盟就夏季药品促销的话题进行了培训，请来专业人士给会员讲解促销方式、战略，并进行演练和模拟，增加了会员的紧密度。此外，联盟也应该推出一些举措，如在源头上保证药品的货真价实，如评选一些“诚信药企”，并通过与协会的沟通等获得政府的支持，从而增加客户的凝聚力，使联盟更团结。

刘洪亮　联盟是一个新鲜事物，大概是去年下半年开始的，如雨后春笋般，各地区争相成立。有些联盟属于实体，在实实在在地运作，进行产品和管理的输出等。还有些联盟属于跟风型的，没有具体的执行机构。前者有较强的生命力，而后者，不久的将来可能名存实亡，或者只是昙花一现。

李德宏　没有原先的联盟，就不可能有现在的联盟。刚开始时，产品信息不多，采购资源不丰富，渠道也不畅通，为了解决这些问题，早期的联盟就出来了，并为后来的联盟提供了经验、思路、对后来联盟来说，原先的联盟功不可没。原来的联盟定位较高，多半是全国性的，以产品为纽带，并未将资本作纽带。而原来的联盟要保持自己的优势，必须要在文化、理念、团队、定位等方面有所提升。现在，很多联盟做得比较好，关键是服务做得比较到位。所以，原来的联盟可以向现在的联盟取经，在品牌连锁店、管理体系、供应体系、产品体系、资本等方面完善自己，突破传统思路，打造出联盟的“样板”来。

杨贵元　原有联盟是以产品资源换取市场份额，当其产品资源失去优势时其联盟形式就会受到巨大挑战。因此进一步挖掘产品资源、优化产品机构、加强产品品牌力建设是原有联盟保持领先优势的途径之一。

主持人　就您所关注或操作的联盟而言，您准备通过什么样的方式和手段培养自己的核心竞争力？

李汉辉　联盟是以产品为载体的，因此，对它来说，有竞争力的产品应该多去努力争取。联盟的运营团队中人员流动极其频繁，若要提高联盟的核心竞争力，那么，稳定的团队成员也非常重要。此外，加盟的成员非常期待了解行业内比较新的政策、产品的信息、经营的经验等，联盟应利用自身的优势为会员提供及时、有效的服务，并且加强盟主、加盟成员之间的交流和沟通。总之，联盟必须具有营销力、管理力、信息力、团队力，这样才能在市场上提高自己的竞争能力。

胡雪峰　药品零售企业的核心竞争力关键在三条，一是盈利模式的提升、创新、转型，药店也要顺势而为，借医政之大势，打造全新的盈利模式，传统的价格竞争显然不够，药店必须具备“医”和“药”两种能力，关注基本药物服务和高端服务两个客户群，打造“药”与“非药”两大市场；二是市场覆盖能力，或者说药店的合理布局，地势很重要，药店在自己能力范围之内要实现广覆盖，重点覆盖，占据地利；三是一定要解决药店人才素质问题，引进或培养具有先进经营理念与经营思路的高素质的人才，药品服务是健康类特殊服务，从经营者到店长、店员都应该是健康管理服务的专家。此三条为天时、地利、人和，打造自己的核心竞争力。只有每一个入盟的企业自己有竞争力，联盟才能有竞争力。当然，联盟成员大家要坦诚相见，互信互助，互惠互利，把联盟办成一个相互交流学习提高的好平台。

朱鸿雁 就提高自己联盟的核心竞争力上，除了提及的提供产品、信息的交流平台，还应进行区域内的资源整合，如四川本地的联盟，就应充分整合本地资源，提高核心竞争力。如利用协会等，评选诚信药店，进行充分利用，比方店内宣传、生产厂家广告、特色项目等，让会员有一种安全感，加强相互间的紧密度，为客户带来更大价值。

刘洪亮 做商业和工业不一样，工业的话有机械、专业技术的支撑，而商业、企业并不具有应变、反应能力，联盟要提升自己的竞争力，就在于它能否不断地使管理、产品输出更完善，自身改进能力。如果联盟停步不前，或提高不快，那么就会落后，就要受到打压，所以，联盟的管理方法、联盟的模式要领先，并且能够执行下去，那么，联盟就有了竞争力。

李德宏 联盟具有竞争力，必须要有技术、产品、服务、经营管理理念等方面的内容，提供一个共享、交流、推广的系统的平台，这样才能吸引会员进来。像江苏的联盟，可以为药企、厂家等会员提供更深度的对接，如可以提供什么样的优惠政策、如何培训会员卖产品、如何策划把产品卖得更好，如在产品营销、广告宣传、公益活动、商品陈列、DM单制作、客户沟通给予指导。药品是一种特殊的商品，联盟必须提供一个深度的服务体系、合作体系，才有竞争力，才能使会员受益。

杨贵元 一是坚持以资金为纽带的公司化运作模式，努力创建法人治理下的现代企业制度；二是联合上游企业特别是品牌企业和各股东单位努力塑造新企业的品牌；三是坚持区域化运作模式以增强其执行力和实操性。

主持人 如果说人才是制约药店联盟发展的最重要的因素之一的话，您打算如何解决这个问题？

李汉辉　团队、人员是联盟发展的重要问题，就拿PTO来说，也经历过几次高层的更换。个人认为，联盟采用公司化的运作比较好，如有若干理事单位、股东等。像现在的运作模式，非公司化的，则在股权上比较复杂，缺乏人才激励的机制，决策也往往受到复杂的股权结构的影响，所以，倡议联盟应更多地关注人才，激励人才，给予高层管理者一定的股权，让他们在物质、精神上得到实惠，少一份漂泊感，让他们更安心地为联盟的发展、壮大出谋划策。退出人才激励机制，对人才有保障了，那么，也将解决目前人才流动频繁的问题。在培养和组建人才队伍方面，既可以从本身成员中抽调有营销管理经验的干部充实到进来，同时，还可以向外面招募具有零售、公司管理经人员，给予股权激励，并运用稳定的法人治理结构。抽调人、招募人外，联盟本身将来也可以培养合适人才，而且，内在培养对组织的发展、稳定更好。招了人，要留得住人，因此，在留人方面也要花心思，比方给他们提供有竞争力的薪酬、有学习的机会、有展示自己的平台等，让人才愿意为联盟去效力，从而解决人才频繁流动的问题。

胡雪峰　就像我前面所说，我国的药店是人才的洼地，确实需要大力提升，当然，这是一个系统工程，不可能一蹴而就，就像我们国家医改中一项重要工作就是推进基层医疗服务机构的建设，这里面就包括重要的全科医生的培养，药店也是一样的，要既懂“医”又懂“药”的专业健康服务人才，而不是简单的卖药，才能真正做好药店，服务好百姓，才能真正形成百年老店，我们老祖宗留下来的百年老店，哪一家是只靠卖药逐利形成的？药店经营其实也是一种文化的传承，要真正成为百姓的健康顾问，知心人，才会做得长久。人才观念要从经营者的文化理念开始。当然，国家强制性的制度安排也很重要，比如药店的认证标准要提高，包括从业人员的标准。

朱鸿雁　人才确实是联盟发展的最重要因素，个人认为，联盟的人才除了具备基本的素质和能力外，还应以个人魅力来吸引会员，要有广阔的心怀，放眼长远的利益。我很赞成现在有些联盟成立了专门的运营机构，用专业的人才来运作。在选人的过程中，联盟的人才可以由联盟公司推荐的一些人，可以是兼职的，但这些人必须是专业的，而且他们必须是具有“公心”的，能够召集大家聚在一起，并带领大家前进。此外，对于这样的专门的运营机构，我们也要考虑到它的利益，包括对运营人才的合理利益的分配等问题。

刘洪亮　不管做什么企业，人才的问题始终是最重要的。在人才培养和发展上，个人认为一是要让现有的同志去学习，提高自身的能力，比方在产品的零售、药店的管理等方面向专家学习；二是人才队伍中要不断补充新鲜血液，特别是高层，需要有创新思想，推出新的模式，对联盟的发展而言，可能会有很好的效果。

李德宏 人才是联盟发展的重要因素，我相当赞成。任何企业的技术、理念都要靠人的支持。但是，人才必须是专业人才，联盟必须由专业人才做专业事。在人才发展方面，中小药店很多时候是一个人一岗多用，对人才的培养和建设还处于"摸着石头过河"阶段，这样的做法不是标准化的，需要逐步完善和建立人才队伍，并将人才作为未来竞争的重中之重。而一些大的连锁企业，其复制能力比较强，会有系统的人才配置，如营运、拓展、网络、采购、管理等都具备专业人才。如我们联盟去年开始筹建了人力资源部，并作为重点部门来管理，对人员进行考核和规划等。发展靠人才，联盟必须选好人、用好人、带好人。现在，有些联盟忙着抢地盘，迅速开店，但往往企业的盈利能力并未与市场优势相匹配，而有些联盟则先匹配好人才，再考虑开连锁店的计划，这种做法比较认可。

杨贵元 人才是可遇而不可求的，我想应该以自己培养为核心兼顾其他途径的用人方式。

主持人 **请用一句话概括您对今后药店联盟发展的期待。**

李汉辉 联盟体经历了"春秋战国"的局面，正处于区域联盟的酝酿时期，省级联盟应运而生，这一新生事物的诞生，总比市场的恶性竞争要强。但它还处在刚刚成立阶段，未来能走多远，还需要每个成员的努力，我是比较看好今后的联盟发展。

胡雪峰 希望联盟越来越紧密，运营越来越好，最终走向联姻的红地毯！

朱鸿雁 "路漫漫其修远兮，吾将上下而求索"，联盟可以是多形式的尝试，但是，联盟必须真正让会员或者说客户能够长久分羹。所以，联盟在发展的过程中，也必须学习、观摩，有更好的创新思想，使会员形成更紧密的关系。同时，奉劝那些贸然开工的联盟，既然开始了，就要有执行下去的力度，不断学习和交流，获得客户的认可，联盟本身才能生存与进步。

刘洪亮 对于以后联盟的期待，我觉得可以用这样的话来表示："动荡即将离去，经历风口浪尖，方可浴火重生。"

李德宏 联盟应该坚持执著、真诚的态度，坚持共赢、双赢的目标，要一心一意，并要有奉献精神，对行业要起到推动的作用。联盟应该对会员灌输战略、战术的理念，做到双轨并进，不能光看到眼前利益，而应放眼长远。而且，所有的联盟都应有此共识，这样才能共同推动发展。

杨贵元　“在竞争中合作，在合作中发展”，相信大家的智慧会创造奇迹。

突破联盟的瓶颈(二)

林忠东　四川大蓉合联盟董事长。

徐　运　山东永大药店联盟理事长。

张冬明　浙江药店联盟理事长。

罗少球　广西工商联盟秘书长。

主持人　**请各自谈谈自己所负责或所在联盟的销售情况。估计今年能做多大销量？预计三年后可以有一个什么样的规模？**

林忠东　预计今年销售 6 000 万元，三年后将销售突破 1 亿元的规模。

徐　运　永大成长型药店联盟成立 4 周年了，虽然还存在着人才瓶颈、精细化运作等各方面不足，但挡不住其蓬勃发展，2010 年销售在 3 500～4 000 万元吧，预计三年后也就是 2012 年销售过亿元。

张冬明　浙江联盟目前核心会员(发起人单位)14 家，普通会员 12 家。去年总体销售 22 亿元，今年保守估计能达到 25 亿元以上。我们初步计划 3 年后发展会员到 70 家，合计销售规模达到 70～80 亿元。

罗少球　我所在联盟是工商零松散式的联采分销，以工业为主的纵向式销售为主，产品辐射全国各个省市。今年医改元年，我们以中成药厂普药为主的相对去年销量有所上升，新特药及临床品种有所下滑，药店及流通在本省较分散，中小企业较多上量不快，尤其是药店在新医改后，药的销量尤其是医保，基药转入社区诊所，销量减低，一些连锁都用提高保健品与药妆的销量来弥补。现在联盟联合广西工商医药现代物流及外省的相关资源整合。3 年后估计可上 5～10 个亿元的工商零组合的生产联采分销的联合体。

主持人　**您认为您所在的联盟制约其上量的因素有哪些？您打算如何解决？如果暂时不能解决的话，您有什么设想推动其解决？**

林忠东　制约上量的原因：① 会员单位把联盟产品作为选择项目，未能全力以赴的推荐。② 联盟产品在会员产品体系中的不唯一性，造成上量比较困难。

解决方法：① 统一思想，真正做到提供客户想要的产品，增加会员单位采购的参与性，促使会员单位真正地把自己需求的产品做上量。② 通过收取客户保证金的形势，制约会员单位对产品的重视程度，最终形成首推品种的唯一性。

徐　运　主要是人才瓶颈。作为一个组织的领导者，要改变用人观，我以后最重要的工作就是发现和遴选骨干，强化核心团队的建设。

张冬明　制约联盟上量一方面我们本身是中小连锁联盟，各自的销售额并不大，所以即使联合总量还是不够大；另一方面各家在联合前都有自己的差异性品种，联盟联采品种有一个替换过程，所以量难以短期内上来。针对这样的问题我们的措施一是发展壮大联盟队伍；二是增强联盟的执行力，尽可能缩短品种替换过程。

罗少球　制约上量因素，工业产品同质化严重，小企业多相互价格竞争，已无利可图，无法进行深度分销，温饱尚不解决，谈何发展。同样连锁药店及单体店及医药流通规模较小，我前几天在浙江开会发现浙江药监部门定期印发浙江药品企业信息专刊交流较好，我所在省很少见，只要我们定国家医药报，全省医药信息较少，使各企业相对封闭，没有新思路、新想法、新办法是制约上量的因素。目前联盟采取：① 工业组团参加国药会展销学习交流开眼界长见识逐步形成广西产品品牌；② 广西区引进单体店专销专品的升量新销售模式——"中药盟"广西分盟模式为诚医药产品部，以新的药店销售模式，已在广西进行 4 个月已取得较大成功；③ 同时，引进中国民族贸易促进会广西部，6 月中旬请了这方面负责人到广西考察召开了以广西恒拓集团（是一家知名度较好有一定实力的多元化医药企业）、一心连锁（广西最大连锁）、益嘉连锁、东龙世纪医药连锁等十多家工商零举行座谈会进行启动这一模式的探讨；④ 支持配合广西组建第一家医药现代物流将以下半年建成，以先进设备及规模和引进品牌产品开发广西市场；⑤ 本省大医药物流与县级小医药物流合作，把县级当做一个产品合作部，取得较好的效果，使价格降下来，品种增多，销不了退回总部处理，并带来先进管理操作经验。

主持人　当您把联盟体定位为一个销售或代理的单元时，您是如何规划您的销售范围和销售层级的？您认为需要终端维价吗？

林忠东　将准会员单位定位其区域内的一级代理，其区域内的所有二级三级分销工作，都通过准会员单位来开发。终端维价，应该是联盟最主要的工作之一，通过合理的市场定价，维价等一系列工作，将利润合理分配，终端维价工作也是保证会员单位获得稳定利润的重要手段。

徐　运　立足省内，面向全国。对上游资源进行分类管理，从顾客价值、客户的需求为出发点导入品类管理的理念；对客户进行分级管理，用不同的资源满足不同的客户需求。用强势的资源与强势的终端（大中型连锁）连接，作出销量。用品牌厂家二线资源与县乡村中小连锁和单体店链接，精耕细作，深入基层，把根扎深，壮大实力，提高全员的战斗力和士气。

当然要维价。良好的价格秩序是对上游生产企业、下游终端客户和消费者的负责行为，是长期可持续良性销售的前提，定价定天下！

张冬明　浙江是民营经济大省，沿海一带非药品占比已经达到50%，有的甚至更高。我们的销售范围包括巩固好中西成药、保健食品销售的同时，挖掘名贵中药材、中药饮片潜力，有选择逐步推动个人护理用品、生活便利品经营销售，逐步扩大非药品占比；在如何推进销售层级问题上，我们目前还未考虑好。对于终端维价，我们在联盟章程中明确规定联采品种一定要价格统一。

罗少球　以联合联采分销的方式，分两级：一是工业输出产品对全国代理与直销相结合；二是省内省代和专销方式组成，这两级终端都需要维价。

主持人　从营销的角度考虑销售，有没有一些体系性的设想和动作？

林忠东　① 四川药店联盟，会员是唯一性的，每个地区我们只发展一家准会员单位。② 营运中心负责会员审核，同时也提供会员单位进行维价和培训等增值服务。

徐　运　作为联盟体最核心的就是对上下游资源进行整合、优化、重组。在上游资源整合上，加强与上游伙伴关系建设与深度沟通；下游选择志同道合的伙伴，帮助其提升发展，进行广泛深度联盟。与上下游都形成牢不可破的深度联盟。永大作为中间平台要不断优化，包括人才优化、平台建设、企业文化建设、流程再造、制度建设、团队建设、良好的现金流等，增强其价值性和粘合度。

张冬明　我们联盟已经成立了浙江药盟管理有限公司，该实体在做好联采同时，要着手开展中高层管理人员的培训，目前还在有序推进浙江药盟网上药店，希望多方面加强联盟销售。

罗少球　一是外联引进外面有实体的联盟和大物流作为产品结合部；二是输出到外面的工业产品工厂做生产加工基地，进行规模式供应，提高工业销售能力；三是组建一个调控结合较强的联盟平台，以“平等、尊重、信任”为原则，建好渠道。

主持人　您的联盟体是如何选择贴牌或代理品种的？有些什么样实用的理念吗？

林忠东　品牌高毛利是四川药店联盟选择品种的主要理念。

徐　运　“十月怀胎，一朝分娩”，欲速则不达，在选择品种资源上，我们采取先易后难，在广泛合作中遴选长期合作的上游伙伴，进行战略架构深度合作。先做代理品种，在深度合作彼此信任的基础上寻求贴牌或全国总代。OEM品种先非药品后药品。储备商标在时机成熟时出手。

与此同时，与全国各地和永大一样的联盟伙伴加强横向交流，时机成熟我们可以联合形成合力。总之，选择品种资源不要靠忽悠，种懒庄稼，要寻求成人达己，多方共赢。

张冬明　让有权威性的非营利机构组织把各省级联盟联合起来组织成全国性联盟，用销量来增加联采议价能力，增加话语权。

罗少球　贴牌需慎重，必须是上量有一定毛利的医保、基药等垄断性竞争度低的品种。关键是上量，否则得不偿失。代理则是以省地为试点，上量则扩大，量小则淘汰。

主持人　请用一句话概括您对联盟体突破销售规模瓶颈的主张。

林忠东　服务先行，真正抱着一种帮助客户成长的心态，经营联盟，是联盟真正成为一个抱团取暖的平台，最终实现联盟营运中心与理事单位互利双赢的局面。

徐　运　“你是一切的根源”，瓶颈在于联盟自身，盟主的胸怀和价值观。联盟做什么？为什么做？为谁做？谁来做？怎么做？时时进行自我反省和总结，在探索中前进。

张冬明　循序渐进，增加替换品种。

罗少球　谁整合的盘有多大、多厚，以及上游及零售终端的调控有多强、多深，谁就能突破规模的瓶颈有多大与多深。

突破联盟的瓶颈(三)

翁思春　广东金百合单体药店联盟理事长。

杨联亮　浙江为诚代理商联盟理事长。现升级为中国药店联盟体(简称中药盟）理事长。

易　军　湖南双舟大药房总经理，信息联盟秘书长。

陈建斌　肇庆市民康大药房董事长，广东药店联盟理事长。

郭生荣　河北新兴大药房董事长，河北药店联盟理事长。

张亚华　武汉天元医药发展有限公司总经理，宜昌长坂坡药业有限责任公司董事长，现为重庆中盟医药有限责任公司（简称中盟）总经理。

主持人　请简述您所负责的药店联盟体管理的现状。

翁恩春　金百合单体药店联盟的管理和运作均是按照经理事会讨论通过的联盟章程来进行的，因此，在联盟体不断发展壮大的过程中会员的进入与退出都是严格按照章程来执行。目前，联盟体由于定位清晰，已走上良性发展的轨道，两广市场中联盟成员已近 5 000 个，业务发展也是不断攀升。

杨联亮　我负责的“中药盟”是浙江为诚医药股份有限公司牵头于 2010 年 3 月在杭州启动，覆盖全国范围的药品销售组织，在全国构建 5 万家药店，30 多个分盟，成为一个“中药盟”，此盟朝着构建中药药品销售高速公路网的方向努力。构建后将今天的自主产品做成未来的知名产品，确保从购进到销售的过程中的损失降到最低限度。

易　军　信息联盟到目前为止，主要以内部成员的学术交流和信息互动为主。联盟成立一年多以来，内部非常团结，交流坦诚开放，没有保留，更没有功利性冲突。具体合作项目有：

(1) 职能部门的对口交流。联盟内部职能部门通过 QQ 或者电话形式进行交流，采购部主要交流成本价、返利政策、品种结构、短缺货源等问题，人资部主要交流绩效体系、培训体系等问题，企划、门管亦交流颇多。

(2) 培训学习。一般是 A 企业委派团队至 B 企业进行专题学习，同时给予 B 企业一定的建议指导，少则二三天，多则半个月不定。这种相互的学习与培训给双方都已经带来了相当大的收益，备受欢迎，只是时间精力上花费较大，因此频率不算太高。当然，我们也曾经在重庆组织过一次联盟内部中层骨干的集中训练，为期 3 天，效果不错。

(3) 联盟峰会。一般每季度一次，局限于最高层领导，以探讨药房的发展趋势、内部合作愿景为主题，同时涉及部分实操问题。

至于日常个别疑难事件的电话沟通，那就已经成为内部的习惯性交流方式。

总之，我们现在的合作看似松散，却非常务实，不追求轰轰烈烈，只要大家有所收获，在一起开心就好。至于以后，当然会涉及更加紧密的合作，这是大家的愿望。

陈建斌 广东连锁药店联盟正式成立于2010年4月10日，5月30日召开第一次联采、营运专委会。副理事长成员已召开2次工作会议。本盟发展拟分三阶段进行，现属第一阶段，组织架构搭建及试行联采，在第二次副理事长会议上，已对秘书长人选作了调整。

我认为本盟管理目前属于各方磨合沟通阶段，只搭建架构，开展日常管理工作仍未规范、正常、有序。

郭生荣 河北药店联盟于2010年6月20日刚刚成立，由石家庄及河北省11个地级市的12家知名连锁药店以及北京诚安堂连锁发起，共有药店335家，2010年预算销售11亿元，采用会员制管理方式。

张亚华 我负责的药店联盟体是湖北联盟，并注册有实体配送公司——武汉天元医药发展有限公司，由湖北省辖区29家知名具有一定规模的零售连锁企业共同注资组建而成，旗下1 447家零售药店，年销售额17亿元。联盟体的营运模式是以资金为纽带的紧密型联盟实质性运作模式，除了服务旗下的29家股东单位，我们还有自己的药品批发配送业务。公司并不单纯的以营利为目标，而是以服务股东单位为宗旨。通过资源整合、精细化管理品种、培育自主品牌、规模化效益等营运策略为股东单位提高营利水平，同时给会员提供真正的有价值的服务：例如药店定位、商圈研究、竞争策略、门店改装与升级、品类的优化、人员的系统培训、绩效考核、促销方案等。目前公司已从传统的产品运作上升到资本运作，正在筹备上市。

主持人 **您现在所负责的联盟体管理，与你们当初所构想的联盟体管理框架，是否一致？如果有差异的话，您认为主要是什么原因造成的？**

翁思春 金百合单体药店联盟从成立至今已近6年的时间，我们的管理框架基本未作大的调整，只是根据联盟在发展过程中存在的不足不断进行调适和完善。

杨联亮 作为一个联盟，必须事先确定联盟的使命，只有这个大方向确定了，成立联盟才有意义。所以，联盟的战略方向应该是坚决不动摇的。至于细节方面，需要在管理中不断完善，其中包括联盟组织机构，工作流程，操作标准，规章制度，要随着客户的需求变化而有所调整。特别是准入条件和退出机制，要通过联盟理事会反复修整，使之变得更加明确和严格执行。

易　军　基本一致。不过我要说明的是，我们这没有管理，准确地说，应该称之为整合，而且主要负责人是重庆万和的唐先伟同志，我负责具体协调。差异也有一些，不过这很正常，因为主要原因是市场在变化，步子不得不迈大一点。有人说我们并没有什么作为，那是理念不一样，我们压根就不希望信息联盟有什么大动静，因为我们不是做给别人看的，而且信息联盟一开始就是基于不影响各自主权及利益的前提下寻求给各自都带来收获的合作形式，现在我们就是这样做的，虽然大家都批评我进度太慢，但毕竟在一点点进步。

陈建斌　因联盟属新生事物，且广东有受其独特地理、人文、经济诸因素影响。现联盟与初构想联盟管理框架存在差异。如初拟在省会广州找一家成员企业当理事长或秘书长，担当日常管理重任，但此项颇具奉献精神工作，广州成员经一个月试行，要求辞去秘书长职位及退出联盟，后联盟又民推选“清远百姓”作为秘书长单位。本人认为差异主因是：联盟乃松散型自愿非法人组织，盟主是个吃力不讨好的虚头衔，缺少包容奉献精神，是一般人不会做也做不好的苦差活，难以有效治理。

郭生荣　基本一致。

张亚华　基本一致。在管理过程中主要会因为各股东单位的思想不统一，个别股东只盯着自己的利润，没有全局观而导致一些问题。

主持人　有人说联盟体的管理，其实比管理一个企业要困难得多。您认为这种看法对吗？您在管理联盟体时，最大的困难是什么？有人说，联盟体管理的困难归根溯源是联盟体治理结构的问题，即作为所有者的委托人与具体负责日常经营管理事务的受托人，他们之间的委托-代理关系没有能界定好或处理好，您认为这个观点正确吗？

翁思春　对于“联盟体的管理，要比管理一个企业要困难得多”的说法，我认为毫无疑问是正确的。因为企业管理更多是内部的、纵向的，而联盟体的管理不仅是纵向的，而且更多的是横向的，因此要复杂和困难得多。我在管理联盟体的过程中，最大的困难不是成员的刁蛮和不配合，而是能够胜任管理联盟事物的人才太少。现在各种联盟虽风起云涌，而每个联盟体的构成却有很大的差别，运作模式也不尽相同。因此，概括而言，“联盟体管理的困难归根溯源是联盟体治理结构的问题”也没有错。

杨联亮 联盟体的合作有别于企业内部员工的合作；因为企业内部员工经常受企业文化的影响，会把企业当做自己唯一的事业，员工会尽全力去维护企业的形象和利益；在这种情况下员工较服从于企业管理，这种管理为精细化管理。而联盟成员都有各自的事业，只把联盟当一个上游供应商对待，联盟成员只会注重眼前利益，不太注重长远发展。如果是能立马见效的管理，才能得到配合，有人服从，对于确保未来可持续发展的管理，联盟成员不太配合，这种管理为粗犷式管理。

易　军 我不认为。如果你把联盟当做一个企业来管理，那当然困难得多，联盟成员既不是实际意义的股份合作者，也不是聘用来的上下级关系的员工，怎么能和一个企业相提并论呢？如果你把联盟当做哗众取宠或者发号施令的工具，那当然也比管理一个企业要困难得多，因为大家不是傻子。我们要考虑成员不同阶段的心态，要顾及大家的感受。一开始，大家都来联盟，心态很简单（我也是这样），一般就是观望，会上信誓旦旦，会后看着办，有好处我上，有问题我走，非常自由，至于你画个大饼来描述未来的美好前景，我们都是成年人，不吃这套。如果你想以自己为中心来干一件大事，或为名、或为利，那注定是要出问题的。一句话，出发点是为大家，顾及每个人的感受，事情就会办好的。紧接着，替大家办实事，让大家有所收获，大家就会把心思往一处拧，联盟成员都是成功者，大家都有资源，这时人人都愿意付出了，大家也都有收益。这样难道还会困难吗？当然，还有一种管理的好办法，不要遮遮掩掩，干脆一人牵头，明明白白地卖药赚钱，同时帮助联盟会员提升业绩，牵头人与会员不是真正的联盟内部平等关系，而是客户关系加师生关系，大家想一头，同样合作愉快，像特格尔就是这样，我是很认同的。

陈建斌 管理企业与联盟各有所难，无法一言蔽之。企业老板乃法人，拥有话语权，对其情况明、底子清，确驾轻就熟。联盟彼此成员分量相当，且价值观、人文诸因素存异，利益产权不属盟主，只能提建议出计策谋共识，难以形成核心团队合力。但联盟与企业不同之处是，它不用承担太多风险，搞不好不致使企业破产，故困难各有不同。

委托者与受托人因缺乏利益核心——资本、产权上结盟，是联盟治理结构深层次问题，在没界定好时确难以管治。将来划为委托成利益一体后，联盟体管理会好很多，但也会存在很多问题，只是程度性质不同而异。这样来看，所以后一观点我认为基本正确。

郭生荣　联盟体是新生事物，期望值不能太高，期望值越高管理困难越多。河北联盟目标是以品牌企业的品牌产品为载体，从一个企业的一个品种开始，产品先行，培训随后，使联盟各成员与品牌工业企业真正走向多赢。

张亚华　这种看法很对。最大的困难是思想观念不能统一，要积极沟通，求大同存小异。各联盟体的成员都是老板，都有自己的管理模式和经营思路，都习惯管别人，不希望自己被约束，所以说沟通很重要，通过积极良好的沟通，使各成员在主要问题上达成共同的认识。

我个人认为在联盟体成立初期，联盟体应该由盟主来主导筹集、管理、运作，这样才能有效地控制联盟体按照初期的预想来正常运作。2～3 年后当联盟体机构、人员、制度、业务、文化等都成型后才能聘请专业的经营团队来经营，做到所有权与经营权分离，走现代化的企业管理模式。但董事会仍然要承担与成员密切沟通的职能，监事会仍然要对经营团队的经营行为实施监督，只有这样经营团队与联盟成员才能长久达成共识。

主持人　在联盟体的管理中，您认为基于信任的管理和基于权威的管理哪一个更重要？您偏向于哪一种管理风格？您知道联盟体成员对您或主要管理者是如何评价的吗？

翁思春　什么是联盟？联盟是一个由两个以上自然人，公司、组织或政府（或任何以上之组合）以参与共同活动或以达成共同成果而共享彼此资源为目标所组成的专业团体。一般而言，联盟成员彼此之间是高度信赖的，是平等的、互惠的。因此，在联盟体的管理中，是基于信任的管理，还是基于权威的管理，哪一个是更重要的，这是不言自明的。

在金百合单体药店联盟这个联盟体中，由于我们建立了多种信息渠道，主动了解成员对联盟管理者的工作评价和意见，因此，成员对联盟管理者的评价我们还是基本了解的，对我们的管理还是认同的。

杨联亮　联盟管理是在于联盟的本意，联盟的目的就中集中采购，资源共享，互惠互利，谁能给联盟带来此目的，谁就能管理。对于信任也好，权威也好，一旦联盟，一切都是为了利益，在利益面前，信任和权威变得苍白无力，无足轻重。

易　军　信任，这个毋庸置疑。至于风格，我认为更多的是把自己定位成一个服务者而非管理者，起到一个整合资源并共享资源的作用。联盟体成员对我的评价就是两个字：信任。这一点我绝对自信。他们经常批评我，却愿意同我合作；他们经常质疑为什么要这样，而当我需要大家支持时，他们会义不容辞。

陈建斌 本人认为现阶段信任管理较权威为重，因成员之间没有谁是优势特显的，难以服众。故以信任管理此风格为宜。

详细反馈调研未有，但成员中少数有先想分享成果不求耕耘者，部分要求完美一步登天想法，对联盟尤其是盟主有意见和期待在所难免，这也纯属正常。

郭生荣 在联盟体的管理中，信任的管理更重要。各成员对我比较信任，比较尊重。我深感责任重大。

张亚华 信任管理更重要。联盟体成员的信任和认同是开展一切工作的基石，只有在这个基础上，联盟体管理者才能通过沟通能力、执行能力、领导能力等来管理好联盟。再者，联盟体成员对管理者的信任和认同不是凭空产生的，管理者应该通过个人魅力、奉献精神、多做实事等来获取联盟体成员的信任。

在我做天元负责人期间，成员们都认为我有奉献精神、有很强的沟通能力、处事公正，为他们提供很多交流的平台，做了很多实事，基本上完成了他们当初进入天元的各种目标。

主持人 如果通过联盟体制定的一些章程或协议，并不是每个成员都能执行，或者执行过程中走样，作为联盟体的主要负责人，您会如何处理？当联盟体成员众多时，有可能会出现罚不责众的情况，或者由于这种处罚本身因为是非企业行为，缺乏有效的控制和反馈，碰到这种情况，您会有什么办法来解决？

翁思春 如果成员不按联盟体制定的章程执行，或者执行过程中走样，作为联盟体的主要负责人，我会坚决按章程制定的规则进行处理，没有规则就不成方圆！

当联盟体众多成员都不照章执行时，那我要看是什么原因造成的。如果是规则制定的不合理，那我们就坐下来讨论修改规则；如果不是规则的问题，而是部分成员故意而乱之，那我就坚决毫不留情地照章执行，有一个算一个，否则就不浪费时间该干吗干吗去！

杨联亮 我认为在处理联盟中违约违纪要一视同仁，将合作伙伴当做自己的兄弟姐妹；章法是联盟实现目的的主要手段，谁要破坏，就应秉公而断，按章办事，只有这样的执行者，才能赢得人心，才能获得下游客户，才能有人不断的加入此组织。这是打造“铁打的营盘”最基本的条件。

易　军　(1) 章程或协议必须要得到大家的认同。有人说，我们都在会上全体举手通过了。告诉你，那不算，只要大道理在，谁都会表态的，这是面子上的事，执不执行则另当别论。所以事先必须得一个一个单独地坦诚地沟通，最后由你整合成一个共识，这是一个痛苦的妥协过程，千万不能打定主意一定要办个什么事，那很危险。有时因为少数人不能认同，我们还得把美好的事情搁浅掉。这是不是效率太低了呢？是的，但执行比创新更重要。明明知道有人不会执行，要么不宣布，要么在宣布前把可能不执行的成员开掉，因为以后你没有办法制约他。这样就算个别执行不到位，也好做工作让他接受处罚，当然更不会出现“众”来违规了。万一因特殊原因出现“众犯”现象，很简单，取消众犯的这条规定。

(2) 章程或协议的通过必须是全体而不是大多数。这里不是真正意义上的股东会，股东会上的少数反对者没有权利支配企业，这里的联盟成员却永远支配实际联盟体的一部分，也就是他自己的企业。联盟不是个人联盟，而是企业联盟。除非你把反对者开掉。

(3) 上面提到因非企业行为而失控的问题。前期是没有办法控制联盟成员的，因为他获得的少，所以义务也就少，当哪天他离开联盟的支持就会受到巨大损失的时候，你就可以控制了——违规就制裁。因此，我们当今真正要想的，不是如何控制别人，而是如何能让大家获得足够的收益，否则，我们的联盟就是鹦鹉学舌，学了人家最后的结果，却忘了人家艰辛的过程。

陈建斌　本盟成立时各成员签章、法人签字，承认章程及承认管理若干办法事项。如成员不按此执行，我会除必要教育督促外，严格按规章执行，以服大众。我秉承宁缺毋滥、不求形式、但求品质宗旨，发展新成员，如确实无法控制管治，我会提出辞去盟主职位，另请高明来解决。

郭生荣　联盟体的章程，并不是每个成员都能执行，或者执行过程会走样，这也很正常。联盟成员中有核心成员达成共识，步调一致，就足以胜利！

张亚华　遇到这种情况，首先要分析、判断、沟通，灵活对待，在不动摇联盟体的根本比如说章程、合作纲领等原则问题，在实施过程中始终坚持少数服从多数的原则，有道理的，可以在操作过程中给予稍微调整；没有道理的，坚决不允许，严格按制度强制执行。

在我们湖北联盟从来没有处罚，所以说不存在罚不责众的情况，我们只有奖励，你按规章制度做，我们就奖励，做到什么程度，就奖励多少。违反制度和协议，首先通过沟通，给他们指出问题，但不处罚，因为处罚会激化矛盾，但我们可以不给奖励，比如我们的会议制度规定来参见会议的成员，到会者每人奖励200元，不参加者不予奖励，但不处罚，通过这种形式参会率基本上100%。再者以绩效考核（主要考核公司规章制度的执行情况和业务销量）与利润分配方案挂钩，对企业贡献大的，利润分配额度就大，反之就少。

主持人 **请用一句话来概括您对突破联盟体管理难题的设想或期待。**

翁思春 只有良好的愿望是不够的，各成员必须在此基础上协商成能共同遵守的游戏规则，并让规则落地，或许才是正确的解决之道。联盟的发展正是“路漫漫其修远兮，吾将上下而求索”。

杨联亮 突破联盟管理难题，关键在于提高联盟的竞争力。

易　军 联盟体的管理模式要分阶段，不要急于求成，而是水到渠成；前期不要管理，要整合；不要讲形式，要务实；不要以自己为中心，要顾及大家的感受。欧盟是经历了几十年的分分合合才有今天，个中历程是我们必须要走的，而且也绝对能走向成熟的。

陈建斌 联者同心，盟为所得，求同异存，分享未来。

郭生荣 联盟的前途是光明的，道路是曲折的，最后一定取得胜利！

张亚华 求大同存小异，以实现共同目标为导向。

沉寂后的第二次崛起？

从去年下半年PTO牵手科伦开始，尽管有今年年初开元联盟的隆重登场与广东金百合的全线扩张，以及特格尔的坚韧拓展、998联盟的异军突起等，但总起来判断，全国性联盟似乎整体上进入了沉寂期。主要的标志是：

(1) 曾经风头最健的PTO融入科伦后，内部的人事变化、调整与新的定位尚未全部明晰，业内一直以好奇的眼光密切关注。

(2) 开元联盟闪亮登场后，联盟体的内部整合和实际进展，操盘手一直保持非常低调的姿态。

(3) 曾经一度主张以“品牌高毛利”与“深度分销”为联盟导向的浙江药通，在激起一轮又一轮涟漪后，业界盛传突然被某著名连锁收购。

(4) 其他，全国区域性药店联盟的骤然兴起以及一些“应景式”全国性联盟的炒作及其快速没落，也使人们对今后全国性药店联盟的前景发生了疑问。

难道全国性药店联盟真的就此步入沉寂期了吗？但是，最近以湖南益丰和浙江药通联手组建的、旨在进行全国性扩张的“中百联盟”已进入实际运行阶段；武汉天元联盟和重庆万和等主导的新联盟的低调运作发力……这些似乎都可能即将掀起一场有关全国性药店联盟更大的波澜。

基于以上的判断和预测，我们特邀请如下嘉宾对上述情况给予较为充分的指点和分析。

张亚华　重庆中盟医药有限责任公司总经理。

谢高峰　PTO 原常务副总。

杨联亮　中国药店采购联盟理事长。

曹　迁　金百合单体药店联盟秘书长。

朱鸿雁　四川蓉合药店联盟秘书长。

主持人　您所在的联盟有什么样的可以对外公布的战略规划？3 年后的目标是什么？有没有什么可以激励斗志、凝聚共识的联盟愿景？

张亚华　我们的联盟重庆中盟目前正处在紧张的筹备阶段。初期有以下规划：一是快速筹建实体运营公司。联盟下已注册了两家公司：重庆中盟医药有限责任公司和重庆中盟商务信息咨询公司。5 000 多平方米的现代化仓库已经配套完善，《药品经营许可证》即将发下来。二是组建高素质的经营管理团队。三是寻求志同道合的联盟伙伴，要求少而精，思想统一，目标一致。四是快速启动经营业务，产生效益。

经过 3 年的发展后，重庆中盟第三年的销售额将达到 3 亿元，联盟成员和会员数将达到 200 家，并且每个省都会有知名企业或联盟加入，网络布局上实现全国覆盖，3 年后尝试资本运作，筹备上市。

重庆中盟将不断壮大队伍，吸纳全国优秀的企业或联盟加入，提高核心竞争力和知名度；充分挖掘联盟企业自身优势，发挥他们的主导作用；依托两家实体公司对内服务，对外发展，实现利润最大化，使每个联盟成员都从中获得最大收益。重庆中盟将完善网络、壮大规模、强化管理，努力使自身成为全国性药店联盟的品牌联盟组织。

谢高峰　通过 AOK 进行资源大整合。AOK 不仅是一个产品引进平台，还是一个准上市平台，站在产业链整合的高度，AOK 超越了 PTO 单打独斗的个人英雄时代，更有实力来创造新的盈利模式，更强的抵御风险的能力，代之以工商媒的大整合，才能在行业的大变革中取得先机，才能尽快与资本对接。AOK 为资本进入零售修建了一条高速公路。

杨联亮 我们的中国药店联盟简称“中药盟”，主要在中国范围成立 30 多个分盟，构建 5 多万家类似老中医开办的祖传药店，利用联盟连锁的方式，紧密联合起来。这相当于构建一个中国药品销售高速公路网的概念。随着这个网络的不断壮大，才有能力与国外医药流通企业抗衡。

这个组织优势十分明显：一是，销售新特药的能力特别强，有机会将今天的贴牌产品做成未来的名牌产品；二是，环节少而合作紧密，能确保从购进到销售过程中的损失降到最低限度；三是，规模大，将中国七分之一药店的部分产品集中采购，达到降低采购成本，让利于消费者。

我们的战略是一方面实行自主贴牌产品销售获利；另一方面实行名牌药品集中采购做大规模。今年底自主贴牌产品将达到 150 个，3 年内自主贴牌产品将超过 300 个，3 年后贴牌产品年销售将突破 5 亿元。至于名牌药品集中采购，期望市场进一步规范后而定。

朱鸿雁 四川大蓉合药店联盟的战略规划：专心打造第一流服务型的联盟。目标是成为四川零售药店在川内的代言人，成为工商合作的重要沟通平台，成为品牌工业在川的强有力的终端销售渠道。

曹　迁 百合谷中国药店大联盟是由广东金百合单体药店联盟发起，于 2008 年 8 月 18 日成立，由广东金百合单体药店联盟向加入者输出运作模式，欲通过 3～5 年的努力，在全国范围内建立起至少有 10 万家药店的终端网络，将虚拟化的联盟组织逐步转向实体性经营组织，最终成为医药领域最大的线下服务商。百合谷中国药店大联盟的宗旨是建立一个全国范围内的服务于上游和下游的平台，整合各项资源，形成竞争壁垒，使各会员得以稳定而持续的发展，并为社会大众健康作出积极的贡献。

主持人 **有观点认为，全国性药店联盟的前景不容乐观，以省为单位的区域性药店联盟将成为未来药店联盟的主角，您同意这种观点吗？**

张亚华 不太同意这种观点。以省为单位的区域性药店联盟目前是药店联盟的主角，但不是未来，未来药店联盟的主角将是全国性的药店联盟。虽然以省为单位的区域性药店联盟存在着物流费用小、用药习惯一致等优点，但受区域的限制，难上更大的规模。全国性的药店联盟将是个更宽广的平台，网络更广、资源更足、规模更大。全国性的药店联盟将会是由以省为单位的区域性药店联盟组成的“盟上盟”。

谢高峰　联盟不仅全国还是区域，都是一种资源整合的手段而已，没有本质上的区别，区域做好了，可以走向全国，反之全国也走向区域，好与坏，有没有前途不取决大小，取决于强弱。

杨联亮　我不同意这观点。发达国家药品营销以全球一盘棋的眼光，我们应该有全国一盘棋的观念，如果只实行以省为单位的联盟。虽说，在联盟管理、服务、交往上是快速的，但是不能创利；因为联盟的目的不光是集中采购，如果只凭集中采购降点价，根本没法支撑服务管理成本，更何况联盟商的利益需求。联盟的目的在于自营品种，与药企一起分享利益，为了将自营品种做好，就必须要全国一盘棋的战略定位。

朱鸿雁　基本同意。因为区域联盟更能得到工业的支持，其所覆盖的中小零售药店更需要联盟为他们提供的服务，这为区域联盟顺利成长提供了沃土。

曹　迁　我既同意这种观点也不同意这种观点。为什么呢？因为就目前国内医药行业状况而言，各类联盟其实都是行业中弱势群体的聚合，是在政策环境发生巨大变化和市场竞争强度愈来愈大的情况下，各联盟成员为了规避在竞争中的不利因素和风险而发生的事件，并企图通过抱团取暖，以联盟规模求得未来生存之道。而这些联盟无论是盟主还是聚合力量后的联盟体，要在国内广阔而复杂的各区域医药零售市场，产生重要的影响，是不现实的也是无力的；加之这些联盟的治理结构都存在一些问题。因此，从这个角度出发我是同意“全国性药店联盟是不容乐观的”。然而，假如运作模式非常相似的区域联盟都运作的很成功了，在此基础上再来形成全国性的联盟（盟上盟），岂不是水到渠成的事情？所以我也完全不认同以上这个观点。

主持人　从您的从业经历和您对医药行业竞争环境来分析，您为什么会选择倾向于进行全国性联盟的战略构建？

张亚华　在我管理湖北联盟的时候，虽然湖北联盟做得不错，但规模还是太小，需要进一步的扩张，搭建更广阔的平台。那怎么来扩张呢？这个时候我想到了全国性联盟，在区域联盟的基础上构建全国性联盟。

医改政策给药店经营造成了很大的困难，基本药物制度的执行给药店带来了生存风险。区域联盟所推崇的总代总销、做高毛利产品的传统模式所带来的优势，近两年里将随着国家政策的执行，不复存在。未来3～5年内，药店内经营药品的份额将不断减少，估计只会占有1/5，经营更多的将是围绕“健康”的其他类产品。全国性联盟将带来更多的资源共享，从规模中要利润，形成合力抗拒风险。

谢高峰 倾向于进行全国性联盟的战略构建，原因是你与谁同行，谁来主导，谁有多少资源，将决定联盟的成败。科伦的刘总被业内誉为商业性医药联盟第一人，我认为与其合作，与成功者同行，与强者合作，将会使你走得更远。

杨联亮 因为联盟本身就是构建供应链，而供应链主要的问题就在利益分配，而利益分配往往只在源头企业掌控，要想让源头企业将利益分配权交出来，只有替代源头企业的销售职能才行，所以我们要构建全国性的营销组织，我们同时也叫全国性联盟。

朱鸿雁 我个人更倾向于区域联盟。因为工业和中小药店的需要，只有做好区域联盟，脚踏实地精耕细作，才能体现个人价值和联盟的实际意义。

当然也欢迎全国联盟敞开胸怀，帮助区域联盟的成长，把自己的最优势的资源与区域联盟共享。

曹　迁 我们为什么选择进行全国性联盟的战略构建呢？是因为我们，一渴望在更大的平台上获得更多更好的上游产品资源，更好地满足联盟成员的需求；二能为上游企业更好地实现市场目标，真正实现多方共赢；三还是为了更好地进行市场自我保护，不要让自己精心耕耘的“一亩三分地”产出的果实遭到别人的侵蚀。我认为目前的各类全国性联盟的运作模式是有很大区别的，百合谷中国药店大联盟的形成首先是以单体药店为联盟的对象，并在两广区域内精耕细作的基础上，向各省区有意愿、有资质、有能力的商业公司输出运作模式，并使各省区的单体药店联盟得到有效运作。这种联盟形式彼此之间没有利益的冲突，只有互补，因此也是我们选择积极推动构建全国性联盟的动力所在。

主持人 从推进全国性药店联盟的实际进程来看，您觉得最大的问题是什么？您认为已经找到了解决问题的方法和途径吗？您希望业界对此应该给予什么样的理解与配合？

张亚华 我个人认为最大的问题一是成员之间思想不够统一；二是全国性药店联盟处在尝试阶段，得不到广泛认可，想加盟的成员犹豫不决。针对第一个问题，我认为要多沟通，多交流，求大同存小异。对于第二个问题要采用务实的工作态度，用实际行动解决问题，找方法做事情，消除顾虑，让成员认可。可以说，联盟领头人的战略思想非常重要，既要高瞻远瞩，又要步步为营，同时领头人还要具备为联盟及其成员奉献和牺牲的精神。

业界朋友要对全国性药店联盟的成功有信心，坚信全国性药店联盟的前景光明。一是多理解和支持，探寻联盟的共同目标和方向，统一思想；二是立足联盟，多为联盟的发展献计献策；三是充分发挥自身的优势，共同为联盟的发展不懈努力。

谢高峰 最大的问题是缺乏复合型的行业资源整合人才，大大小小的联盟不缺资源，但整合在一起，想法都很多，问题都一大堆，急功近利的联盟多，善于思考和实战的联盟少，有战略思维的联盟少之又少，大多数联盟都是匆忙跟风成立、同床异梦，成员离志同道合还很远。

杨联亮 我觉得推进全国性药店联盟，主要的问题是在执行力上。因为各加盟商大多数在与总部博弈，对总部出台和各项措施持观望的态度。如果总部不能执行下去，将无法使联盟发展起来；如果执行下去，一定会伤及一些加盟商或丢失一些加盟商。

我们认为解决联盟的问题，还是在于联盟体战略高度和技术含量，如有足够的空间和利益，就能让各路豪杰参与进来；如果能让参与人员从中获利，联盟就会日益强大，就像“肯德基”一样不断复制自己成功的模式。联盟体也是一样，在不断将自己的成功模式复制到各加盟商中去。

我希望那些懂药不懂营销的祖传药店能够得到政府的高度关注，因为这大多都是一批有德懂药之士，老百姓还是很认可的，这也是中国的传统。

同时，也希望业界要加快联盟构建的进程，将联盟的声势更上一个台阶，做大中国药品流通规模。

朱鸿雁 我个人觉得的最大问题是信任、理解和支持。

全国联盟多数是为了壮大自己的实力，以达到扩张的目的，甚至是上市。站在客户上看，地区中小连锁企业和单体药店事实上有很多担忧，比如核心品种。如果和全国药店联盟合作，将来它来本区域开店，如何能保证中小客户原有利益？因此，四川大蓉合药店联盟作为区域联盟坚持：① 不开店；② 不贴牌。

解决的途径：沟通、学习和借鉴。

全国性药店联盟出现解决了工业产品量价关系以及中小连锁管理基础匮乏的问题。这需要全国性药店联盟以更宽阔的胸怀，更切实的步伐，更前瞻性的目光与区域联盟合作。区域联盟对于有产品有优势和产品输出能力的全国性药店联盟敞开怀抱，借全国性药店联盟提升所辖区域零售药店的管理水平、利润增长率。

希望业界的理解与配合：主要是全国性药店联盟的定位。① 全国性药店联盟定位为超大连锁企业服务，中小企业和零售单店将望而却步；② 全国性药店联盟定位为超大工业企业服务，中小企业和零售单店将感觉服务不能到位。所以还需要一段时间的沟通与磨合。

曹　迁　最大的问题就是我多次提到的人才问题。作为一种商业模式的创新，参与联盟事业的人员不仅观念上需要突破，而且必须文武双全；不仅要掌握丰富的市场营销学知识，懂得企业内部的业务构成和流程管理，懂得市场的规划管理，而且还要懂得更多的零售技术，可以说目前市场上这样的人才实在是难以找到。对于这些问题和困难，我们有许多想法，正在逐步落地，或许对于联盟事业有些贡献吧。

对于上游企业，特别是没有自建营销队伍的上游企业，以及行业媒体，关于联盟的发展，希望不要把期望值定得太高，太急于求成。毛泽东领导工农联盟取得新民主主义革命胜利花了多少年？牺牲了多少优秀人才？真正的全国性联盟是需要以时间换空间的。许多上游供应商总是想不劳而获，想当甩手掌柜，当这些愿望一时未能实现时，就抱怨联盟没有能力，急忙解除合作。为什么不能与联盟携手一起成长呢？须知，当联盟成长壮大后再想合作就不一定有机会了，或许门槛要高很多了，望三思而后行吧！

主持人　您准备利用这种场合，想对您最主要的同盟者说些什么吗？如何争取更多符合自身发展战略的药店加入您的联盟，您有什么样的主张来吸引它们？

张亚华　首先感谢他们对重庆中盟及其经营团队的信任，再者感谢他们加入重庆中盟为共同探索全国性药店联盟的发展所做的贡献。共同的需求、发展的愿景让我们走到了一起，那就为了一个新的共同目标，让我们不离不弃，勇往直前。

重庆中盟是以个务实的联盟，将依托重庆中盟医药有限责任公司实实在在做好经营，为各个成员做好配送、提供好产品的同时，争取创造最大利润，回报各联盟成员；依托重庆中盟商务信息咨询公司做管理输出，给成员提供更多的增值服务。

谢高峰　联盟的发展离不开对大环境的把握，离不开对自身资源的有效分析和精准把握，更离不开对人才团队的培养和执行体系的建设，一流的执行才会造就有真正价值的联盟；AOK是PTO在新的历史时期的新主张，PTO将成为首家药品零利润的联盟，将把热闹的联盟引向更有意义和更代表未来的服务战——规范和规模，改变自身的命运，改变行业的格局。

杨联亮　我对同盟者说的是，前途是光明的，道路是曲折的，我会抓住药品经营行业的洗牌机遇，与大家一道改写药品营销的历史。

朱鸿雁　四川大蓉合药店联盟把自己定位为服务型的运营机构，放低姿态，积极合作。同时，借助各同盟者的优势资源，比如药店管理技术培训输出。

如何吸引药店加入四川大蓉合药店联盟？近期我们正在谋求扩大自己的联盟会员，同时将“四川大蓉合药店联盟”更名为“四川药店联盟”，并通过成立联盟工业委员会，将品牌工业拉入到联盟中来，形成上、下游对接的实质平台，以此来吸引更多零售终端加入联盟，增加零售终端客流量，解决零售终端客流量不足、管理落后、前景不明等问题。

曹　迁　多理解、多包容、多支持，办法总比困难多。我们是做单体药店联盟的，单体药店在优势产品的采购、经营技术的提升、内部管理的改善、培训机制的建立等，是天生的死穴，靠自身是无法解决的。因此，只要我们能够提供更多更好的优质产品，更优质的服务，加盟者越来越多是必然的。我们有一些区域市场在越来越多药店要求加盟的情况下，已经开始对联盟成员进行选择和限制了。因此，还是那句老话：联什么？盟什么？一定要想明白了再行动。

主持人　请用一句话概括您对全国性药店联盟发展前景的看法。

张亚华　“雄关漫道真如铁，而今迈步从头越”。

谢高峰　要做有未来的事才会有未来。

杨联亮　前景无限好，关键在民心。

朱鸿雁　仰望星空，还需脚踏实地。

曹　迁　道路是曲折的，前途是光明的。只要能在喧嚣中保持几分冷静，按照联盟设定的目标踏实前行，就一定能收获未来！

旁观与介入

时间走过2010年，医药行业的联盟之风吹遍城市和乡村。无论是借新医改政府有形之手，还是医药经营主体受市场无形之手的牵引，各种商业性联盟（含供零、商商、商零、零零等）以前所未有之势蔓延全国。这当中，有老牌联盟的沉沦和第二次崛起，也有新兴联盟的狂放与谨慎；既有以短期经营目标和商业利润为主要考量的联盟指向，也有以长期经营目标和非营利性平台打造考虑的联盟战略；有大肆炒作宣传的，也有静水流深的；有因为做联盟而使自己的企业经营陷入困境的，也有因为做联盟获得有效整合各种资源的机会，而使自己的企业突飞猛进的。还在多年前，我们就主张联盟是医药企业（特别是药品零售企业）进行有效扩张的重要方式之一，但在今天，因为联盟扩张而取得卓有成效者还并不多见，业内能真正称得上联盟成功样本者还屈指可数。当前，包括中国药店在内的医药商业性联盟的最新进展是：

(1) 全国性联盟趋势骤增，但被无数区域性联盟的速度和数量所淹没——在还未形成真正的联盟市场规模之前，全国性联盟的市场份额开始下降，区域性联盟和全国性联盟的份额之争在加剧。

(2) 联盟到底是定位于一个跨企业的虚拟组织或社会组织形态，还是一个股份制公司，这其实是一个两难问题。不少的联盟现在一开始就进行股份制合作，实际上这有悖于联盟的初衷和核心价值观（民主、平等、自由、信任），然而，一个完全松散的或者说不能具备核心价值观的联盟组织，现在因为有资产的关系从而能够形成新的层级管理体系以外，我们联盟体的构想者还能不能找到其他推动联盟发展的核心纽带呢？这是目前医药商业性联盟发展的最大战略定位问题。

(3) 多元联盟，也包括联盟与联盟之间的整合等，已经在现有联盟之间发生了。我们不知道这种整合的难度和实际跨度会有多大，但是我们可以断定，当多元联盟成为联盟的主流时，真正的大联盟、大流通、大品牌才会诞生。

(4) 有人说联盟是“弱者的游戏”。当这场游戏开始后，它所要指向和打击的对象是谁？所以我们一直在呼吁真正成功的联盟：一定是相对强、相对大的企业或组织与相对弱、相对小的企业或组织之间的联合。现在已经出现这样的联盟趋势，非常值得我们关注与期待。

徐　鸣　中国药品零售研究中心非药品营销与采购中心主任零售管理专家。先后担任家乐福、易初莲花、物美、华润万家等企业高级管理职务。

刘忠良　中国医药物资协会常务副会长兼秘书长，中国成长型医药企业发展论坛执行主席。

徐　胜　四川太极集团绵阳天诚制药厂总经理。这些年非常成功且低调运作了太极独圣联盟体。

邓来义　毕业于中国人民大学，2008 年 1 月创建山东鲁润药业有限公司，现任山东鲁润药业有限公司董事长。

主持人　请您对目前中国药店联盟的现状和走向发表您的看法。

徐　鸣　中国药店继 PTO、特格尔、天元、广东单体药店联盟等之后，又开始了新一轮的联盟热，以各省为单位的联盟方兴未艾。这些联盟大部分是松散的，也有相当一部分是紧密的(如各出资金注册公司)。笔者以前是做超市行业的，近一两年开始接触并研究药店行业。对于药店这些众多的联盟不想多做评论，只想从国内外相关行业联盟的状况和趋势做些比较，相信读者会有自己的判断。

2002 年开始，北京大中电器和上海永乐联合其他 7 家家电连锁联盟，形成了“中永通泰”，成为中国零售业自愿连锁雏形。2004 年 2 月，山东家家悦超市有限公司、湖南步步高超市公司、宁波三江购物俱乐部公司和广西佳用商贸公司在共同赴国外考察自愿连锁组织后萌生结盟意愿，共同注资 180 万元成立上海家联采购联盟有限公司。这是国内首个跨省区的超市采购联盟，也是我国首个真正意义上的自愿连锁组织。之后，郑州的四方联采公司则是洛阳大张量贩、许昌胖东来、信阳西亚和南阳万德隆四家河南连锁企业在与可口可乐公司进行价格谈判时形成的区域自愿连锁联盟。

结果如何呢？“中永通泰”随着北京大中、上海永乐的崛起以及“(国)美苏(宁)争霸”的竞争已经分崩离析。而上海家联的发起人也在事隔一年以后分别加入了两大国际自愿连锁组织。当初本土采购联盟的创立者已经分投不同的东家。中国连锁行业的本土联盟自 2005 年后基本上销声匿迹。

刘忠良　我用 12 个字概括包括中国药店在内的医药商业性联盟的现状：风起云涌，大势所趋，适者生存。

风起云涌：中国医药商业性联盟，起步到 2001 年左右，2004 年、2005 年时曾经出现过一段时间的小高潮，但直到 2009 年，才进入快速发展期，可以用风起云涌来形容。这一年，业界对联盟的探讨非常热烈，联盟的成立也很频繁，更关键的是省级药店联盟开创了新的运营模式，设置了可实现的远期理想，因而受到了广泛关注。

大势所趋：针对中小型、区域型医药商业或连锁药店，新医改带来的挑战远大于机遇，加上产业转轨时期主流企业加速市场整合步伐，它们面临着更大的生存危机，“联合是唯一出路”已经成为大家共识，联盟的兴起是大势所趋，无可抵挡。

适者生存：联盟大量涌现，也必将泥沙俱下，造成的冲突和竞争在所难免，大浪淘沙，适者生存，一些联盟将稳健发展走向成功，一些联盟将在竞争中由盛而衰，我们更看好那些由全国性行业组织统一规划指导而成立的省级联盟。

徐　胜　目前包括我国药店联盟在内的医药商业性联盟的现状可以用三个词来形容，一是“热闹”、二是“浮躁”、三是“拉大旗，作虎皮”。

说“热闹”，是因为近两年来全国各种医药商业性联盟风起云涌，全国联盟、区域联盟、采购联盟、价格联盟、零零联盟、商商联盟、代理商联盟、保健品联盟等，你方唱罢我登场，如过江之鲫层出不穷，好不热闹。难怪有人说我国医药市场已到联盟“泛滥”的时代。

说“浮躁”，一方面很多联盟的发起者是鱼龙混杂，良莠不齐。动则大宣传、大炒作，以“上市”为目标，急功近利，贪大求全，没有静下心来脚踏实地从头干起，夯实基础。另一方面很多公司或药店视联盟为最后一根“稻草”，把入盟当成一种时尚，“不入白不入”，盲目跟风，结果差强人意，事与愿违。

说“拉大旗，作虎皮”，是因为目前国内的各种联盟大多规模不大，品牌不强、核心竞争力不足，有联盟之名而无联盟之实。很多人打作联盟的旗号，其实质就是一个代理商而已。

关于联盟的走向，我认为股权合作的联盟形式将会受到更多人的推崇，另外品牌工业和零售药店（特别是大单体和小连锁）的“工商零联盟”或许更有发展前途。

邓来义　目前商业性联盟只能说处于联盟理想状态的初级阶段，联盟的运作方式、管理理念包括各联盟发展的最终目标定位，都不是太成熟。更缺乏借助资本市场外来风险投资的成功运作经验。催生医药行业联盟形成的原因是由于当前医药零售业的市场环境决定的。各地零售连锁群雄四起，有点三国初期的味道。未来医药零售行业的发展方向只能是大品牌跨区域的大连锁之路。区域性连锁发展壮大的必由之路就是联盟之路。

一种药品，从生产到消费者手中。大致要经过三个主要环节，① 生产厂家；② 商业流通；③ 零售终端。这个链条上的利润空间是相对有限的，无论是哪种性质的联盟都是想为自己争得最大话语权。在新医改的政策环境下，最迫切要争取发言权的是医药零售业，特别是各地的大中型医药连锁企业。名牌产品有市场但是无利润，商业流通有产品有资金有配送，但是他在拿走部分利润后，也不能提供更多服务，更无法制止同一产品零售行业之间的相互压价竞争。所以各区域性联盟应运而生，初衷主要应为解决三个问题，第一，减少流通环节降低采购成本联合起来向厂家争取话语权。第二，亲远攻近防御外侵，一个药店连锁本地区面临当地连锁的竞争，同时又面临全国性连锁的外来入侵。第三，管理落后急待提高，联合借鉴相互学习。随着联盟成员之间经常性的交流与探讨，也将逐渐形成一个有核心价值观念和更高目标的组织。

主持人　您觉得目前这些联盟的最大问题是什么？您有什么改进的意见或建议？

徐　鸣　由于中国药店行业准入门槛较高，整个市场还处于不完全竞争的状态。整个行业的管理水平较之超市要落后10～15年。中国药店，尤其是连锁药店，首先应该做的是学习其他行业的零售技术，练好内功。如果急于搞联盟，风险会远远高于超市。

现在连锁药店联盟有很多是具有产品生产或销售功能的第三方发起的，这些公司与连锁药店的利益并不一致。如果一定要尝试联盟，建议与具有管理和技术优势的第三方合作，并采取非营利性会员制，以提高会员经营和管理能力为宗旨。

刘忠良　目前所有联盟的最大问题是没有人愿意为联盟的成长不断付出。联盟成立初期，包括个人观念、企业理念、行动准则等都不相同，这需要有人组织大家不断地沟通，以期达成最终的文化理念的统一。一个联盟，必须有人付出，付出越多，收获也就越大。你看我、我看你，甚至互相推诿，为联盟做任何事情都以利益为重，斤斤计较，注定是难以成气候的。

目前，包括江苏药店联盟、甘肃药店联盟等都已经发起成立了合资的管理公司，一切按照股份制企业模式进行发展，这是一可行的路径，只能建立起完善的企业管理结构，制定严格的联盟规则和合理的绩效考核办法，才能不断提高联盟的执行力，让联盟长久地走下去。

徐　胜　目前各个联盟的问题很多，比如规划很好，落实很差，华而不实；机会主义严重；"拉郎配"现象普遍；联盟的共有产品缺乏竞争力；没有形成真正的合力；缺失长效营运机制，虎头蛇尾等。但我觉得这些联盟最大的问题还是"定位"的问题。很多联盟由于在一开始就没有作系统的、全方位的"定位"研究，没有找准市场的机会点和自身的竞争优势，也没有看到潜在的威胁和自身的弱项就匆忙上阵，跑马圈地，结果在运行的过程中就出现了这样那样的问题，一些联盟甚至逐步变为"鸡肋"，其结局就只能是名存实亡或不了了之。因此，我建议现在还在正常运行或者即将运行的联盟一定要静下心来，认真反思，作好"定位"工作。在这个过程中，我们要认真思考以下几个问题：为什么要联盟？联盟能给我们带来什么？哪些人或公司才真正需要和我们联盟？目标联盟会员的真正需求是什么？我们的最大优势在哪里？哪些是我们无法做到的？我们的联盟要做多大，又能做多大？这些问题想明白了，联盟的定位问题就自然解决了。当然定位尽量是全方位的，联盟目标、联盟的准入条件、共有产品的选择、核心竞争力的放大化、组织结构、长效机制等方面都应该涵盖到。在定位的过程中一定要实事求是，冷静分析，要善于去繁就简、去华务实，切不可好大喜功。

邓来义　目前联盟遇到的最大问题是管理。一步到位组建股份制公司可想难度很大。由于个联盟成员之间资金实力有别，在硬环境上联盟成员不可能大家共同进步，但是在软实力上大家可以共同提高。联盟建立初期成立一家联盟管理公司是非常重要的，它能成为推动联盟发展的核心纽带，其核心任务是共同提高联盟成员的软实力，包括协助共同提高管理水平，人才培训，联合采购，统一形象宣传，建立完善的顾客服务监督管理体制。比如统一形象，统一连锁名称是前期不可能做到的，但是可以设计添加统一的形象标志。

主持人　从您构建或参与的联盟来看，可以您熟悉或参与的联盟体构建为例，谈一谈您心目中最理想的联盟模式应该是什么？在构建联盟过程中，您认为(您解决的)最难和最重要的问题是什么？您想对(您的)联盟体成员说点什么吗？

徐　鸣　我想首先给大家介绍国外两个非常著名和成功的非药店联盟。一个是 IGA 联盟，它所提供的价值包括：

(1) 运营管理——超市管理现场指导。

(2) 自由品牌——2 000 多个自有品牌。

(3) 人力资源培训——耗资 6 000 万美元建成的网上零售商学院。

另一个是 SPAR 联盟，它所提供的价值包括：

(1) 零售经验——举行巡回零售研讨班、商品营销大师班。

(2) 出色的运营——先进的物流技术和信息技术，最先进的配送中心。

(3) 多元化的业态策略——便利店、超市、大卖场。

(4) 有竞争力的商品价格——天天平价。

(5) SPAR 品牌——强大的自有品牌商品，是欧洲各种活动的赞助商。

国外药店行业的联盟也不乏成功者，美国连锁药店营销协会(CDMA)，它是由一批连锁药店业主创建于 1926 年，旨在为会员在营销和采购方面提供服务，帮助他们降低费用和增加利润。CDMA 的会员包括 100 个连锁药店(合 8 000 个门店)和 150 个供应商会员，提供的服务包括：

(1) 品类管理——品类回顾、供应商面试、产品分析、市场分析、价格谈判与采购支持、广告与营销工具、货架管理。

(2) 会员服务——网上营销、会员邮递、老年赠券。

(3) 自有品牌开发与管理——48 个品类，约 1 000 个品种；8 个全职品类管理经理负责分析、开发与推广；所有的质量选择品牌都经过独立的实验室检验，具有 100%的质量保证；比全国性品牌的价格低 20%～40%。

从上述联盟提供的服务可以看出，首先是零售技术和管理经验，然后才是产品。正如上海家联的发起者之一所说的："联盟的实质并不在于联合采购，而在于提高自身的盈利能力和零售技术的提升。本土企业所做的联盟舍本求末。只有首先提高自身的管理能力后再联合，才能提高采购效益，而不是相反。管理能力差的企业联盟的效果是(－1)＋(－1)＝－2。"

刘忠良 我认为省级药店联盟必将成为未来主流，因此，全面推进省级药店联盟和省级医药商业联盟是中国成长型医药企业发展论坛今年的一项重要工作。在省级联盟的商业模式上，从简单的联合走向股权、最终实现企业及品牌一体化，这是我理想中的联盟发展路径，但这期间需要时间的考验，不追求一步到位。

基于这一思路，在中国成长型医药企业发展论坛体系下，我们先后主导成立了江苏、山东、陕西、辽宁、河北药店联盟，以及齐鲁医药商业联盟、南方医药合作组织，这在业界已经形成了广泛的关注。今年，我们还将全面推进省级药店联盟和省级医药商业联盟的建设，包括浙江、北京、广东、福建、四川等省级联盟即将成立。

在主导联盟成立过程中，我们最重要的是选择一位可靠的理事长和秘书长，他们需充分参与成长论坛，并对成长论坛体系有深刻的了解，认同论坛提出的"沟通、合作、发展、共赢"宗旨，有包容的心态和开放的视野，同时要求秘书长有很强的执行力。

无论是成长论坛旗下的哪一家联盟，我都希望各位会员做到：坚定目标向前进，积极行动执行好，敢于付出后回报，包容理解谋共赢。

徐　胜　从我国医药市场的发展趋势来看，未来几年品牌工业和零售药店(特别是小连锁和大单体店)的"工商零联盟"应该是最具有生命力的一种联盟形态。这种联盟的理想模式是：以全国知名的品牌工业为主体，以品牌工业的系列优质专供产品为载体，以管理输出、深度培训、协同品类管理、联采分销等为主要手段，联合各地的优势单体药店(含小连锁，下同)共同组建的一个学习、交流、分享、提升并实现价值创新的联盟组织。在这个联盟中由各地分销商实现扁平化配送。为了推动联盟的深度建设，可在地级市场或较大的县级市场建立区域理事会，区域理事会由当地市场最有号召力的零售药店担任理事长，定期召开会议，定期组织活动。区域理事会具有5大功能，一是它是会员学习、交流的平台；二是共同销售和维护好联盟体的专供销售产品；三是共同迎接各种挑战；四是适时开展大宗商品的联采分销业务；五是条件成熟时开展"意识连锁"建设。意识连锁是指由大型品牌企业倡导的统一经营理念，统一应运、管理模式，统一形象识别，非经营权和非产权控制的一种连锁形式。意识连锁保持各成员工商、药监证照的独立性，不触及国家的法律法规，不影响GSP的相关诉求，是各优势单体药店由简单结盟向深度同盟发展的一种领先方向。由太极集团绵阳制药于2007年发起成立并一直低调运行的一个单体药店联盟(恕不提名)正是这样的组织，目前该联盟正在各地进行深度建设，并得到会员的广泛认同。

我认为成功构建一个联盟体最难也是最重要的一个问题就是：一定要坚持定期召开会议、定期组织活动，原则上每季度应有一次，只有这样才能促使联盟体成员实现真正的融合，并形成合力，从而保证联盟的各项方略得以正确地执行。

邓来义　目前阶段最理想的联盟模式应该是既符合现阶段的实际情况能够为联盟成员带来切身利益，又能为联盟的最终理想状态做好前期工作与准备的。最好是成立一家管理公司，逐步推进联盟各项细致工作的进行。

那么这个组织的理想状态与最终发展目标是什么？能不能发展为像家乐福、沃尔玛、麦当劳那样的超级连锁，答案是肯定的也是必然的。他们拥有一流的品牌形象，最科学的管理、最先进的销售理念、最强的竞争力。要想快速发展到那个阶段，这期间有一点很关键，就是必须借助资本市场上市融资。

联盟最难解决的问题是利益调节。如何调节各联盟成员利益，拿一个省级联盟为例，各地区连锁药店加盟的盟主最关心的是地盘，他们不高兴在相同区域内实力相当竞争对手加入同一个联盟，特别牵扯到股份制改造成立股份公司上市融资。

从我们在市场上与联盟的接触来看，我们希望联盟能走向多元化。联盟的多元化，更是联盟初期发展中关键的关键。多元化联盟主要是纵深合作，零售联盟深入与上游生产厂家合作，但大品牌产品品牌知名度高，深入合作难度大意义不大；小厂家信誉不好，产品不稳定合作风险大；只有产品质量好利润空间大，销售渠道价格维护坚挺，厂家服务支持到位，信誉又好的这种实力型生产厂家才能成为联盟的最爱。未来医药零售终端的发展方向肯定是多元化与专业化的结合。

主持人　据我们所知，包括像科伦医贸这样带有零售连锁的大型医药商业公司，现在已经有好几家在进行联盟筹备甚至发力了。如果这些大商业整体发力，医药商业性联盟将迎来“强＋弱”的联盟时代，请对此发表评论。

徐　鸣　我还是想给大家继续介绍国内外连锁行业联盟情况，希望给国内的药店联盟更多些借鉴和参考。国外连锁行业的联盟已经发展了近百年，IGA和SPAR作为国际上最大的两个自愿连锁组织，在国际市场都分别拥有70年的发展历史。IGA 1926年有100家左右的独立杂货商在纽约创建，总部位于芝加哥。IGA在美国的48个州和全球40多个国家开展了业务，店铺总数达4 400多家，2003年的销售额达210亿美元。IGA是在世界食品分销领域中前十大组织，是美国最大的自愿连锁组织。SPAR成立于1932年，第一家SPAR商店在荷兰开业，总部设在荷兰的阿姆斯特丹。SPAR 是一个由独立零售商自愿联合起来的一个组织，是当今世界最大和最成功的超市自愿连锁体系，遍布欧洲、南美、非洲和亚洲的 34 个国家，15 000 家门店，年营业额 340 亿美元。宁波三江、湖南步步高、大庆客隆、深圳有荣、武汉中百超市均加盟 IGA。山东家家悦和山西美特好均加盟 SPAR。

刘忠良　联盟时代已经来临，“百花齐放、百家争鸣”将是未来的态势。一些大的商业性联盟虽然形成了全国布局，但它们也只能占领部分市场，难以做到一、二、三级城市及农村市场的全面覆盖，也难以做到一、二、三级医院、药店和社区门诊的全面覆盖；而区域性医药商业及连锁药店的优势在于，在区域内拥有丰富的资源并精耕细作于当地市场，由这些区域性企业来共同组成省一级联盟，它在实力上可能属于“弱联盟”，但在竞争力上，它却可能是“强联盟”。

徐　胜　从以往的经验来看，“强＋强”的联盟往往只能是作“秀”而已，“弱＋弱”的联盟更多的是一种无奈，因此，我更看好“强＋弱”的联盟，品牌工业和单体药店的“工商零联盟”实质上就是一种“强＋弱”的联盟。只是这种联盟的每一个参与者都要放平心态，求同存异，相互认可，相互补充，方可长久。另外，这种联盟的结构形态最好是“一强＋多弱”。

邓来义　对于大型医药公司，大商业加小连锁的这种“强＋弱”的联盟模式，有自己的优势，但是对于弱者的联合，紧密性是个不小的挑战。

主持人　请用一句话概括您对现今包括药店联盟在内的医药商业性联盟最新进展的看法和期待。

徐　鸣　借鉴学习国外超市领域的成功经验，不跟风，不炒作，踏踏实实走好自己的路。

刘忠良　风起云涌，大势所趋，适者生存。

徐　胜　联盟是方向，但不能一哄而上，静下心来，精准定位，去浮沉真，稳步推进，方可长盛不衰。

邓来义　我们期待在这个大联盟的时代里，能够成长起一批具有国际竞争实力的多元化大品牌医药连锁集团。

奔走的联盟

联盟的思想和联盟的运动已经在医药行业开始蔓延。一些联盟的真正推手和较为重要的领袖人物已经开始浮出水面。为了更为真实和准确、及时地反应医药联盟的最新思想和主张，我们将通过对话的形式把中国医药商业性联盟的重要推手和领袖人物的重要观点呈现在同行、读者面前，也希望能给中国未来医药商业性联盟指明前行的方向。当然，我们还应该以更宽广的胸怀和视野容纳不同的思想观点与联盟主张。

王锦霞　中国医药商业协会副会长，中国医药商业协会连锁分会会长。

刘忠良　中国医药物资协会常务副会长兼秘书长。

胡永忠　中康资讯副总经理，21世纪药店执行总编。

张亚华　重庆中盟医药有限责任公司总经理。

张国芳　雅柏(北京)管理顾问有限公司副董事长，原美信医药国际连锁中国总部总经理。

李从选　昆明滇虹药业副总经理，原PTO总经理。

主持人　**有研究者将国内医药商业性联盟分为供零、商商、商零、零零四大类型，您认为哪一或几种类型今后会有更大的发展空间？为什么？您对此还有没有自己的一些归类和观点？请简要阐述之。**

王锦霞　我还真没有研究过联盟及其分类。

个人以为生产、流通、交换、使用是社会化大生产过程中的四大环节，缺一不可。每个环节都属于医药产业供应链条中不可分割的组成部分。生产企业、批发企业、零售企业作为国民经济的细胞，是依法设立的法人组织，是生产经营活动的主体。生产供应商、批发商、零售商之间的关系，应该是上下游客户关系、购销关系或买卖关系，也可以视为战略合作伙伴关系。

而联盟似乎只是一种不需依法登记注册，不一定受国家法律保护的、松散的、临时性或短期的合作形式。如果联盟各方有资产注入，并依法注册，则成为法律意义上的公司，具有企业法人地位。

所谓“供零”关系，业界曾归之为直供模式或直销模式——我认为它不一定属于“联盟”的范畴。

直销模式随着“医药分开”改革的推进，在不久的将来可能会有较大的发展空间。因为终端为王。当零售连锁企业规模越来越大，销售网络越来越广泛，市场占有率越来越高的时候，工业企业可能会更多的倾向与它们直接对接合作。

刘忠良　无论是任何形态的联盟，一定要有联盟的价值存在，否则必然不能持久。从目前的医药产业价值链来看，联盟各成员彼此间总体不存在直接的竞争，所有成员都更注重价值，通过渠道共享、资源互补等形成单个企业难以企及的庞大营销乃至价值资源，这种通过纵向或横向联合所衍生出的巨大叠加效应，成为医药工商零售面对市场竞争的有效法宝，那种糊弄的联盟不可能获得成长、成功。

胡永忠 首先我们看到中国医药市场发展的时间虽然不长，但是竞争环境却是异常激烈。在此过程中，企业之间既有竞争亦有合作，这种竞合的关系是所有类型联盟存在的基础。另一方面，由个体之间的竞争变成产业链的竞争早已被市场认同并实践。在这个背景下，我认为工商联盟、商零联盟更多是合作关系，不能看做联盟。因为他们之间更多是从与对方的合作关系中获得利益，而不是联盟体的共同利益诉求。我个人观点，任何联盟都是"有限责任"，必须都有利益纽带，不同类型联盟并不能代表发展空间的大小，关键是利益纽带的"结实度"决定联盟的发展。

张亚华 我认为国内医药商业性联盟中商零联盟有较大的发展空间。主要原因是：① 它带动了整个医药行业的发展，也适应了医药行业市场经济的发展；② 促进企业自身的发展，零售终端降低了购进成本，同时也为各商业公司争取到了利润的最大化，实现优势互补，达到双赢；③ 实现资源的最大化利用，一方面可以避免工业与零售终端直接对接时的零散和无序，另一方面商零联盟本身也可以选择适合于它的工业企业或产品，譬如，商零联盟可以有选择性地向一些生产保健品等非药品的药厂发展非药品供零联盟，形成可以支撑零售药店长期销售的非药品供应链体系，同时商零联盟也可以进行盟上盟，使联盟与联盟之间发生业务联系，丰富和优化联盟的品种和销售范围等。

张国芳 供零与商零类型的联盟组织才有长远的商业发展与成功的基础。因为无论供零或商零，都是一种"上游厂商"与"下游客户"的合作关系。严格说来，它就是一种"商业关系"：上游厂商提供更多与更好的产品和服务给予"下游客户"，以和客户建立更紧密的关系，满足客户需求，而达成销售与市场份额目标；"下游客户"由于获得更多与更好的产品和服务而得利，符合正常一般的商业长期运作的模式。

我们再深入来看，供零与商零类型的联盟是"上游厂商"从"传统的产品供货商"提升转型为"药房的解决方案提供商"，或者"医疗供应链解决方案的提供商"

的策略行动。借由提供“下游客户(药房、诊所、医院)”除了产品以外的各种增值服务，与客户建立紧密的伙伴关系，从而建立差异化与竞争优势。在国外，我们可以看到许多成功的例子。从美国三大医药批发商(Wholesaler)过去30年的发展历史，都是从“产品供货商”提升转型定位自己为“药房的解决方案提供商”，或者“医疗供应链解决方案的提供商”。

商商与零零类型的联盟，严格说来，我把它分成两型：

(1) 商业企业之间或零售企业之间自助组成的联盟。

它有点类似“商业协会”或“连锁药店协会”，其目的是为了争取行业从业者的共同利益，或维护行业从业者的共同权益。

但是，如果此种联盟组织想去从事一些商业性行为，例如：联合采购、共同开发产品、联合营销、联合对外竞争或抵御外来者的竞争等。由于本身联盟会员之间毕竟还是互相竞争的企业，虽然“竞合”是一个企业可以采取的成长策略，但终究是一种短期的策略，而非可以长期存在的策略。

(2) 连锁企业为了拓展而采取的“联盟”或“特许加盟”组织。

简单来说，这种联盟或加盟组织源由于一个企业所采取的拓展策略不是到处自己投资去设立据点，自己经营；而是提供商标、产品、技术与服务的支持，在各地招募合作者，由合作者投资设立据点与经营。“特许加盟”是规范比较严谨的组织；“联盟”则是规范比较松散的组织。一个连锁企业除了开设直营店之外，也采取加盟授权或联盟合作的方式拓展，实际上就是此种商商或零零的联盟组织。

李从选　这几种类型的联盟，各有自己的优势，各有自己的定位与发展空间。关键是看要联盟的体制性质和商业运作模式。我认为，零零联盟、供零联盟相对来说更有前景。

零零联盟，零零联盟参与进来的中小连锁实现提升利润与管理水平的必由之路，因为其需求相同强烈，且单以一己之力难以做到采购优势、管理优势、和相对大连锁的差异化，只能借助联盟之力来实现发展。

供零联盟，由于供应商有销售产品的动力，会下工夫研究下游客户需求，组织好产品和中小连锁所需的服务，以此推动联盟的发展。

商商联盟，在于互通有无、相互换货和资金拆借。

商零联盟，关键在于医药公司细化分、专注于替中小连锁组织好差异化的品类与他们需要的服务。

主持人　联盟一定会以资本为导向吗？有人称，联盟归根到底是一种虚拟组织，如果没有资本的介入，它必然是过渡时期的产物；但如果联盟有了资本的介入，它又会演变成一个实体公司——如此一来，联盟肯定将不复存在。请简要分析这个观点，并发表您的看法。

刘忠良　联盟是高于松散合作、而又低于公司严密系统结构的一种组织，无论古今中外，联盟都普遍存在。我反对“联盟必须有资本介入”的说法，但资本的介入更有助于联盟走向紧密型，甚至最终走向实体化，这时联盟或有可能不复存在，但它的使命已经完成了。

胡永忠　资本的介入为联盟的利益纽带增加了筹码，这是不容置疑的。但是资本的介入并不能彻底解决联盟的虚拟性，正如题意，如果资本形态是实体公司，事实上就是为联盟体成员搭建了一个新的利益诉求平台，在科学合理的章程和有力的约定下，这条资本纽带能为联盟成员带来局部利益。但成员的发展还是主要靠自己。联盟不可能当家，就像联合国，可以长期存在并在国际事务中发挥重要作用，各国发展还是靠自己，并且联合国不能为任何一个国家或地区当好家。

张亚华　松散型联盟大多名存实亡；紧密型联盟则大多采用了新组织、新模式，部分辅之以资本等手段。但介入资本成立实体公司之前，各成员之间一定是要经过充分长一段时间的资源共享，价值共享，成员之间达到理念上的高度统一，简单地说，实体公司是联盟的一个华丽转身，联盟下一步比较好的转型方向也必定是实体公司。

张国芳　由国际上供零、商零、加盟授权、联盟合作的成功例子来看，联盟不一定需要以资本力导入才能成功。以资本力导入只是增加联盟会员单位紧密度的一种手段而已，紧密度愈高就愈像是一个单一企业。就像个体单店原来各自为战，加入联盟后成为“类似”盟主企业的直营店，如果资本力介入后，就成为盟主企业的“真正”直营店，“真正”成为一个企业了。

李从选　联盟以资本为纽带最好，但没有会员资本介入也不见得就做不成。但必须有资金。以资本为导向，短期内能解决执行力的问题。笔者不认为实体公司介入联盟就不存在。

没有资本介入的联盟，也完全可以做得好，关键是看你已什么产品和服务队会员有利，你的盈利模式是什么，你的游戏规则又是什么。可惜中国的联盟一开始就自乱阵脚，规则不清，比如没有任务、没有加盟费、不承担责任、没有排他（一个小连锁可以加入多家联盟）。

主持人　**在新医改背景下和一些行业协会的强势介入，现在的某些医药商业性联盟很有可能转为公益导向或行业协会导向下的公共平台组织——实践中，有的联盟已经开始了这种转向和平台建设，如去年11月份成立的大西北药店联盟。请问，您认为这是医药联盟发展的一个方向吗？除此以外，医药商业联盟最近一二年资本介入的迹象越来越明显，许多实体公司依托联盟开始了商业运作。您看好联盟组织＋实体公司联合运作的这种商业模式吗？**

刘忠良　由一个公共的行业组织（如行业协会）来主导各区域性联盟的建立，并最终将各区域性联盟整合为一个全国性的联合协作平台，在中国医药工商领域，我认为这是区域性联盟快速获得突破与成长的有效路径之一。大西北药店联盟也是在我们中国医药物资协会体系下主导成立的区域性药店联盟，与我们的其他区域性联盟有所不同，它更注重于行业的沟通交流这种“软实力”的塑造，这是联盟的一种功能形态之一，但不是唯一的有效形态。

胡永忠　企业或个体利益需求是多方面的，除了经济利益，还有政治利益、人脉利益、精神利益等多方面，公益导向的联盟更多是提供政治资源利益，满足不同的利益需求，即存在即合理。

张亚华　我认为这是医药联盟发展的一个方向。因为现在社会所提倡的是一种和谐社会，而且这种以公益为导向的药店联盟，充分展示了联盟企业本身良好的经济利益和社会效益，真正体现了为民服务的宗旨，但同时也为联盟内部的企业自身带来了相当高的广告效应，打造企业品牌，提高了联盟企业的知名度。比较看好联盟组织＋实体公司的联合运作。因为联盟本身作为一种强强联合，达到共赢的目的，吸取了各地优势资源，而实体公司则为联盟实现了这一实际目标，由联盟提供聚集各地丰富的资源，实体公司再来加以整合利用，两者相辅相成，互相影响。

张国芳　实体公司依托联盟的商业运作模式，对实体公司来说，一个客户一个客户地个别开发或拜访，费时费力，如有联盟可以依托运作，就像“团体”开发与拜访，省时省力，是应该运用的模式。

李从选　转为公众平台组织，只是个别联盟的方向之一。公益平台不是大多数联盟的方向，担任过没有愿意担当的人和资金支撑，也会难以为继的。笔者认为联盟应该是资金为纽带、公司为实体、规则为导向、执行为前提的方向才能发展壮大，大家出资，就共同承担责任、尽各项义务、遵守董事会制定的各项规章制度，以超强的执行力做一些事情，没有执行力的联盟是没有前景的。

主持人 目前出现的各种联盟体中，您最看好的有哪些？请列举1～3个，并简要阐述您看好它们的理由。

刘忠良 而对于省级药店联盟，我认为是非常具有生命力与成长力的。这有以下几点原因：在模式上，省级联盟普通以商品或资本为纽带，为商业目标而聚；在渠道上，省级联盟主要由各个地级市主力药店或商业公司联合发起，渠道网络基本覆盖全省；在资源上，上游供应商普遍以省为标准划分市场，并实行统一的政策，这极大利于省级联盟获得上游支持；在竞争上，通过联盟作用抑制成员之间可能存在的恶性竞争，维护市场的良性发展，减少内耗，加强自律；在份额上，各省级联盟多以本省各地级市领先的药店或商业公司组成，占据当地主流市场，联合起来后在工商博弈关系中更能占据主动地位，不像单一地级市联盟那样，市场份额太小，难以引起上游的关注；在交流上，因为地处一个省，交流起来更方便。

胡永忠 说到药店圈的联盟，我始终认为，省内或区域内联盟有一定生命力，原因在于区域市场产品类型、产品价格、消费习惯等方面有同一性，能较好协调，同时，在配送成本、联盟运作成本等方面更合理。而跨区域联盟或全国性联盟不具备这样的优势，成员单位利益诉求太分散，很容易松散。区域联盟或省内联盟的劣势在于规模的局限性，所以，目前的联盟，我还没有认为有成功的样板或典型性。

张亚华 比较看好的有：① 供零联盟：最明显的优势是双方可以共享信息。供应商从零售领域获得信息，可使产品改进提速、加快新产品商业化、降低成本；同时，在获取药店行销信息等方面的支持后，可以与药店开展联合行动，为终端顾客服务，打造知名渠道品牌。零售药店当然也可以从供应商那里获得一些行业信息，学习其他地区优秀零售业者的经验。其次，零售药店与供应商结成战略联盟后，可以有效减少双方的经营成本。另外，药店与供应商实现信息共享后，还可以降低双方获取市场信息的成本。② 商零联盟：商零联盟因为能够避免重复竞争和促成工业/产品与零售终端的有效对接，因而在现有联盟体中很有可能快速做大规模。③ 商商联盟：集中各商业公司的优势力量，整合各商业公司的资源，从而达到资源共享，共同开发有市场前景的产品，寻求有实力的零售商，快速抢占市场，更好地为零售商提供更优质的产品，达到共赢。

张国芳　对国内医药商业性联盟的现状，我目前也正在加紧研究，希望今后能有更多的讨论交流。

李从选　全国性的联盟有特格尔：较早和敢于坚持的联盟，以刘丰盛先生的执著、坚持而和会员的广泛而取得生存机会。重庆中盟医药有限公司：以唐先伟、张亚光、张虎的齐心协议执行力而见长。

区域性的有甘肃西北医药有限公司：甘肃西北医药有限责任公司尽管总经理杨贵员先生说他不是联盟，但他做的确实是联盟的事情，是联盟的升级版。因为他顺应了上游品牌工业和下游连锁会员（股东）的需求，是仔细研究市场规律和细分联盟市场的结果，他们只经营品牌产品和连锁目前还没有的品类。这是笔者最为看好的联盟方向。

主持人　现在的联盟越来越复杂。一个联盟可能参与多个相同或不同类型的联盟体，而一个联盟体内也经常是多个势力、多种力量从多个方面进行渗透。有论者宣称，多元联盟将成为未来联盟的主流。您同意这种看法吗？请简要阐述理由。

刘忠良　正如我们前面提到的大西北药店联盟，它和江苏药店联盟就有很大的不同，前者以意识形态、知识共享、技能借鉴为主，商品共享在其次，而后者却是以资本为纽带，强调商品联合采购、共同销售的联盟功能，它们是两种不同的形态，但都有可能获得长足的发展。而在省级药店联盟之外，还有包括金百合这样的面广点多的单体药店联盟，由科伦医贸主导的医药工商零纵向联盟，以及由药店供应商发起成立的各种“药店联盟”，由于组织各种联盟的成员身份不同，联盟功能、定位、目标也有很大的差异，可以说多元化是未来联盟的主流。

胡永忠　之所以出现这么多联盟，固然有上述市场竞争因素，也有很大程度上是人为因素，为了联盟而联盟或者说赶时髦联盟注定都要瓦解。如果是站在不同利益诉求点加入不同的联盟，我觉得无可厚非。联盟组建者与参与者的真实目的是否能统一，这是联盟的意义所在，同舟共济还是同床异梦？我也不认为多元联盟会成为联盟的主流，多元联盟只是不同联盟的杂合体，期间，愿景和目标更是大相径庭，何以协调，何以运作。

张亚华　我同意这种观点。多元联盟符合时代发展的潮流，药店外发展的多元化就一定程度上影响了药店与药店之间、供应商与零售商之间的关系，供应商/零售商最终的目的是寻求利益的最大化，所以同样要寻求灵活多变的经营方式，单一死板的方式完全不能适应企业的发展。而不管是零售商和供应商，都希望自己做大做强，做大做强的前提是经营方式、组织结构的转变，而多元联盟富有生机，它的边界很大。多元联盟它会给每一个类型的联盟带来一些新的发展空间。

张国芳　一个联盟要强大，还是必须要有足够大数量的会员数，也就是要有规模，才能有规模效应。在联盟内必须有不同的支持体系与合作模式存在，以适应不同会员单位的不同需求，才能吸引大量的会员加入而形成规模。因此，联盟提供给会员的支持必须多元，也就是多元联盟才是成功的要件。另外，联盟必须永远保持产品与服务领先，才能持续吸引会员，持续强化会员的凝聚力与向心力。所以，联盟的成功必须发展多元的支持，以及持续领先的产品与服务。有强大资源的大企业，以及有完整多元的"全方位"支持方案的企业，将是未来成功联盟之星。

李从选　笔者不赞同这种说法，多元联盟可能会是四不象。目前推动联盟的有以下力量：一些联盟是工业推动，为了销售自己的产品；有些是媒体炒作，为吸引眼球；还有一些联盟会员纯粹是为了占便宜，不愿付出，如果中小连锁不真正对联盟付出，大家共同做强做大，则被兼并重组是迟早的事情。而大多数联盟间相互渗透都是单纯为了利益，没有把联盟当成一项事业，因此这种多元联盟是联盟还是处于初期的一种现象，是联盟还不成熟、缺乏联盟应有规则和一个联盟内正常的运行机制的表现。

主持人　请用一句话展望中国医药商业性联盟未来发展前景。

刘忠良　百花齐放，百家争鸣；求同存异，高瞻远瞩；肝胆相照，制胜未来。

胡永忠　古今中外，联盟不绝，群雄并起，联盟喧嚣终有时！

张亚华　中国医药商业性联盟类型繁多，发展空间巨大，机遇重重，一定会给整个医药行业带来蓬勃生机。

张国芳　医药商业性联盟的发展机会无穷，而且，联盟是企业发展与成长非常有效的策略，单一或少数支持方案已无法让联盟推向成功，有能力提供"全方位支持方案"的企业将是未来领导联盟成功的明日之星。

李从选　风起云涌但鱼目混珠，探索发展又分化成熟，优胜劣汰中一定前景广阔。

后记

至今也有不少人认为联盟不值得研究。我的看法相反，联盟非常值得研究，尤其是医药流通领域这些年出现的联盟现象，既不是空穴来风，也不会哪一天就突然消亡了。它有自己产生和发展的轨迹。编撰这本书，只是想勾勒这些联盟的存在状态，包括我们对此的评价。因此，你可以认为这只是一些基本的概貌，呈现了联盟发展的一些轨迹，但它们却一定孕育着联盟的明天和希望。

我很感谢国内绝大多数医药商业性联盟盟主们对我们的信任和支持，这不仅表现在他们直接促成和参与了本书的写作，而且他们还能以非常宽阔的胸怀接受各种质疑甚至非议。关键是我们这批写作者也经常会用质疑的眼光看待我们内心里给予许多期盼的联盟，有时还会进行公开非议。但仔细想想，这也许正是做联盟的本意：在不同中寻求相同，在相同中也要有所不同；在肯定中怀疑，在怀疑中肯定——这也确乎是我们编写本书的基本态度。

本书的第三篇，由张国芳和彭勇撰写。张国芳主撰了“美国药房联盟与特许加盟体系对国内商业性联盟的启发与借鉴”，彭勇撰写了“自愿连锁模式的国际化借鉴”。我相信，他们的文字对于国内医药商业性联盟今后的发展有着重要的参考价值。

还要感谢参与本书写作的媒体朋友、企业高管、行业专家等，他们都与联盟保持着千丝万缕的关系，是局外人，但有时也是局中人。但是，他们大都能站在一个公允的立场，端详自己的写作对象，这让我感到非常的难得和不易。但这种立场也掩饰不了我们对一些联盟的喜好，对另一些联盟的怀疑。但总体来说，我们还是希望这本书里所呈现的东西能够更加客观些，更加真实些。

搜集这些素材，包括持续性的观察和追踪研究，以及促进本书的出版等，还得要感谢另外两位主编李育强先生和杨联亮先生共同努力和付出。

谨记于上海。

代 航

2011 年 7 月 1 日